主审 张卫明
　　　李海涛

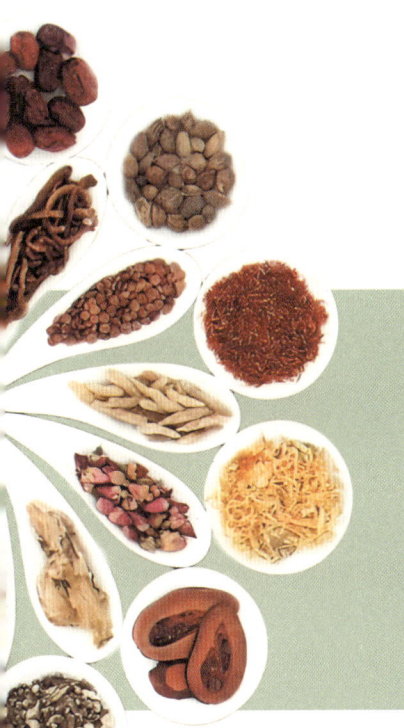

药食同源

精品选

　　　　孙力军
主编　谢英彪
　　　　耿　丽

西北大学出版社
·西安·

图书在版编目（CIP）数据

药食同源精品选 / 孙力军，谢英彪，耿丽主编. -- 西安：西北大学出版社，2025.8. -- ISBN 978-7-5604-5729-1

Ⅰ. R247.1

中国国家版本馆 CIP 数据核字第 20252N2H68 号

药食同源精品选

YAOSHI TONGYUAN JINGPIN XUAN

孙力军　谢英彪　耿　丽　主编

出版发行	西北大学出版社
地　　址	西安市太白北路 229 号
邮　　编	710069
电　　话	029-88303310
网　　址	http://nwupress.nwu.edu.cn
电子邮箱	xdpress@nwu.edu.cn
经　　销	全国新华书店
印　　刷	西安奇良海德印刷有限公司
开　　本	787 毫米 × 1092 毫米　1/16
印　　张	19
字　　数	370 千字
版　　次	2025 年 8 月第 1 版　2025 年 8 月第 1 次印刷
书　　号	ISBN 978-7-5604-5729-1
定　　价	65.00 元

如有印装质量问题，请与本社联系调换，电话 029-88302966。

《药食同源精品选》

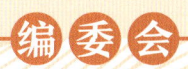
编委会

主　审　张卫明　李海涛

主　编　孙力军　谢英彪　耿　丽

副主编　刘　妍　黄志坚　徐　焱　项承荣　张锋伦
　　　　　王向南　徐雨树　张永前

编　者　陶季波　王　燕　郑汉华　郭　玫　陈嘉欣
　　　　　金敬红　王潇潇　白新宇　李楠楠　吴亮亮
　　　　　林群英　姚正颖　余　乐　谢　勇　王雪梅

主审简介

张卫明

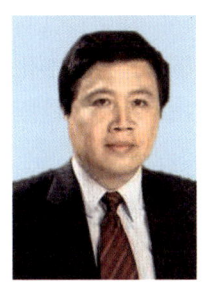

中华全国供销合作总社南京野生植物综合利用研究院原院长,首席研究员,博士研究生导师,九三学社中央委员,国际干燥科学院院士,国务院政府特殊津贴专家,部级有突出贡献中青年科学、技术、管理专家。现兼任中国标准化专家委员会委员、全国辛香料标准化技术委员会主任委员、中国植物学会民族植物学分会副理事长、《中国野生植物资源》杂志主编、中国中药协会亚健康药物专业委员会副主任委员、江苏省植物学会副理事长、江苏省食品科学与技术学会副理事长、江苏省保健食品化妆品安全协会副理事长、江苏省日用化学品行业协会副理事长等职务。江苏省"333工程"第一层次人才,江苏省劳动模范。科技成果获国家技术发明二等奖1项、国家科技进步奖二等奖2项、省部级科技进步奖28项、全国性行业协会科技进步奖42项,获国家发明专利授权68项。在国内外重要学术刊物上发表论文600余篇,出版学术专著6部,制订或修订国家标准65项。

李海涛

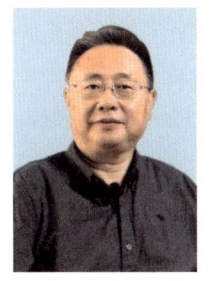

南京中医药大学教授,博士研究生导师,中国药科大学博士,南京中医药大学中药学博士后,南京医科大学基础医学博士后,南京中医药大学药学院实验中心原主任,创立上古医药理论,并在南京中医药大学开设课程。现兼任美国德雷塞尔大学客座教授、澳门科技大学特聘研究员、国家执业药师工作专家、中国药文化研究会副会长、世界中医药学会联合会中医疗养研究专业委员会副会长、中国人口文化促进会中医复兴工作委员会副会长、中国药理学会药学监护专业委员会副秘书长、江苏省健康管理学会医药与健康专业委员会主任委员、江苏省中医养生学会常务理事、江苏省药理学会副秘书长、江苏省中医药学会新药研发委员会秘书长、北京大国中医医学研究院副院长、南京自然医学会常务副会长、南京自然医学会上古医药专业委员会会长等职务。江苏省优秀博士后,江苏省"青蓝工程"优秀教师,江苏省"知识型职工标兵",江苏省"六大人才高峰"高层次人才,江苏省科技进步二等奖获得者。以第一负责人获国家发明专利授权20多项、新药证书3个、保健食品证书1个、特殊化妆品许可证2个。独立研发上市产品20多项。参与《中华人民共和国药典》(2010年版)编写。发表论文120多篇,担任主编或副主编出版教材与专业著作20多部。

主编简介

孙力军

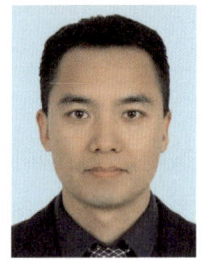

中华全国供销合作总社南京野生植物综合利用研究所研究员，博士。主要从事功能食品产品与技术研发，特别是以中医药理论为基础，结合营养学和现代医学，以药食同源、辛香料和食用菌等特色资源为原料进行功能食品产品与技术开发。牵头与华润三九医药股份有限公司共建"药食同源产业联合实验室"。现兼任中国食用菌协会理事、全国感官分析标准化技术委员会委员、江苏省标准化专家库专家、江苏省科学技术协会乡村振兴特聘专家等职务。江苏省"333工程"高层次人才，江苏省"科技创新标兵"，安徽省"三区"人才，镇江"金山人才"，2024年度国家科技奖励网评专家。近年来主持国家级、省部级、市级项目12项，以及与企业合作的横向课题等30多项。获全国商业联合会科技进步奖4项。发表学术论文30余篇，获国家发明专利授权11项，参与编写著作2部，主持、参与制订或修订国家标准、行业标准8项，指导40余家企业开展产业化工作。

谢英彪

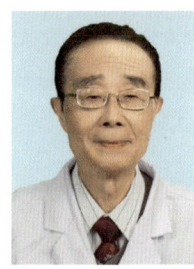

从事中医医疗、教学、研究工作62年，东晋宰相谢安第61代嫡孙，有深厚的文史哲功底。现任南京中医药大学附属南京中医院教授、主任中医师，国家级重点学科"中医养生学"学术带头人，江苏省非物质文化遗产项目"张简斋中医温病医术"代表性传承人，全国著名中医药专家。现兼任世界中医药学会联合会治未病专业委员会学术顾问、世界中医药学会联合会药膳食疗研究专业委员会学术顾问、江苏省中医养生学会学术顾问、江苏省科普作家协会名誉理事、南京市金陵医派中医药文化遗产研究中心副理事长、南京市金陵医派研究院专家顾问、南京科普作家协会名誉理事长、南京自然医学会专家顾问委员会主任委员、东京本草药膳学院客座教授、香港新中医学院客座教授、南京同仁堂药业有限责任公司产品研发顾问、江苏省承开中药有限公司首席科学家、江苏百黎堂中医药发展有限公司专家顾问等职务。曾获全国突出贡献科普作家、全国首届百名中医药科普专家等称号，是全国首届百名中医药科学普及金话筒奖获得者、全国优秀中医健康信使、全国最美基层科普工作者、江苏省科普作家协会突出贡献奖获得者、南京市中医院建院90周年卓越奉献奖获得者。独立研发上市养生产品40多项，获市级以上科技进步奖7项，获优秀图书奖10余项。担任主编出版学术专著98部，担任主编出版科普著作510部，发表学术论文65篇，刊登科普小品文3000余篇。

耿丽

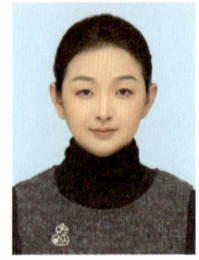

南京脑科医院（胸科院区）副主任中药师，执业中药师，执业助理中医师，江苏省非物质文化遗产项目"张简斋中医温病医术"传承人。对中医养生学有独特见解，对药食同源产品开发有一定研究。现兼任国际药膳食疗学会江苏分会常务理事、南京自然医学会营养食疗专业委员会委员等职务。发表学术论文3篇。

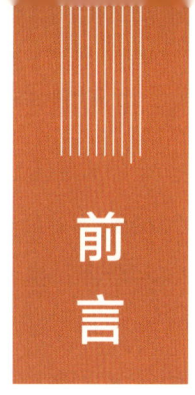

前言
PREFACE

中药,是在中医辨证论治理论指导下,用以预防和治疗疾病的天然药物及其加工品,以植物药为主;食物,是提供人们养分,满足人体生理和心理需求的一种物质,同样是来源于大自然赋予的天然物质。因此,中药和食物的来源是相同的。通常把能治病的称为药物,能果腹的称为食物,但其中有部分物质,它们既有药物治病的作用,同时具有食物果腹的功能,自古便把这类物质称为药食同源物质,或药食两用、药食通用物质。

早在上古时期,我国便有药食同源的说法,《淮南子·修务训》中记载:"神农尝百草之滋味,水泉之甘苦,令民知所避就。"《新修本草》《千金要方》《食疗本草》《圣济总录》《饮膳正要》《景岳全书》等古代著作把"药食同源"理论逐渐发展成熟,人们已经可以在中医药理论指导下,灵活应用药食同源的食材。他们不仅制作了茶饮、药膳、露酒、膏滋,而且创造了丰富多样的食疗方法和品种。例如:地黄,在河南、甘肃、山东等地区早有作为食品原料食用的历史,主要方法为腌制咸菜、泡茶、泡酒、入菜、煲汤、炖肉等;麦冬,在我国四川、广东等地区有作为食品原料食用的历史,主要方法为泡茶、煮粥、煲汤等;天冬,在四川等地区有作为食品原料食用的历史,主要方法为蒸食(鲜品)、煲汤、酿酒、茶饮、煮粥、制成蜜饯等;化橘红,在广东、广西等地区也有很长的作为食品原料食用的历史,主要方法为泡茶、煲汤、炖肉、入菜,以及传统方式制作饮料、糖果、蜜饯果脯和糕点等。以上举例的品种均被《中华人民共和国药典》(2020年版)收载,按照传统习惯正常食用,未见不良反应。又如:马齿苋、蒲公英、鱼腥草在我国各地自古便是民众喜欢食用的蔬菜,也是中医临床上常用的药物。通过开展灵芝起源的考古研究，发现在距今约6800年的新石器时期，浙江地区的老百姓已经开始采集灵芝食用和药用。

目前，国家连续公布了4批药食同源物质名录，国家卫生行政部门还公布了人参、蛹虫草等药食同源物质为新食品原料，加上部分省份公布的药食同源品种，全国可用于"食字号"产品已达近200种。本书精选出116种药食同源物质，分为17大类，每个品种对品种出处、性味归经、功效主治、使用方法、化学成分、药理作用、药食验方、应用注意等8项进行了论述，还附有药食同源品种的200余幅植物图与饮片彩图，以加强读者对药食同源品种的认识。

本书可供中医、中西医结合的临床、科研及教学工作者阅读，是大健康领域的创业者与药食同源物质爱好者的理想参考书。本书对提升对药食同源物质的科学认识，促进药食同源物质的深入研究和产业发展有良好的推进作用。

谢英彪

2025年4月1日

目录 CONTENTS

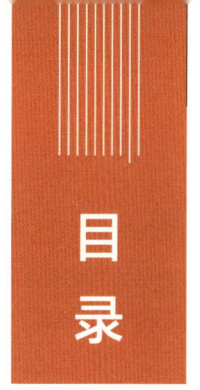

第一章 补虚类药食同源品种 / 1

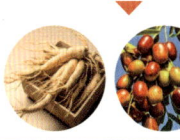

- 一、人参（【附】生晒参、红参）/ 2
- 二、党参 / 9
- 三、黄芪 / 11
- 四、山药 / 14
- 五、莲子 / 17
- 六、白果 / 19
- 七、白扁豆（【附】白扁豆花）/ 22
- 八、甘草 / 24
- 九、蜂蜜 / 27
- 十、当归 / 30
- 十一、西红花 / 33
- 十二、桑椹 / 35
- 十三、熟地黄（【附】生地黄）/ 37
- 十四、阿胶 / 42
- 十五、龙眼肉 / 44
- 十六、大枣 / 46
- 十七、沙棘 / 49
- 十八、肉苁蓉（荒漠）/ 51
- 十九、杜仲叶 / 53
- 二十、杜仲雄花 / 56
- 二十一、鹿鞭 / 58
- 二十二、鹿血 / 60
- 二十三、益智仁 / 63
- 二十四、蛹虫草 / 65
- 二十五、核桃仁 / 67
- 二十六、西洋参 / 70
- 二十七、百合 / 72
- 二十八、麦冬 / 74
- 二十九、天冬 / 77
- 三十、铁皮石斛 / 79
- 三十一、玉竹 / 81
- 三十二、黄精 / 84
- 三十三、枸杞子 / 87
- 三十四、黑芝麻 / 89

第二章 解表类药食同源品种 / 93

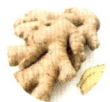 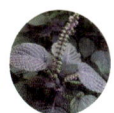

- 一、生姜 / 94
- 二、紫苏 / 96
- 三、白芷 / 98
- 四、香薷 / 100
- 五、芫荽 / 102
- 六、薄荷 / 104
- 七、桑叶 / 106
- 八、菊花 / 108
- 九、葛根 / 110
- 十、淡豆豉 / 112

第三章　清热类药食同源品种 / 115

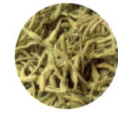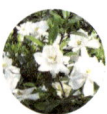

一、金银花 / 116　　　　　　八、鱼腥草 / 130
二、栀子 / 118　　　　　　　九、蒲公英 / 132
三、淡竹叶 / 120　　　　　　十、马齿苋 / 134
四、芦根 / 122　　　　　　　十一、菊苣 / 136
五、夏枯草 / 124　　　　　　十二、胖大海 / 138
六、决明子 / 126　　　　　　十三、余甘子 / 140
七、青果 / 128

第四章　润下类药食同源品种 / 143

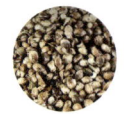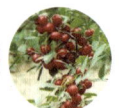

一、火麻仁 / 144　　　　　　二、郁李仁 / 146

第五章　祛风湿类药食同源品种 / 149

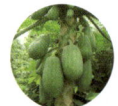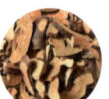

一、木瓜 / 150　　　　　　　三、乌梢蛇 / 154
二、蕲蛇 / 152

第六章　化湿类药食同源品种 / 157

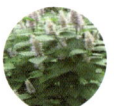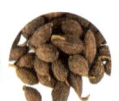

一、藿香 / 158　　　　　　　三、草果 / 162
二、砂仁 / 160　　　　　　　四、布渣叶 / 164

第七章　利水渗湿类药食同源品种 / 167

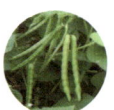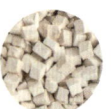

一、薏苡仁 / 168　　　　　　三、赤小豆 / 172
二、茯苓 / 170

目录

第八章 温里类药食同源品种 / 175

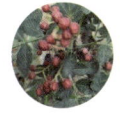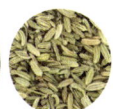

- 一、干姜 / 176
- 二、高良姜 / 178
- 三、肉桂 / 180
- 四、丁香 / 182
- 五、八角茴香 / 185
- 六、小茴香 / 187
- 七、胡椒 / 189
- 八、花椒 / 192
- 九、山柰 / 194
- 十、荜茇 / 196

第九章 理气类药食同源品种 / 199

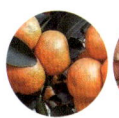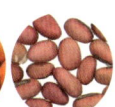

- 一、橘皮 / 200
- 二、刀豆 / 202
- 三、佛手 / 204
- 四、香橼 / 206
- 五、玫瑰花 / 208
- 六、代代花 / 210
- 七、薤白 / 212

第十章 消食类药食同源品种 / 215

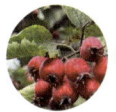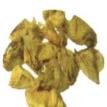

- 一、山楂 / 216
- 二、麦芽 / 218
- 三、鸡内金 / 220
- 四、莱菔子 / 222

第十一章 驱虫类药食同源品种 / 225

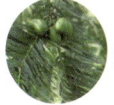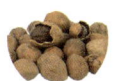

榧子 / 226

第十二章 止血类药食同源品种 / 229

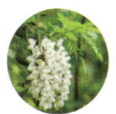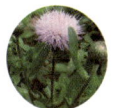

- 一、槐花（槐米）/ 230
- 二、小蓟 / 232
- 三、白茅根 / 234
- 四、松花粉 / 236

第十三章　活血化瘀类药食同源品种 / 239

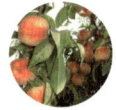 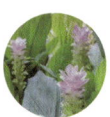

一、桃仁 / 240　　　　二、姜黄 / 242

第十四章　化痰止咳平喘类药食同源品种 / 245

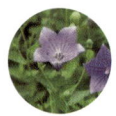 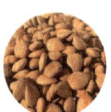

一、桔梗 / 246　　　　五、罗汉果 / 255
二、苦杏仁（【附】甜杏仁）/ 248　　　　六、昆布 / 257
三、紫苏子 / 251　　　　七、黄芥子 / 260
四、橘红 / 253　　　　八、化橘红 / 262

第十五章　安神类药食同源品种 / 265

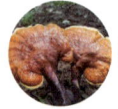 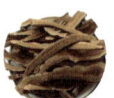

一、酸枣仁 / 266　　　　二、灵芝 / 268

第十六章　平肝息风类药食同源品种 / 271

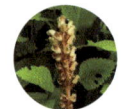 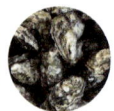

一、天麻 / 272　　　　二、牡蛎 / 274

第十七章　收涩类药食同源品种 / 277

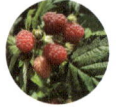 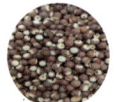

一、芡实 / 278　　　　五、荷叶 / 286
二、乌梅 / 280　　　　六、山茱萸 / 288
三、肉豆蔻 / 282　　　　七、枳椇子 / 291
四、覆盆子 / 284

第一章 补虚类药食同源品种

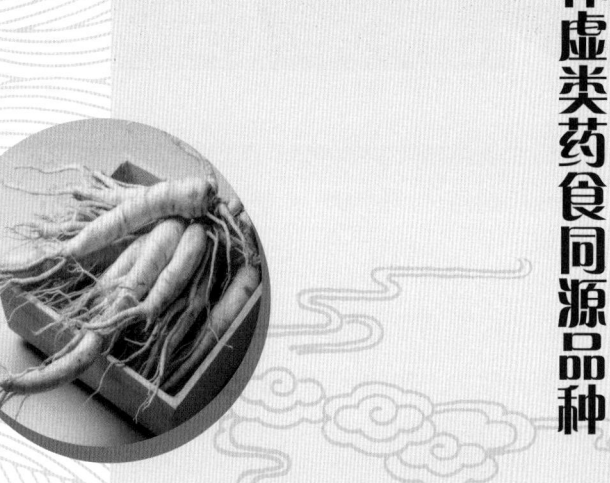

一 人参（【附】生晒参、红参）

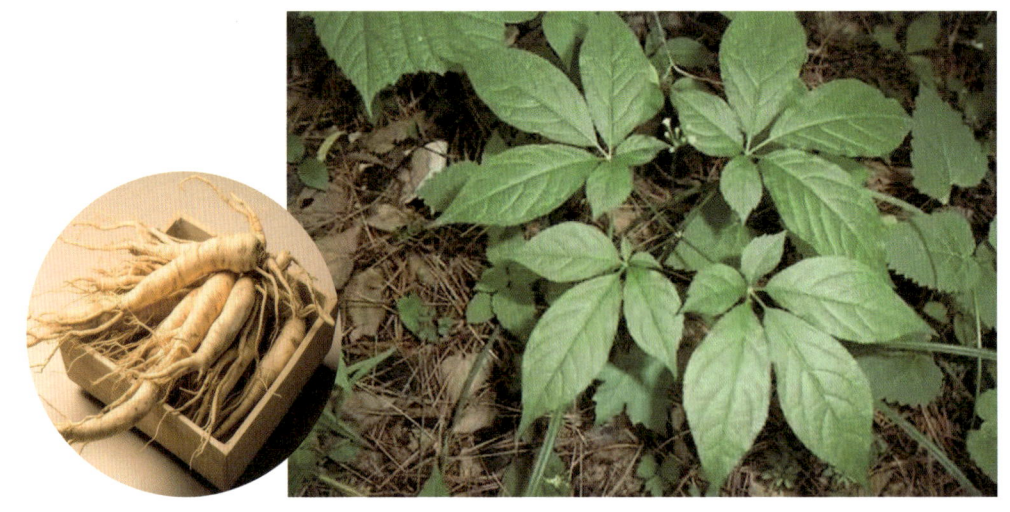

本品为五加科植物人参 Panax ginseng C. A. Mey. 的干燥根和根茎。多于秋季采挖，洗净经晒干或烘干。栽培的俗称"园参"；播种在山林野生状态下自然生长的称"林下山参"，习称"籽海"。人参素有"补气大王""百草之王"的美誉。

【品种出处】

《中华人民共和国药典》（2020年版）；《关于批准人参（人工种植）为新资源食品的公告》（2012年第17号）。

【性味归经】

性微温，味甘、微苦，入脾、肺、心、肾经。

【功效主治】

⊙ **大补元气**：人参能大补元气、复脉固脱，为拯危救脱要药。适用于因大汗、大泻、大失血或大病、久病所致元气虚极欲脱、气短神疲、脉微欲绝的重危证候。常用于面色萎黄、言语轻微、四肢无力、饮食减少、眩晕、自汗、脉虚弱等，有益气培元的良好功效。

⊙ **益气固脱**：脱证，是疾病的危险证候，指在疾病过程中阴、阳、气、血大量耗损而致生命垂危的病理。其主要症状有汗出如珠、四肢厥冷、口开目合、手撒尿遗、脉微细欲绝等。它相当于西医所说的休克及心、肺、肝、肾等的功能衰竭。

- **益气生血**：中医认为"气为血之帅，血为气之母"，气血相依，互为根本。金元医家李东垣说"以人参为补血者，盖血不自生，须得生阳气之药乃生，阳生则阴长，血乃旺矣"。现代药理学也证实，人参能刺激造血功能旺盛。对于血分亏损而致的面色无华、口唇淡白、头晕眼花、爪甲不荣、手足麻木、脉细无力等症，人参是理想的补气生血药。

- **益气补肺**：金元医家李东垣指出"人参能补肺中之气，肺气旺则四脏之气皆旺，肺主诸气故也"。对于因久咳久喘耗伤肺气而临床症见气短、喘促、声音低微、体倦懒言或咳嗽无力、痰多清稀、自汗怕冷、易于感冒等，都可以选用人参，以补肺益气。

- **益气养心**：中医认为心主神志，从而把中枢神经系统的某些功能都归于心。人参对于不同类型的神经衰弱患者，均有较好的治疗作用，能使患者体重增加，消除或减轻全身疲乏、头痛、失眠等症状。

- **益气补肾**：《本草经疏》指出"人参本补五脏真阳之气者也"，对于真阳衰少、肾气乏绝、阳道不举诸症尤有良效。人参对神经衰弱相关的器质性勃起功能障碍，也有一定治疗效果，但对精神型则无效。古今大量有关益肾壮阳的良方，如全鹿丸、茸桂百补丸、参茸卫生丸等，对于肾气虚弱、腰膝酸软、勃起功能障碍、早泄、遗精等，每获良效，人参在方中均起着益气补肾助阳的作用。

- **益气养阴**：益气养阴是针对气阴两虚而言的。气阴两虚往往表现于热性病的过程中。如温热病耗津夺液，出现大汗、气促、烦渴、舌嫩红或干绛、脉散大而数，有虚脱倾向者；或者是温热病后期及内伤杂病，真阴亏损、元气大伤，出现神疲倦怠、少气懒言、口干咽燥、低热或潮热；抑或五心烦热、自汗盗汗、舌红苔少、脉虚大或虚数者。此外，可见于多种慢性消耗性疾病，如肺结核、糖尿病等。

- **益气温中**：脾、胃为气血生化之源，脾、胃健壮，则气血旺盛。现代研究发现，人参能够促进消化液的分泌，增加消化能力，增进食欲。对于慢性胃炎伴有胃酸缺乏或胃酸过低者，服用人参制剂可使食欲增加，症状减轻甚至消失。

- **防癌抗癌**：人参具有消炎解毒、抗癌祛邪的功效，这种作用的发挥是通过"扶正"来实现的。人参能够增加机体免疫球蛋白的含量，增强网状内皮系统的吞噬能力，增强肿瘤患者免疫系统的监视功能，从而抑制肿瘤的发展。同时能增加白细胞，防止因化疗所致的白细胞减少，还能促进健康人淋巴细胞的转化。"正气存内，邪不可干"。人体免疫功能增强了，产生肿瘤的机会就减少了。若得了肿瘤，为了稳定病情，常用人参配合其他一些清热解毒、活血化瘀和软坚散结药物，同时应用，相辅相成，共同发挥"扶正祛邪"的功效。

- **延年益寿**：古代医家把人参视为延年益寿的圣品，当今时代，风靡市场的一些健身抗老、延年益寿药物都离不开人参。国内外学者研究证实，人参有防止细胞衰老的功能。它具有促进核糖核酸、脱氧核糖核酸和蛋白质合成的作用，能增强机体的免疫能力，提高机体的代谢水平。因此，对于抵抗衰老和改善老年人头晕、耳鸣、健忘、疲乏等症状，均有较好的作用。

使用方法

煎服：单味小火慢煎，饮汁食渣，或者将参汁加入其他药汁中同服。治疗虚脱证，可用到30克。

研末：将人参烘干、研末，用开水冲服，每次1～2克。

药膳：可入菜肴食用，与其他食材如乌骨鸡、鸭等炖服。

含服：将人参切薄片，取2片于口中含服，至淡而无味时咀嚼服渣。

泡酒：将整支人参浸入适量优质白酒中，浸泡数月后饮用。

泡茶：将人参切成薄片，每次取5片左右，用沸水冲泡，加盖闷数分钟，趁热温服，至淡而无味时咀嚼服渣。

丸散剂：将人参烘干、研末，与其他药物混合加工制成。

化学成分

人参的主要成分为人参皂苷、挥发油、氨基酸、矿物质及有机酸、碳水化合物、维生素等。

药理作用

人参具有抗休克作用。人参注射液对失血性休克和急性中毒性休克患者比其他原因引起的休克效果尤为显著；可使心搏振幅及心率显著增加，在心功能衰竭时，强心作用更为显著；能兴奋下丘脑-垂体-肾上腺皮质轴，提高应激反应能力；对高级神经活动的兴奋和抑制过程均有增强作用，能增强神经活动过程的灵活性，提高脑力劳动功能；有抗疲劳，促进核糖核酸、脱氧核糖核酸和蛋白质的合成，促进造血系统功能，调节胆固醇代谢等作用；能增强机体免疫功能；能增强性腺功能，有促性腺激素样作用；能降低血糖。此外，人参尚有抗炎、抗过敏、抗利尿及抗肿瘤等多种作用。人参的药理活性常因机体功能状态不同而呈双向作用。

药食验方

1. 人参乌梅茶

组成：人参3克，乌梅6克，冰糖10克。

制法：将人参、乌梅、冰糖放入杯中，倒入沸水冲泡。

用法：每日1剂，代茶饮用，可多次续水浸泡。

功效：补虚强身，生津止渴。

主治：适用于气短乏力，精神萎靡，偏瘫麻木，月经不调，自汗、盗汗，口舌干燥。

2. 参童牧鹅

组成：人参1支（重约10克），鸽蛋10枚，鸡脯肉125克，芦笋50克，熟火腿20克，鸡蛋3枚，猪油65克，精盐3克，黄酒15克，葱段10克，生姜汁5克，味精1克，胡椒粉1克，干淀粉15克，鲜汤200毫升。

制法：将鸽蛋放入碗中，加清水和精盐1克，入蒸锅蒸熟取出，剥去壳。将熟火腿切成条状似鹅之头颈，嵌入鸽蛋的小头，成10个鹅形。选用像"人"形的人参放入碗中，加鲜汤100毫升，上笼用大火蒸90分钟，取出。取一鱼盘，抹一层薄薄的猪油。将鸡蛋打入碗中，取蛋清加入精盐1克、味精0.5克和鲜汤50毫升拌匀，倒入鱼盘内，上笼蒸8分钟取出，改刀成大方块。将鸡脯肉剁成茸，加鲜汤50毫升搅散，再加精盐0.5克及淀粉，继续搅拌上劲，放入抹油的鱼盘中，摊成长1.8厘米、宽0.8厘米、厚1厘米的长方形。将芦笋整齐地镶到鸡脯肉茸上面成竹排形，上笼蒸7～8分钟，出笼后移入蒸蛋盘中。将人参立放在竹排中央，10只"小鹅"放在竹排周围，再入沸水锅中蒸2分钟，取出。将炒锅上火，加猪油50克烧至四成热，放入葱段煸出香味，拣去葱，加入生姜汁、黄酒、人参汁、精盐、味精，烧开后撒上胡椒粉，倒入盘内即成。

用法：当菜佐餐，随意食用。

功效：大补气血，健脑益智，增强免疫力。

主治：适用于神疲乏力、失眠健忘、易于外感。

3. 人参含服方

组成：人参1支。

制法：人参烘干切成薄片。

用法：每日2次，每次取2片放入口中含服，至淡而无味时咀嚼服渣。

功效：补气宁心。

主治：适用于气短乏力、精神萎靡、偏瘫麻木、月经不调、痛经闭经、产后腹痛。

【应用注意】

● **实热证者忌用人参**：外感初起，或里热炽盛，或肝阳上亢，以及痰湿内阻、饮食积滞等引起的胸闷腹胀、便溏泄泻、舌苔厚腻等症，以及有疮疖痈肿者，都应忌用。违之则加重症状，好比"火上浇油"。

◎ 青少年不宜用人参：如体质壮实之人，40岁以下的健康人，精力充沛，易于激动，以不服人参为好，如妄用人参，或误用或多用，往往反而导致闭气，而出现胸闷腹胀等症。尤其是小儿的生理特点为"三有余"，即心、肝、阳常有余，故必须禁用人参等大温大补之品来对小儿进补，反之则会引起小儿的营养代谢紊乱，进而出现肥胖、性早熟等现象。儿童使用需要遵医嘱，药典规定儿童用量为成人的 1/3～1/2。

◎ 忌过量久服：人参虽能增强消化功能，但长期过量服用，反而会引起食欲减退和腹胀泄泻。有医生发现，连续长期服用人参的人，大都出现一些不良反应。如连续服用2年以上的人，变得激动、烦躁、长期失眠，出现高血压、水肿、皮疹，并有清晨腹泻等；其中个别人一日服用人参15克，出现精神错乱。尤其是长期服用人参而突然停用者，甚至会出现低血压、疲乏和震颤等症状。

◎ 忌与人参同用的西药：人参与西药混用有时可产生一些较为严重的不良反应，甚至可导致死亡。例如，人参与抗凝剂、强心苷、镇静剂、类固醇等药物具有拮抗或协同作用，若服用以上药物，不可同时服用人参。又如，人参有稀释血液的功能，故服"贫血药"时，不能同时服用人参，不然可使病情恶化。再如，胃溃疡患者感冒时，不能将阿司匹林与人参同时服用，否则犹如火上浇油。因为阿司匹林本身对胃黏膜就有刺激作用，而人参能促进胃酸、胃蛋白酶的分泌，同时使胃液分泌减少，以致加剧病情。含人参的中成药如人参再造丸等，不宜与单胺氧化酶抑制剂呋喃唑酮、N-甲基-N-丙炔基苄胺、异烟肼、苯乙肼等同用，因这些西药可抑制单胺氧化酶的活性，使去甲肾上腺素、多巴胺、5-羟色胺等单胺类神经递质不被酶破坏，贮存于神经末梢中。另外，人参与西药苯巴比妥、水合氯醛等镇静止痉药合用，可加强中枢神经系统的抑制作用，故须特别注意，谨防身体健康遭受不必要的危险。

◎ 睡前不宜服人参：人参会兴奋中枢神经系统，影响入睡；同时，若与药物同服，其中的成分可能与药物发生化学反应产生沉淀，影响药效。因此，服用人参时，应注意勿与萝卜、浓茶、咖啡等同服。

◎ 谨防人参滥用综合征：人参有良好的补益作用，毒性很小，虽然如此，并不意味着人参的使用有百利而无一弊。有些年轻人自认为平日工作太忙亏待了自己的身体，还有一些中老年人认为自己身体虚弱，在不明自己体质不知虚实的情况下，大量或少量地进补人参，结果适得其反，不仅身体没有变好，反而出现了身体不适、流鼻血、失眠等症状，也就是所谓的人参滥用综合征。

研究发现，长期大量服用人参可使人患人参滥用综合征，其临床表现为高血压伴神经过敏、失眠、皮疹和腹泻，甚至出现兴奋和不安定。对人参较敏感者，大剂量服用，还会出现急性中毒症状，主要表现为衄血，胃肠道及脑出血。人参使用不当，还会产生助火、傲饱、恋邪等副作用。阴虚火盛者使用以后可出现便秘、鼻衄。人参虽可益气健脾，提高人体消化功能，但若长期过量使用，也可出现脘腹胀满，食欲减退；初感外邪而无虚证时若投人参，也可使表邪久滞不出去，加重病情。

西格尔医生对133名连续服用人参超过1个月以上的对象进行了功能观察，发现大多数人出现过度使用人参的效应。像兴奋状态，如咽喉刺激感、失眠、神经衰弱、高血压、欣快感等中枢神经系统兴奋和激动状态；有些人表现为性情抑郁、食欲减退、低血压，有的还出现皮疹、水肿及清晨腹泻等症。西格尔医生把高血压伴有神经兴奋、皮疹、清晨腹泻的14名患者定为人参滥用综合征者。在这14名患者中，全部口服人参根，每日平均剂量3克，最多时15克。到第24个月检查时发现，有10人变得欣快、烦躁、激动和失眠；4人因用药剂量较大，导致人格解体和出现混乱感。估计可能与人参能兴奋下丘脑-垂体-肾上腺皮质轴，干扰人体促肾上腺皮质激素及肾上腺皮质激素的分泌有关。

人参中含有一种"达马烯三醇苷"，它对中枢神经系统有强烈的兴奋作用，长期滥用可导致高血压。但是，另一部分人会出现低血压及镇静作用，原来是人参中还存在另一种叫"达马烯二醇苷"的物质，它同达马烯三醇苷作用恰恰相反，对中枢神经系统起着明显的抑制作用。中国中医科学院西苑医院在临床运用中，也观察到一些病例在长期服用人参后确有失眠和易激动现象，停药一段时间方可好转。

另有报道表明，口服3%人参酊剂200毫升出现头昏、发热；服用500毫升者造成死亡；因疲劳而注射人参注射液4毫升出现休克；一次炖服人参10克4小时后出现头痛、烦躁、抽搐；一次炖服红参15克出现头晕、视物模糊、手颤、燥热；一日内煎服人参80克出现呕吐、抽搐、神昏、二便失禁、发热、双侧瞳孔不等大，被诊为脑出血，后因急性左心衰竭而死亡；3例新生儿出生当日服人参0.3～0.6克煎剂引起1例死亡，2例中毒。用量过大对神经系统、心血管系统、消化系统、水电解质代谢都有损害作用。报道中的病例多数是自觉乏力体弱，急于峻补正气，结果损伤了机体，甚至导致死亡。用人参补益身体，切不可急于求成而超量使用。

⊙ **假冒人参的辨别**：常见的假冒人参有商陆、桔梗、沙参和胡萝卜等。商陆断面凹凸不平，有数圈同心圆环，舌舔味淡有麻涩感；桔梗分枝少，质软，无人参特异香气，有明显的纵皱，味微苦；沙参体质松泡，断面裂纹多；胡萝卜伪参颜色橙黄。

【附】生晒参、红参

1. 生晒参

生晒参，旧的制法是将鲜参根先置于硫黄烟中熏制，使之漂白并做消毒和杀酶，然后直接晒干，故参体为纯净白色。现在多为晾干或烘干。

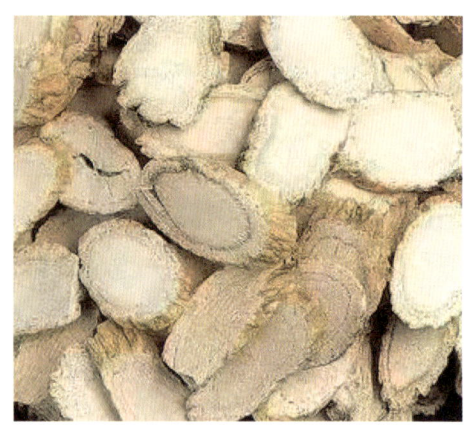

人参在这种加工过程中，未经受高热，其化学成分多呈原态，特别是在人参皂苷的多种单体上所维系着的某种基团（如丙二酰基）依然保存着，而某些烷类化合物、萜类化合物也不曾受高温影响，故其性质与鲜参较为接近，对人体新陈代谢的振奋作用较弱，温补作用较小，在人参中属偏凉之品，故适合于高热、阴虚火旺或阴阳俱虚的患者使用。生晒参是清热、解暑、润燥等方剂中使用的主要品种。

2. 红参

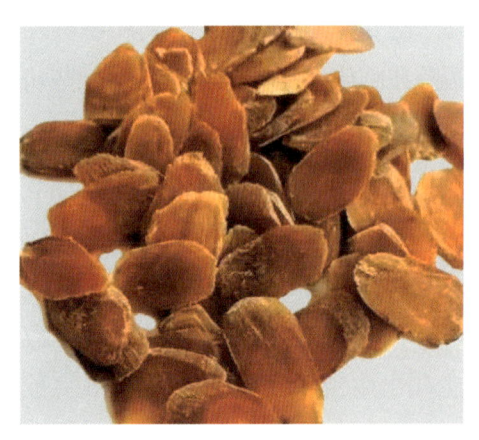

将参根先置于水锅上用蒸汽（旧法）进行高温处理，使其含糖成分发生变化之后，再行干燥而成。参体经加工后呈棕红色或褐红色，故名为"红参"。

我国和朝鲜生产的人参，大都以这种加工方法为主。吉林红参和高丽红参（俗称为高丽参）在国际市场上均有极高的声誉，是参类中最主要的品种，它对人体的新陈代谢及脏腑功能均有极明显的振奋作用，故在大补元气，治疗五劳七伤等绝大多数的方剂之中提到人参时，都狭义地局限于此类。因此，它在人参中几乎成了典型的代表，追其原因主要是其补益作用明显，对虚证的治疗效果显著。人参的各种作用，在红参中就全面具备，因此，红参是健身、益寿、益智、抗衰老的主要品种；它也是药用和家庭备用的主要品种。但是，由于红参的温补性较强，误用时的反应也较明显，尤其是高丽参的温性更甚，使用时应当注意。

二 党　参

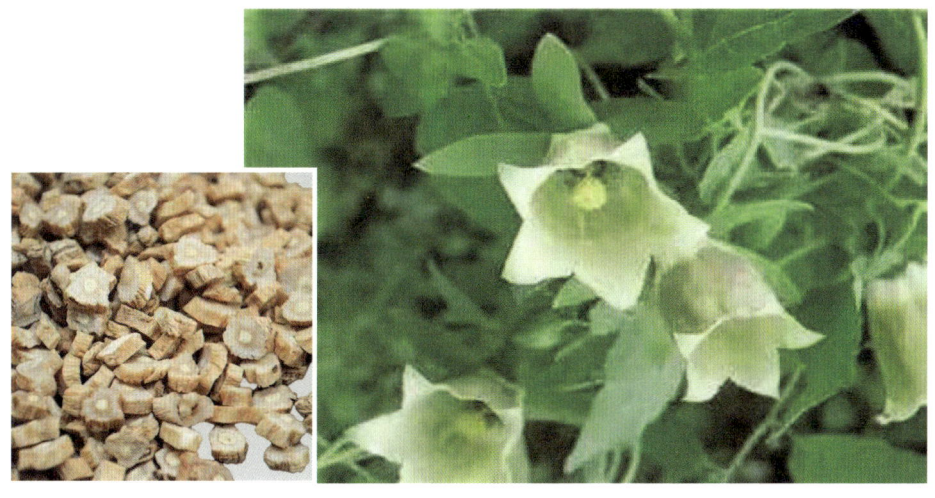

本品为桔梗科植物党参 Codonopsis pilosula（Franch.）Nannf.、素花党参 Codonopsis pilosula Nannf. var. modesta（Nannf.）L. T. Shen 或川党参 Codonopsis tangshen Oliv. 的干燥根。秋季采挖，洗净，晒干。党参在近代临床上作为人参的代用品。

【品种出处】

《中华人民共和国药典》（2020 年版）；《关于党参等 9 种新增按照传统既是食品又是中药材的物质公告》（2023 年第 9 号）。

【性味归经】

性平，味甘，归脾、肺经。

【功效主治】

● **补中益气**：适用于肺脾气虚所致的气短声低、体倦无力、食少便溏、久泻脱肛等病症。

● **生津养血**：适用于血虚津亏所致的面色萎黄、头晕目眩、心慌胸闷、咽干口渴等病症。

【使用方法】

煎服：取党参 10～30 克，用水煎，去渣取汁，每日 1 剂，分 2 次服。

药膳：可入菜肴食用，与其他食材如鸡、鸭等炖服，或者煎取汁液，加入粳米煮为稀粥食用。

制膏： 取党参200～500克，与其他药物同入砂锅，用小火煎熬，去渣取汁，汁液用小火熬制成膏。

泡酒： 将党参浸入适量优质白酒中，浸泡数周后饮酒。

泡茶： 党参10～20克/日，用沸水冲泡，加盖闷数分钟，趁热温服。

化学成分

党参含党参多糖、党参苷类化合物（Ⅰ～Ⅳ）、苍术内酯Ⅲ、挥发油（主成分为棕榈酸、蒎烯）、固醇类化合物及微量生物碱。

药理作用

党参有调节中枢神经系统功能，能改善学习记忆力，增强机体抵抗力；有调节胃肠运动，抗溃疡，抑制胃酸分泌，降低胃蛋白酶活性等作用；能使家兔红细胞、血红蛋白增加，对化疗、放疗所引起的白细胞下降有抑制作用；能扩张周围血管而降低血压，又可抑制肾上腺素的升压作用。

药食验方

1. 党参山药糕

组成： 党参30克，山药30克，茯苓15克，莲子20克，薏苡仁20克，炒糯米700克，炒粳米700克，蜂蜜50克，白糖30克。

制法： 将党参、山药、茯苓、莲子、薏苡仁与炒糯米、炒粳米一同磨成细粉，混合均匀，加入蜂蜜、白糖，加水和匀，蒸熟，切成条糕。

用法： 当点心，随意食用。

功效： 益气补脾。

主治： 适用于不思饮食、食少便溏、面色萎黄浮肿。

2. 参芪健脾糕

组成： 党参150克，白参粉20克，炙黄芪100克，山药150克，黄精100克，白术100克，白扁豆150克，莲子150克，薏苡仁150克，龙眼肉150克，芡实150克，大枣（去核）100克，砂仁粉200克，炙甘草20克，饴糖100克。

制法： 上药除白参粉、砂仁粉、饴糖之外，将余药用冷水浸泡2小时，放入锅中，加适量水，煎煮3次，每次1小时，滤渣取汁，合并滤汁，去沉淀物，加热浓缩成清膏。加饴糖100克，待饴糖溶化后调入白参粉、砂仁粉，搅匀，再煮片刻即成。

用法： 每日2次，每次20克（1汤匙）。

功效： 益气健脾。

主治： 适用于脾气虚弱型营养不良，症见面黄少华、形体消瘦、肌肉松弛、毛发枯黄、精神不振、懒言少动、食欲减退或厌食、大便量多夹不消化食物、舌质淡、苔白腻、脉象细而无力。

3. 补益气血膏

组成：党参200克，炙黄芪300克，白参粉30克，当归300克，白芍200克，川芎100克，熟地黄300克，酸枣仁100克，柏子仁150克，白术200克，制何首乌200克，阿胶300克，炙甘草50克，蜂蜜300克。

制法：上药除白参粉、阿胶、蜂蜜之外，余药用冷水浸泡2小时，放入锅中，加适量水，煎煮3次，每次1小时，榨渣取汁，合并滤汁，去沉淀物，加热浓缩成清膏。阿胶打碎后用适量黄酒浸泡，隔水炖烊，冲入清膏中，和匀。加蜂蜜300克，待蜂蜜溶化后，调入白参粉，搅匀，再煮片刻即成。

用法：每日2次，每次20～30克（1汤匙）。

功效：补益气血。

主治：适用于气血不足型眩晕，症见头晕目花，突然坐起时则眩晕加重，平卧低头较缓，耳鸣、心悸、失眠、面色苍白或萎黄，气短自汗、体倦无力，苔薄质淡，脉细软。

【应用注意】

实证、热证的患者气虚者忌服党参。党参忌一次使用量过大，否则易引起患者心前区疼痛、心律失常，停药数日后可恢复。党参反藜芦，畏五灵脂，不宜配伍同服。

三　黄　芪

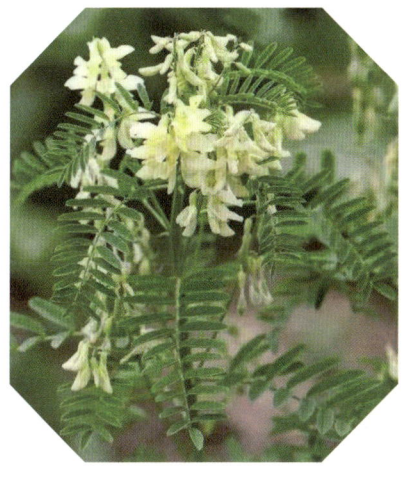
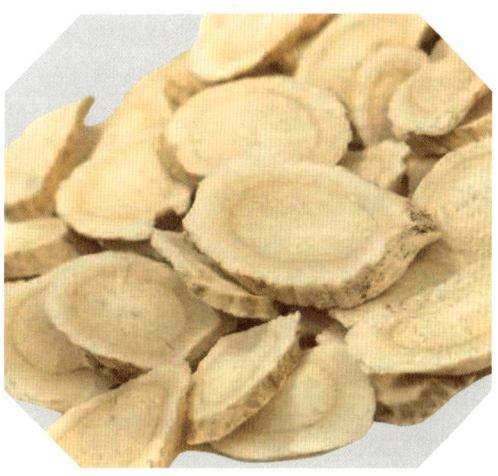

本品为豆科植物蒙古黄芪 *Astragalus membranaceus*（Fisch.）Bge. var. mongholicus（Bge.）Hsiao 或膜荚黄芪 *Astragalus membranaceus*（Fisch.）Bge. 的干燥根。春、秋二季采挖，除去须根和根头，晒干。黄芪素以"补气诸药之最"著称。

【品种出处】

《中华人民共和国药典》（2020 年版）；《关于党参等 9 种新增按照传统既是食品又是中药材的物质公告》（2023 年第 9 号）。

【性味归经】

性微温，味甘，归脾、肺经。

【功效主治】

黄芪善入脾、胃，为补中益气之要药。

- **升阳举陷**：适用于治疗脾虚中气下陷所致的久泻脱肛、内脏下垂。
- **益卫固表**：适用于肺气虚证及气虚自汗证。黄芪能补益肺气，常用于肺气虚弱，咳喘日久，气短神疲者。脾肺气虚之人往往卫气不固，表虚自汗，黄芪能补脾肺之气，益卫固表。
- **托毒生肌**：适用于气血亏虚、疮疡难溃难腐或溃久难敛。黄芪以其补气之功还有托毒生肌之效。疮疡中期，正虚毒盛不能托毒外达，疮形平塌，根盘散漫，难溃难腐者，可用黄芪补气生血，扶助正气，托脓毒外出；溃疡后期，因气血虚弱，脓水清稀，疮口难敛者，用黄芪补气生血，有生肌敛疮之效。

【使用方法】

生用或炙用：益气补中宜炙用，其他方面多生用。

煎服：取黄芪 20 克，用水煎，去渣取汁，每日 1 剂，分 2 次服。与其他药物配伍使用，一般用量为 10～60 克。

药膳：可入菜肴食用，与其他食材如鸡、鸭等炖服。

泡茶：生黄芪 10～20 克/日，用沸水冲泡，加盖闷数分钟，趁热温服。

【化学成分】

黄芪主要含苷类化合物、多糖、氨基酸及矿物质等成分，含黄芪甲苷、毛蕊异黄酮葡萄糖苷等特征成分。

【药理作用】

实验证明，黄芪有促使细胞生长旺盛、延长寿命作用，能增强人体的免疫功能。

对延缓老年人机体功能衰退,防止或减轻疾病的进程,改善对环境的适应能力,有一定的意义。因此黄芪在延缓衰老药物的应用中有重要的地位。动物实验虽提示黄芪有降压作用,但临床单味应用或配伍成复方应用,均发现有良好的升压功效,尤其对中气下降型低血压病效果尤为明显,这可能与黄芪能加强心脏及血管的收缩力有关。黄芪水煎液有抑菌、抑病毒作用;黄芪在细胞培养、动物及人体内均有一定的抗病毒(如水疱性口炎病毒、辛德比斯病毒、流感病毒、新城疫病毒、柯萨奇 β_2 病毒等)感染的作用。

【药食验方】

1. 黄芪肉桂蜜饮

组成:黄芪15克,肉桂5克,山药15克,生姜10克,炙甘草3克,大枣10枚,蜂蜜30克。

制法:将黄芪、肉桂、山药、生姜、炙甘草、大枣洗净,放入清水中浸泡片刻,同入砂锅中,加适量水,煎煮2次,每次30分钟,合并2次煎汁,过滤后调入蜂蜜,搅拌均匀即成。

用法:上午、下午分服。

功效:温补脾胃,散寒止痛。

主治:适用于脾胃虚寒,症见胃脘冷痛,空腹明显。

2. 芪参汽锅鸡

组成:黄芪20克,人工种植5年内人参3克,净嫩母鸡1000克,鲜汤500毫升,葱段、生姜片、黄酒、精盐、胡椒粉各适量。

制法:将黄芪、人参洗净、切片。将净鸡先入沸水锅内焯片刻,捞出,用凉水冲洗。将黄芪片、人参片整齐地装入鸡腹腔内。将鸡放入汽锅内,加入适量的葱段、生姜片、黄酒、精盐、鲜汤,用绵纸封口,上屉用大火蒸约1小时,出锅后拣出葱、生姜,把黄芪片、人参片从鸡腹内取出,码放在鸡上,加入胡椒粉调味即成。

用法:当菜佐餐,随意食用。

功效:大补气血,补精增力。

主治:适用于神疲乏力等亚健康状态及疲劳综合征,对脑力性疲劳伴有头晕、失眠健忘者尤为适宜。

3. 玉屏风饭

组成:黄芪10克,白术8克,防风6克,粳米200克,白糖30克。

制法:将黄芪、白术、防风用冷水浸泡30分钟,加入砂锅中,加适量水,煎煮

30分钟，去渣取汁，加入淘净的粳米和白糖，煮熟成饭。

用法：当主食，随意食用。

功效：益气固表，预防感冒，增强免疫力。

主治：适用于肺气虚弱，咳喘日久，表虚易于外感，表虚自汗。

应用注意

黄芪是一种温补性药物，补气升阳，易于助火，又能止汗，所以凡有感冒发热、胸腹满闷等症者，不宜服用黄芪；如患有肺结核的人，有发热、口干唇燥、咯血等症状者，不宜单独服用黄芪；痈疽初起或溃后热毒尚盛等证，均不宜服用黄芪。有研究表明，黄芪可使染色体畸变率和细胞微核率明显增高，故孕妇不宜长期大量应用。

山 药

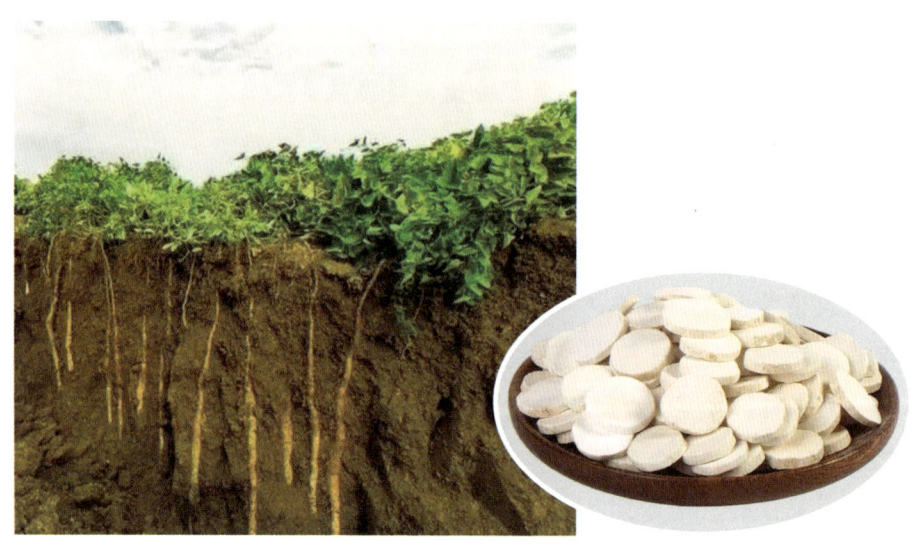

本品为薯蓣科植物薯蓣 *Dioscorea opposita* Thunb. 的干燥根茎。冬季茎叶枯萎后采挖，切去根头，洗净，除去外皮和须根，干燥，习称"毛山药"；或除去外皮，趁鲜切厚片，干燥，称为"山药片"；也有选择肥大顺直的干燥山药，置清水中，浸至无干心，闷透，切齐两端，用木板搓成圆柱状，晒干，打光，习称"光山药"。山药营养丰富，可作主食、蔬菜或酿酒原料，也是一味重要药材。

【品种出处】

《中华人民共和国药典》（2020年版）；《关于进一步规范保健食品原料管理的通知》（卫法监发〔2002〕51号）之《既是食品又是药品的物品名单》。

【性味归经】

性平，味甘，归脾、肺、肾经。

【功效主治】

- **补脾益胃**：适用于脾胃气阴两虚引起的食少便溏、久泻不止等病症。
- **补肺生津**：适用于肺虚津伤所致的干咳少痰、动则气喘、口干不适、口渴尿多等。
- **补肾益精**：适用于肾虚所致的腰酸腿软、遗精滑泄、尿频遗尿、带下清稀等。

【使用方法】

煎服：取山药（干品）10～30克，用适量水煎2次，2次煎药汁混合，代茶饮，每日1剂。

药膳：可入药膳，与其他食材如鸡、鸭等炖服，或者研末与面粉混合制成糕点，还可以将鲜山药单独煮烂代主食。

研末：将山药饮片研末，用开水冲服，每次10克，每日2次，一般用药3日可明显改善便秘症状。

泡茶：山药（干品）10～20克/日，用沸水冲泡，加盖闷数分钟，趁热温服。

炒服：用麦麸、米或者黄土小火炒山药至淡黄色，可增强补脾止泻的功效。

【化学成分】

山药含有多种氨基酸（包括7种必需氨基酸）、薯蓣皂苷、胆碱、黏蛋白-多糖复合物（黏液）、尿囊素、抗性淀粉及维生素（如维生素C、B族维生素）、矿物质（如钾、钙）等成分。

【药理作用】

山药中的黏液蛋白质能预防心血管系统的脂肪沉积，保持血管的弹性，防止动脉硬化过早发生，减少皮下脂肪沉积，避免出现肥胖。山药中所含的多巴胺能扩张血管，改善血液循环。山药中所含的胆碱具有抗肝脏脂肪浸润的作用。山药中所含的皂苷是激素的原料，这一点证实了中医关于山药补肾涩精之说。山药中所含的消化酶促进蛋白质和淀粉的分解。山药自古便是治疗糖尿病的药食两用佳品。此外，山药能防止肝脏和肾脏中结缔组织的萎缩，预防胶原病的发生。

【药食验方】

1. 山药卷

组成：鲜山药250克，糯米粉150克，麻油25克，猪肉150克，冬笋50克，虾肉50克，香菇15克，精盐、白糖、酱油、黄酒、植物油、鸡蛋清、葱、生姜各适量。

制法：将猪肉、冬笋、虾肉、香菇切成丝，葱、生姜也切成丝，下热植物油油锅煸一下，放入调料，炒好后取出晾凉备用。将鲜山药洗净去皮，蒸至软烂，过筛成泥，用麻油和糯米粉和匀，分成2块，擀成片。将炒好的馅放在一头卷一下，两头折起来，再继续卷成卷。开口处用鸡蛋清粘好，用油炸至金黄色，捞出，切成斜刀段，露馅一头朝外，摆在盘里即成。

用法：佐餐食用。

功效：健脾暖胃，补肺止汗。

2. 八宝山药泥

组成：生山药300克，熟猪油50克，熟黑芝麻30克，炸核桃仁30克，炸花生米30克，熟黑豆粉30克，橘红粒30克，大枣30克，冬瓜条15克，白糖适量。

制法：将生山药洗净，入笼蒸熟，去皮，压成茸泥。将大枣切成粒。将炒锅洗净，放到中火上，倒入开水少许，下山药泥搅散，加入熟猪油，炒约30分钟后，加白糖、熟猪油炒至吐油，随即加熟黑芝麻、炸核桃仁、炸花生米、熟黑豆粉、橘红粒、大枣、冬瓜条翻炒均匀，起锅即可。

用法：早餐、晚餐分食。

功效：滋补肝肾，健脾胃。

主治：适用于肾阴亏虚型糖尿病。

3. 山药大枣藕

组成：山药50克，百合50克，大枣12枚，猪网油2张，鲜藕1节，冰糖、面粉、牛奶、蜂蜜各适量。

制法：将百合洗净，脱瓣后用清水浸泡，捞出沥水，切碎。将山药洗净，下锅煮熟，去皮，制成茸泥。将大枣去核，切碎。将百合、山药、大枣一同放入碗内，加入面粉、牛奶、蜂蜜调匀。切开藕的一端，洗净后将百合等填满藕孔，再用牙签将切开的藕节封牢，放入砂锅内煮熟，捞出后去藕皮，改刀切成厚片。将猪网油洗净后垫入碗底，码入藕片，加入冰糖，盖上猪网油，上笼用大火蒸片刻，取出后去掉网油，扣入盘内即成。

用法：佐餐食用。

功效：益气健脾，补血安神。

主治：适用于心脾两虚所致的失眠、心悸胸闷、面色少华、慢性腹泻等。

《应用注意》

山药有一定的收敛作用，凡有实邪、湿热及大便燥结者不宜食用。山药不宜与碱性的食物或药物混用，以免使山药所含的淀粉酶失效。

五 莲 子

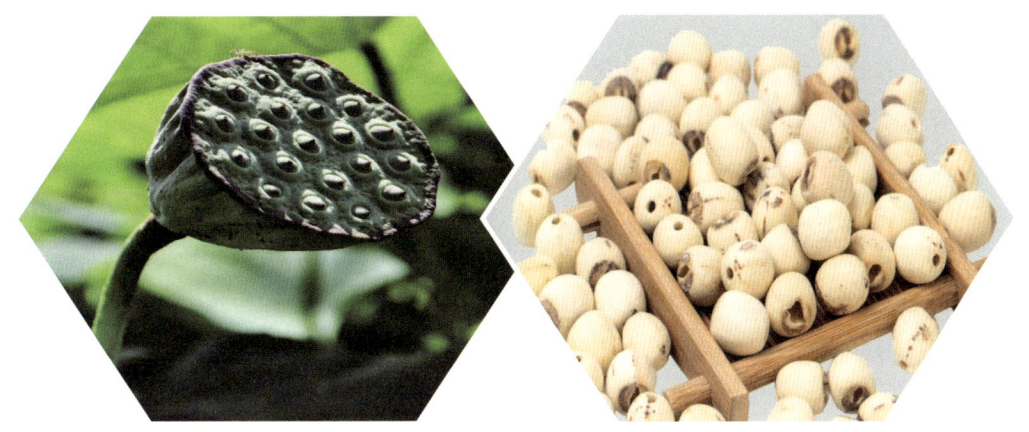

本品为睡莲科植物莲 *Nelumbo nucifera* Gaertn. 的干燥成熟种子。秋季果实成熟时采割莲房，取出果实，除去果皮，干燥，或除去莲子心后干燥。建宁通心白莲是福建省三明市建宁县的特产，历史上被誉为"莲中极品"，自清代起被列为贡品，故称"贡莲"。

《品种出处》

《中华人民共和国药典》（2020年版）；《关于进一步规范保健食品原料管理的通知》（卫法监发〔2002〕51号）之《既是食品又是药品的物品名单》。

《性味归经》

性平，味甘、涩，归脾、肾、心经。

《功效主治》

- **补脾止泻**：适用于脾虚所致的久泻久痢、倦怠乏力、食欲不振。
- **益肾涩精**：适用于肾虚精亏所致的遗精、滑泄、尿频、遗尿、妇人崩漏带下等病症。

- **养心安神**：适用于心神失养所致的心神不宁、惊悸、失眠等病症。

【使用方法】

煎服：取莲子（干品）10～20克，单味或者与其他药物配伍，加适量水煎煮，用大火煮沸后改小火慢煎30分钟，去渣饮汁。

药膳：可与其他食材如乌骨鸡、鸭等炖服或煮食，或与粳米同煮成粥食用，或者蒸熟后碾泥加糖制成馅心，也可将莲泥微火稍煮，搅拌成莲蓉，做成馅饼或汤圆等食用。

研末：将莲子烘干、研末，用开水冲服，每次10克。

【化学成分】

莲子含有蛋白质、脂肪、碳水化合物、钙、磷、铁，还含有其他多种维生素、矿物质、荷叶碱、金丝草苷等成分。

【药理作用】

莲子中含钙量丰富。钙除构成骨骼和牙齿成分外，还具有促进凝血，使某些酶活化，维持神经传导性，镇静精神，维持肌肉的伸缩性和心律，维持毛细血管的渗透压，维持体内酸碱平衡等重要作用，具有安神养心作用。莲子具有抗鼻咽癌的氧化黄心宁树碱，对鼻咽癌有近期疗效。

【药食验方】

1. 莲子茯苓糕

组成：莲子（干品）150克，茯苓50克，麦冬50克，桂花30克，白糖200克，红糖100克，面粉1000克。

制法：将莲子（干品）、茯苓、麦冬拣净，共研成细粉；面和好，调入白糖、红糖、桂花和莲茯麦冬粉，制作成糕点（或用模具压制而成），入屉蒸熟后即可。

用法：当糕点或小吃，早、晚各适量随餐食用，也可餐前或餐后食用。

功效：健脾养胃。

主治：适用于脾胃虚弱证见不思饮食、久泻、便溏、面色萎黄等。

2. 莲子白木耳粥

组成：新鲜莲子25克，白木耳25克，山药15克，粳米30克，小米30克。

制法：将新鲜莲子、白木耳、山药与粳米、小米分别洗净，一同放入锅中，加适量水，共煮为粥。

用法：早餐、晚餐食用，每日1剂。

功效：健脾止泻。

主治：适用于脾虚泄泻、食欲不振、消化不良、体弱乏力等。

3. 冰冻莲茸

组成：莲子300克，白糖100克，琼脂30克，柏子仁20克，芝麻、香精各适量。

制法：将莲子洗净，用开水浸泡发软，剥去皮，捅出心，放容器内加入清水，上笼用大火蒸烂，取出制成莲蓉。将芝麻炒熟擀碎。将琼脂用水泡软、洗净沥水。将炒锅上火，加入清水，用中火烧开后放入莲蓉、琼脂、白糖，转小火熬成稠糊状（要不停地搅动，防止粘锅），滴入香精搅匀，端离火口，晾凉后放入冰箱，凝结后取出，切成块放入盘中，撒上柏子仁、芝麻粉即成。

用法：当菜佐餐，随意食用。

功效：健脾养胃，滋补肝肾，宁心安神。

主治：适用于脾肾亏虚证及心肾不足证，症见食欲不振、食不知味、面色少华、心慌气促、失眠健忘等。

 应用注意

莲子不可多吃，以免影响脾胃而引起腹泻。莲子涩肠止泻，大便燥结者勿用，特别是年老体弱者，因阴虚内热，肠枯血燥引起的大便燥结，不应使用收涩伤阴之品。外邪犯肺，有中热咳时不宜服用莲子。

六　白　果

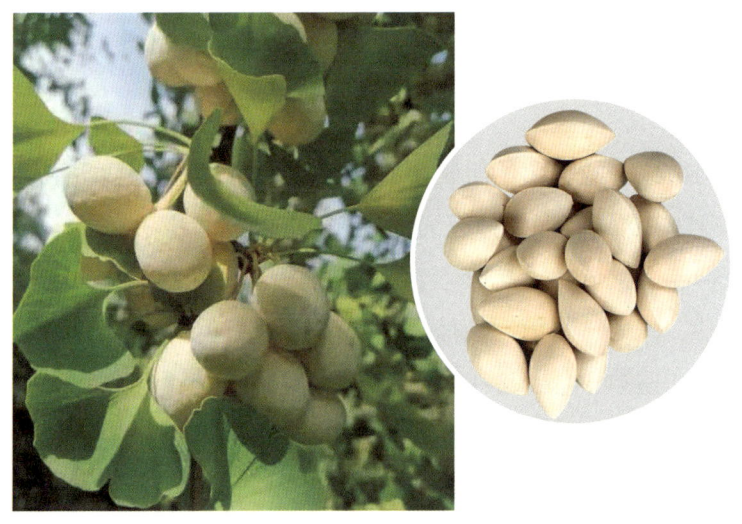

本品为银杏科植物银杏 *Ginkgo biloba* L. 的干燥成熟种子。秋季种子成熟时采收，除去肉质外种皮，洗净，稍蒸或略煮后，烘干。银杏是现存最古老的种子植物之一，有"植物界活化石"之称。

品种出处

《中华人民共和国药典》（2020年版）；《关于进一步规范保健食品原料管理的通知》（卫法监发〔2002〕51号）之《既是食品又是药品的物品名单》。

性味归经

性平，味甘、苦、涩，有毒，归肺、肾经。

功效主治

- **敛肺定喘**：适用于肺气虚所致的哮喘、痰嗽、气短、气促等病症。
- **止带缩尿**：适用于肾气虚所致的白带量多、遗精滑泄、淋病、小便频数、小便清长等病症。

使用方法

煎服：与其他药物配伍使用，一般用量为5～10克。

药膳：除可炒食、煮食外，还可加工制成蜜饯、罐头、饮料等，如将白果盐水烹炒，糖水煮熟，略加桂花糖渍，或配成八宝饭等甜食。白果还可制成各种色香味形俱全的珍馐美馔。

化学成分

白果含有银杏毒素、氢氰酸、银杏酸等毒性成分，另含蛋白质、黄酮苷、萜内酯等活性成分。

药理作用

白果能抑制结核分枝杆菌的生长，对多种体外细菌及皮肤真菌有不同程度的抑制作用。适量进食白果，能保护神经细胞，防止或减低阿尔茨海默病的发生。此外，白果具有免疫抑制、抗过敏、抗衰老、减轻缺血症状、收敛等作用。生白果有毒，多食可出现呕吐、腹痛、腹泻、抽搐、烦躁不安等症状，也可引起末梢感觉障碍，下肢弛缓性瘫痪。白果外种皮浆液可引起接触性皮炎，口服后产生强烈胃肠刺激症状。白果酸和银杏毒素有溶血作用，银杏毒素经皮肤吸收，通过肠与肾脏排泄，可引起胃肠炎、肾炎。

【药食验方】

1. 白果山药散

组成：白果（仁）200克，怀山药200克。

制法：将白果（仁）、怀山药焙干，研成细粉，混匀。

用法：每服10克，用米汤或温开水调服，每日3次。

功效：健脾固带，适用于脾虚带下。

主治：适用于慢性淋浊、妇女带下及晕眩。

2. 白果鸡丁

组成：嫩鸡肉500～1000克，白果200克，鸡蛋清50克，猪油500克，鲜汤50毫升，精盐、白糖、黄酒、味精、淀粉、麻油、葱段、鲜汤各适量。

制法：将白果剥去硬壳，下热油锅内爆至六成熟时捞出，剥去薄衣，洗净待用。将嫩鸡肉切成1.2厘米见方的肉丁，放入碗内，加鸡蛋清、精盐、淀粉拌和上浆。烧热锅，放猪油，烧到六成热时，将鸡丁入锅炒散，再放白果，炒匀，炒至鸡丁熟后，捞出沥去油。原锅内留猪油25克，放葱段开锅，随即烹黄酒，加鲜汤、精盐、白糖、味精、鸡丁，翻炒几下，用湿淀粉匀芡，推匀后淋上麻油，再翻炒几下，起锅装盘即成。

用法：佐餐食用。

功效：敛肺定喘，止浊止带，止咳化痰。

主治：适用于肺肾气虚所致的哮喘、痰嗽、白带、白浊、遗精、淋病、小便频数等病症。

3. 白果莲子乌骨鸡

组成：白果（仁）50克，莲子50克，糯米100克，乌骨鸡1只，黄酒、精盐各适量。

制法：将白果（仁）放入沸水锅内略煮后取出。将糯米淘洗干净。将乌骨鸡去内脏，斩去鸡爪，装入白果（仁）、莲子、糯米，封好口，取1个砂锅，内放竹垫，上放乌骨鸡，然后加入清水以没过鸡为度，再加入黄酒，用大火烧沸后改小火炖至鸡熟烂，去竹垫，加入少许精盐，略焖即成。

用法：当菜佐餐，随意食用。

功效：滋阴养血，驻颜美容。

主治：适用于贫血、营养不良、疲劳乏力、食少便溏、面黄无华等病症。

【应用注意】

白果的有毒成分主要在果肉中，种仁也含有微量的白果酸和氢氰酸等有毒成分，所以禁止生食，每次食用量不宜过大。白果中毒后潜伏期1～12小时，主要症状为呕吐、腹泻、昏迷、嗜睡、恐惧、惊厥、精神呆滞、发热、呼吸困难、肢体强直等。

七 白扁豆（【附】白扁豆花）

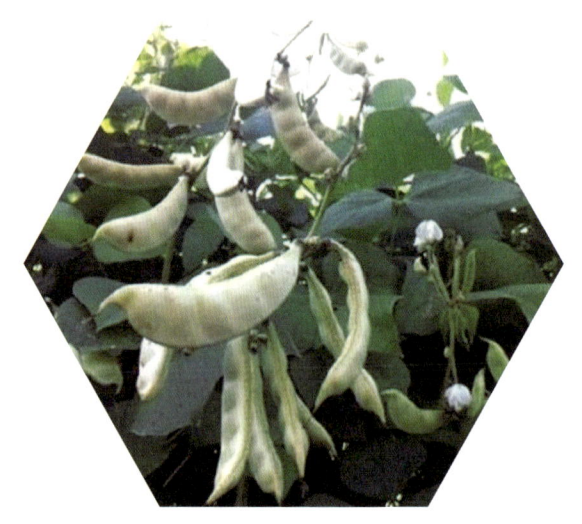
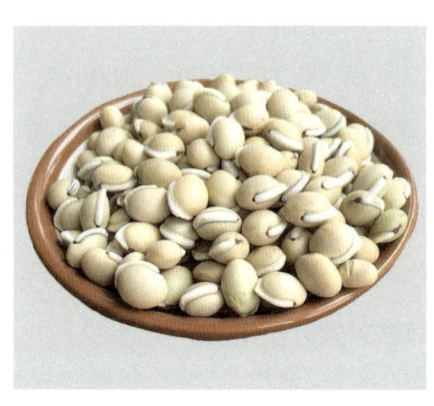

本品为豆科植物扁豆 *Dolichos lablab* L. 的干燥成熟种子。秋、冬二季采收成熟果实，晒干，取出种子，再晒干。其花称为扁豆花，其功效相似，其性更为平和。

〖品种出处〗

《中华人民共和国药典》（2020年版）；《关于进一步规范保健食品原料管理的通知》（卫法监发〔2002〕51号）之《既是食品又是药品的物品名单》。

〖性味归经〗

性微温，味甘，归脾、胃经。

〖功效主治〗

● **健脾化湿，和中消暑**：适用于脾胃虚弱、食欲不振、大便溏泻、白带过多、暑湿吐泻、胸闷腹胀。

〖使用方法〗

煎服：与其他药物配伍使用，一般用量为10～30克，炒用增强健脾止泻作用，散剂宜炒制。

药膳：将白扁豆煎汁与粳米同煮粥，长期食用可补气健脾。

化学成分

白扁豆含碳水化合物、蛋白质、脂肪、维生素（维生素 B_1、维生素 B_2 等）、矿物质（铁、钙等）、泛酸、酪氨酸酶、胰蛋白酶抑制物、淀粉酶抑制物、血球凝集素（血球凝集素 α、血球凝集素 β）等成分。

药理作用

白扁豆水煎剂对痢疾杆菌有抑制作用；其水提物有抗病毒作用，而且对食物中毒引起的呕吐、急性胃炎等有解毒作用；尚有解酒毒、河豚中毒的作用。血球凝集素 β 可溶于水，有抗胰蛋白酶活性；血球凝集素 α 不溶于水，可抑制实验动物生长，甚至引起肝区域性坏死，加热可使其毒性大减。

药食验方

1. 白扁豆茯苓粉

组成：炒白扁豆 250 克，茯苓 200 克，甘草 20 克。

制法：将炒白扁豆、茯苓、甘草共同碾成细粉，瓶装备用。

用法：上午、下午各用温水调服 20 克。

功效：益气健脾，化湿止泻。

主治：适用于脾虚湿滞引起的饮食减少、便溏不成形或泄泻。

2. 白扁豆陈皮饮

组成：白扁豆 30 克，陈皮 10 克。

制法：将白扁豆、陈皮用冷水浸泡 30 分钟，同入锅中，加适量水，用大火煮沸后改小火煎 20 分钟，去渣取汁，备用。

用法：上午、下午分服。

功效：健脾，解暑，化湿。

主治：适用于功能性消化不良、慢性泄泻，对暑湿泄泻尤为适宜。

3. 白扁豆大枣粥

组成：白扁豆 20 克，大枣（去核）10 克，粳米 100 克。

制法：将白扁豆、去核大枣洗净，与淘洗干净的粳米同入锅中，用大火烧开后改小火熬煮成稠粥。

用法：早、晚分食。

功效：健脾益气，增强免疫力。

主治：适用于功能性消化不良、慢性泄泻、疲劳乏力。

《应用注意》

阴寒内盛者忌用。

【附】白扁豆花

白扁豆花是豆科植物白扁豆的干燥花。性平，味甘淡，归脾、胃经。主要功效为解暑化湿，健脾止泻，收敛止带。适用于夏季暑湿引起的头晕胸闷、恶心呕吐、食欲不振；对脾虚湿困引起的慢性腹泻、大便稀溏，以及妇女带下量多、质地清稀也有良好的作用。水煎服。用量为6～10克。

八 甘 草

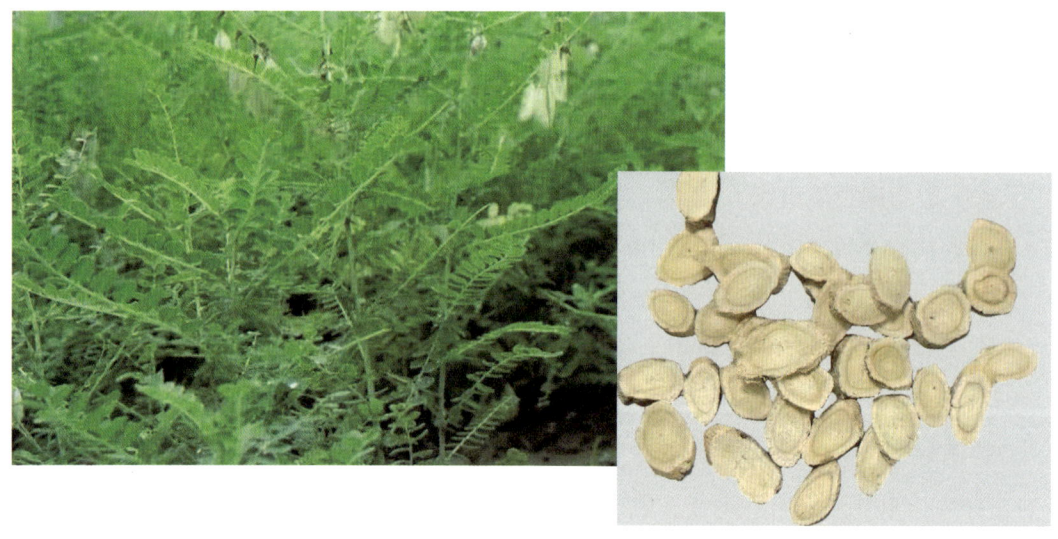

本品为豆科植物甘草 *Glycyrrhiza uralensis* Fisch.、胀果甘草 *Glycyrrhiza inflata* Bat. 或光果甘草 *Glycyrrhiza glabra* L. 的干燥根和根茎。春、秋二季采挖，除去须根，晒干。因其味甘甜，素有"国老草""甜草"之称。

《品种出处》

《中华人民共和国药典》（2020年版）；《关于进一步规范保健食品原料管理

的通知》（卫法监发〔2002〕51号）之《既是食品又是药品的物品名单》。

《性味归经》

性平，味甘，归心、肺、脾、胃经。

《功效主治》

- **补益心脾**：适用于心气虚所致的心胸隐痛、面色淡白、胸闷气短、动则气喘，也常用于妇人脏躁，症见急躁易怒、情绪起伏大，还常作为辅助药，用于脾胃虚弱所致的腹胀、便溏、倦怠乏力、少气懒言等症。
- **润肺止咳**：适用于肺虚久咳或干咳少痰。
- **缓急止痛**：适用于脘腹隐痛、四肢拘挛等病症。
- **调和药性**：能减轻其他药物的毒副作用，矫味（掩盖苦味）。

《使用方法》

生用：泻火解毒，用于咽喉肿痛、疮疡。

蜜炙：增强补脾益气作用，用于脾胃虚弱。

煎服：与其他药物配伍使用，一般用量为3～5克，取其补益作用时用量宜大，可用至50克，但大剂量时不宜长期服用。

药膳：将甘草加入适量水煎取汁液，与粳米同煮成粥，长期食用则补气健脾效果更加。

泡茶：生甘草10克/日，用沸水冲泡，加盖闷数分钟，趁热温服，可治疗慢性咽炎。

丸散剂：将甘草与其他药物烘干、研末，制成丸散剂。

外用：将甘草和蜂蜜煎煮后涂于烫伤部位，可以缓解疼痛。

《化学成分》

甘草的主要有效成分包括三萜皂苷类化合物（如甘草酸及其水解产物甘草次酸）、黄酮类化合物（如甘草苷、甘草素、异甘草苷、异甘草素、新甘草苷、新异甘草苷等）、甘草查尔酮、多糖，以及少量香豆素、生物碱和氨基酸。其中，甘草酸和异甘草素等黄酮苷元类化合物具有显著的药理活性。

《药理作用》

甘草浸膏、甘草酸、甘草次酸对多种动物均具有去氧皮质酮样作用，能促进钠、水潴留，排钾增加，显示盐皮质激素样作用，能增加血容量，升高血压。此外，甘草有抗溃疡、抗炎、抗惊厥、抗肿瘤、抗人类免疫缺陷病毒、抗变态反应、解毒、镇咳、镇痛、解痉、降低血胆固醇、增加胆汁分泌等药理作用。

药食验方

1. 甘麦大枣茶

组成：甘草10克，小麦20克，大枣10枚。

制法：将甘草、小麦、大枣同入砂锅，加水500毫升，用大火煮沸后改小火煎，取汁200毫升。

用法：代茶，频频饮用。

功效：健脾养心。

主治：适用于妇人脏躁、喜悲伤欲哭。

2. 甘草蜜膏

组成：炙甘草60克，火麻仁30克，苦杏仁30克，蜂蜜250克。

制法：将炙甘草、火麻仁、苦杏仁加入适量水浓煎，去渣取汁。将蜂蜜放入砂锅中，用竹筷不停地搅拌使其起泡，搅至蜂蜜泡浓密时，边搅边将甘草汁缓缓地渗入蜂蜜中，小火煎煮，搅至甘草汁和蜂蜜完全混合即成。

用法：日服2次，每服10克。

功效：润燥通便，清热解毒。

主治：适用于肠燥便秘、干咳等病症。

3. 生甘草茶

组成：生甘草6克。

制法：将甘草洗净，晒干或烘干，切成饮片，放入有盖杯中，用滚开水冲泡，加盖闷15分钟即可饮用，一般可冲泡3～5次。也可入锅，加入适量水，中火煎煮30分钟，取汁饮用。

用法：代茶，频频饮用。

功效：补益心脾，润肺止咳，缓急止痛。

主治：适用于脾胃虚弱、气血不足、咳嗽气喘、腹中挛急作痛等病症。

应用注意

甘草不宜与京大戟、芫花、甘遂同用；不可与鲤鱼同食，同食会中毒；孕妇、低血钾者慎用。选用炙甘草，剂量不宜过大，短期应用可达每日5克，较长时间运用每日应在3克之内。

第一章 补虚类药食同源品种

九　蜂　蜜

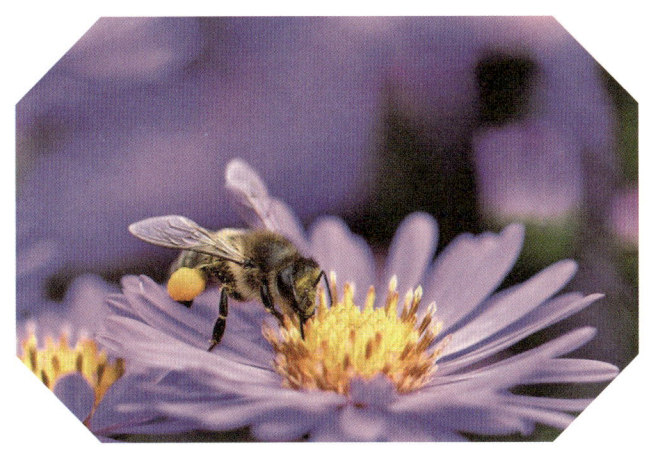
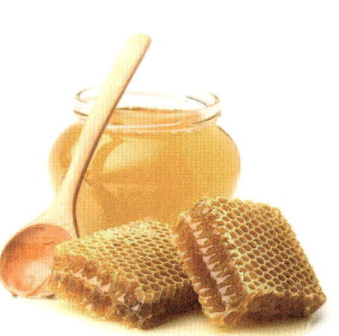

本品为蜜蜂科昆虫中华蜜蜂 *Apis cerana* Fabricius 或意大利蜂 *Apis mellifera* Linnaeus 所酿的蜜。春至秋季采收，滤过。蜂蜜是中医传统的补气药物，多种配方中，尤其是膏滋方中为必用之品，也早已成为广泛供应的营养食品，同时是烹饪中所用的一种甜味调料，被广泛应用于制作糕点和一些风味菜肴。

〖品种出处〗

《中华人民共和国药典》（2020年版）；《关于进一步规范保健食品原料管理的通知》（卫法监发〔2002〕51号）之《既是食品又是药品的物品名单》。

〖性味归经〗

性平，味甘，归肺、脾、大肠经。

〖功效主治〗

● **补中缓急**：适用于中虚脘腹疼痛，症见腹痛喜按、空腹痛甚、食后稍安，临床上常用于胃痛、胃及十二指肠溃疡等病。

● **润燥通便**：适用于津伤所致的久咳、咽燥少痰、大便干结难解等病症。

● **缓和药性**：与乌头类药物同煎可降低其毒性。

〖使用方法〗

调料：蜂蜜在烹调中多用于甜味菜点，也可用于咸味菜点，可起到矫味、调味、增色的作用。在技法上多见于蜜汁,也见于烧、焖、蒸、扒等烹法,或清甜脆口,或香甜味鲜,各具特色。

口服:可将蜂蜜直接送入口中咽下,也可将蜂蜜作为甜味剂和营养品,把蜂蜜直接抹在面包、馒头等食品上,或用温开水(凉开水也可)、牛奶、豆浆等调和服用,也可调入其他饮料中饮用。每日最好定时、定量,一般早、晚各服1次,每次20～30克。

外用:将蜂蜜涂于烫伤部位,可以缓解疼痛并可以防止伤口感染。

化学成分

蜂蜜中含葡萄糖、果糖等还原糖,以及多种酶类(淀粉酶、葡萄糖氧化酶等)、酚酸类化合物(如咖啡酸、p-香豆酸)、黄酮类化合物(槲皮素、山柰酚等)和矿物质(钾、钙、镁等)。

药理作用

成熟的蜂蜜具有抗菌作用,这与其具有高渗透压、弱酸性和所含的溶菌酶、苯甲酸衍生物、黄酮类化合物、挥发性成分及葡萄糖氧化酶与葡萄糖酸作用后产生的活性氧等有关。

蜂蜜是人类古老而传统的医疗保健品,在历代文献中都有记载。《神农本草经》将蜂蜜列为药品中的上品,认为:蜂蜜味甘、平,主心腹邪气、诸惊痫痉,安五脏诸不足,益气补中,止痛解毒,除众病和百药,久服强志轻身、不饥不老。《本草纲目》也有详细描述:蜂蜜,其入药之功有五:亲热也,补中也,解毒也,润燥也,止痛也。生则性凉,故能清热;熟则性温,故能补中;甘而和平,故能解毒;柔而濡泽,故能润燥;缓可去急,故能止心腹、肌肉、疮疡之痛;和可以致中,故能调和百药而与甘草同功。

在前人对蜂蜜的研究基础上,经现代医药学研究表明,蜂蜜作为天然的药品和食品,具有广泛的营养、保健滋补功能。主要功能概况如下:

抗菌消炎:未经任何处理的天然成熟蜂蜜,对多种细菌有很强的抑杀作用。研究表明,蜂蜜抑菌、杀菌作用与蜂蜜的浓度有关,与蜜种无关。蜂蜜低浓度具有抑菌作用,高浓度具有杀菌作用。

促进组织再生,收敛止痛:蜂蜜能够加速创伤组织的再生,对各种缓慢性愈合的溃疡都有加速肉芽组织生长的作用,并有吸湿、收敛及止痛等多种功能。因此,可以应用蜂蜜涂敷外科疾病创面,减少渗出量,控制感染,减轻疼痛,促进创面愈合,缩短治疗时间。

强心造血,调节血压、血糖:蜂蜜中的葡萄糖能直接被机体吸收,营养心肌,提高心肌的代谢功能,扩张冠状动脉,改善心肌供血,可以使人体中的红细胞及血红蛋白含量升高，促进造血功能。经常服用蜂蜜能使血压保持平衡，降低血糖和血脂水平，提高血中的高密度脂蛋白水平，增加血红蛋白数量。

调节神经，改善睡眠：蜂蜜中的营养成分能够滋补神经组织，调节神经系统功能，改善睡眠，安神益智，增强记忆力。

润肺肠，补肾益脾，解毒保肝：蜂蜜能保护胃肠黏膜，减少对黏膜刺激，降低神经系统兴奋性，使胃痛和胃灼烧感消失，改善消化功能。蜂蜜能够调节胃酸分泌过多或过少，使胃酸正常化。蜂蜜可以增进肝糖原的贮存，使肝脏过滤解毒作用加强，从而增加机体对传染病的抵抗能力。蜂蜜还具有祛痰、止咳的功能。

护肤美容：蜂蜜涂抹肌肤，能够濡养毛孔、润泽肌肤，使肌肤细腻光滑，增强皮肤功能，舒展面部皱纹，防止皱纹产生或增多，改善肤色。除此之外，蜂蜜能促进生发乌发。

养生抗衰，强身延年：蜂蜜能够维持人体正常的新陈代谢，老年人常食蜂蜜可以延缓衰老，健脑增寿。脑力劳动者久服蜂蜜能够增强记忆力，精力充沛。运动员及体力劳动者久服可增强体质，提高耐力，消除疲劳。

【药食验方】

1. 蜂蜜黑豆浆

组成：蜂蜜 30 克，黑豆 50 克。

制法：将黑豆倒入淘箩中，用水漂去浮豆、破豆、虫蛀豆及霉豆，去泥沙、杂质，放入容器中，注入水浸泡。待黑豆吸水涨胖后放入家用捣搅机中，加适量水，搅打出浆汁，用纱布过滤，滤尽豆汁后，把盛有豆渣的布袋浸入水中捏搓，使黑豆中的可溶物和分散为胶体的蛋白质尽可以能溶于水中，将 2 次获得的豆汁倒入锅中，用大火烧至沸腾，离火稍凉，加入蜂蜜即成。

用法：随早餐食用。

功效：保护肝肾，润肤防皱，延缓衰老。

主治：适用于头昏目眩、腰膝酸软、皮肤干燥、早衰。

2. 蜂蜜蔬菜汁

组成：黄瓜 200 克，胡萝卜 200 克，番茄 200 克，蜂蜜 30 克。

制法：将黄瓜、胡萝卜、番茄分别洗净，切片，一同放入家用榨汁机内榨成汁，加入凉开水 200 毫升，继续搅打数秒钟，取汁后调入蜂蜜即成。

用法：早、晚分食。

功效：瘦身减肥，护肤美容，降火明目。

主治：适用于单纯性肥胖、皮肤失润、眼睛干涩。

3. 高粱糕

组成：高粱粉500克，面粉300克，大枣50克，蜂蜜200克，发酵粉适量。

制法：将高粱粉、面粉、蜂蜜、发酵粉混匀后，加入适量温水和成面团，发酵。将大枣洗净，一切两半，去核，备用。将发酵好的面团制成大块，上面插入大枣，放入蒸笼内蒸至香熟，取出切成小块。

用法：当点心食用。

功效：降低血脂，瘦身减肥，延缓衰老，健脾养胃。

主治：适用于血脂增高、单纯性肥胖、早衰。

《应用注意》

蜂蜜因能助湿，令人中满，且可滑肠。因此有湿热痰滞，胸闷不宽，便溏或泄泻者忌服。蜂蜜忌煮沸，忌用沸水冲泡，以免破坏其中的营养成分。

当 归

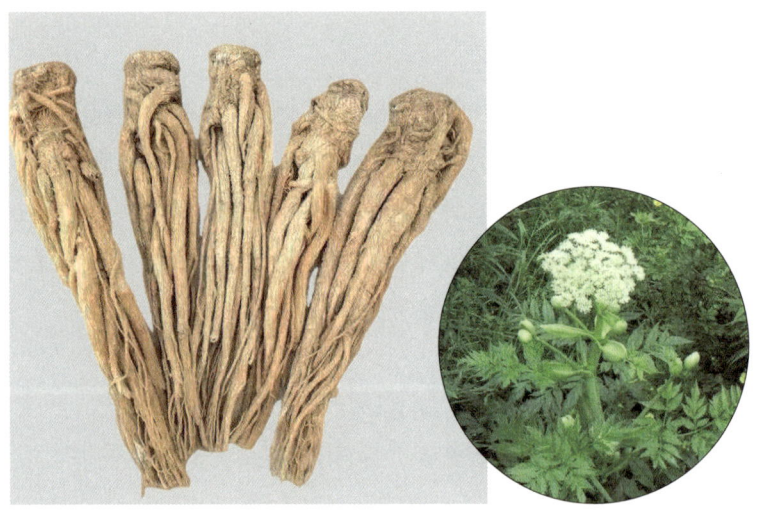

本品为伞形科植物当归 *Angelica sinensis*（Oliv.）Diels 的干燥根。秋末采挖，除去须根和泥沙，待水分稍蒸发后，捆成小把，上棚，用烟火慢慢熏干。《药学辞典》载："当归因能调气养血，使气血各有所归，所以名当归。"

《品种出处》

《中华人民共和国药典》（2020年版）；《关于当归等6种新增按照传统既是食

品又是中药材的物质公告》（2019年第8号）。

【性味归经】

性温，味甘、辛，归肝、心、脾经。

【功效主治】

● **补血活血**：适用于治疗血虚所致的面色萎黄、眩晕心悸、失眠健忘、倦怠乏力等，也可用于治疗血虚瘀滞证之手足麻木、拘挛震颤、四肢无力等。

● **调经止痛**：适用于妇科诸证，为妇科要药。用于治疗血虚或血瘀所致的月经不调、经闭痛经、虚寒腹痛等，也可用于治疗风湿痹痛、跌扑损伤、痈疽疮疡等病症。

● **润肠通便**：当归质地滋润，常用于血虚所致的肠燥便秘，适用于久病体弱、产后血虚所致的大便秘结，症见大便排出无力伴有面色少华、倦怠乏力、失眠健忘等。

【使用方法】

煎服：配伍其他药物一同煎服，一般用量为10～15克。
药膳：可入菜肴食用，与其他食材如乌骨鸡、鸭等炖服。
泡酒：将当归浸入适量优质白酒中，浸泡数月后饮酒。
丸散剂：将当归烘干、研末，与其他药物混合加工制成丸散剂。

【化学成分】

当归的化学成分主要包括挥发油和水溶性成分两大类。挥发油的组成因产地、取材部位及提取方法不同而存在显著差异。其水溶性成分包括有机酸类化合物、含氮化合物、内酯类化合物、固醇类化合物、脂肪酸，以及多种维生素、氨基酸和矿物质。

当归多糖是重要的免疫活性成分，由中性糖、糖醛酸及少量蛋白质组成，结构上多为 α- 构型的吡喃型葡聚糖，部分含分支链结构。其中，部分多糖组分可通过TLR4受体途径抑制炎症反应，发挥免疫调节作用。

【药理作用】

当归对非特异免疫功能有显著的刺激作用，对细胞及体液免疫功能均有一定的促进作用，还具有抗血栓、促进造血功能、抗心律失常、降血脂、抗动脉粥样硬化、抗衰老、抑制前列腺增重、抗辐射、抗肿瘤、抗炎、镇痛等作用。

【药食验方】

1. 当归杞圆大枣酒

组成：当归60克，枸杞子60克，龙眼肉60克，杜仲叶60克，大枣250克，甘草15克,西红花3克,金银花45克,白酒3500克,白糖50克,蜂蜜300克。

制法:将当归、枸杞子、龙眼肉、杜仲叶、大枣、甘草、西红花、金银花捣碎,入布袋,置容器中,倒入白酒,密封。浸泡14日后去药袋,加入白糖和蜂蜜,搅匀即成。

用法:每日临睡前口服1次,每次10~15克。

功效:益精血,补肝肾。

主治:适用于气血亏虚、肝肾不足所致的面色萎黄、气短气喘、头晕目眩、失眠健忘、倦怠乏力、腰膝酸软、耳聋耳鸣等,也用于治疗血虚瘀滞证见手足麻木、拘挛震颤、四肢无力等。

2. 当归生姜羊肉汤

组成:当归30克,生姜15克,羊肉250克,精盐、味精、葱各适量。

制法:将羊肉洗净,切成小块,与当归、生姜、葱共同放入砂锅中,加适量清水,用大火煮沸后改小火煮至肉烂汤稠,加入适量的精盐、味精,再煮片刻即成。

用法:佐餐食用,吃肉喝汤。

功效:温补脾胃,温阳补肾。

主治:适用于脾肾阳虚所致的面色萎黄、气短气喘、头晕目眩、失眠健忘、倦怠乏力、腰膝酸软、耳聋耳鸣、浮肿等。

3. 当归蒸鳝鱼

组成:大黄鳝1000克,当归10克,肉桂8克,党参5克,熟火腿肉150克,黄酒30克,胡椒粉、葱段、生姜片、味精、精盐、鲜汤各适量。

制法:将大黄鳝宰杀去肠杂,用开水稍烫一下捞出,刮去黏液,去头尾切段。将熟火腿肉切片。在锅内放一半的葱段、生姜片、黄酒和清水适量,烧沸后将鳝鱼段放入沸水锅中烫一下捞出,整齐地排列在小盆上,上面放熟火腿肉片、当归、肉桂、党参、葱段、生姜片、黄酒、胡椒粉、精盐、鲜汤,加盖,将棉纸浸湿,封严盖口,上笼蒸约1小时后取出,启封后去葱、姜,加入味精调味即成。

用法:当菜佐餐,随意食用。

功效:益气养血,散寒祛湿。

主治:适用于气血亏虚所致的面色萎黄、气短懒言、头晕目眩、失眠健忘、倦怠乏力等,也用于治疗血虚瘀滞证见手足麻木、拘挛震颤、四肢无力等,以及阳虚湿盛证见四肢不温、头身困重、小便清长等。

《应用注意》

热盛出血患者禁服。湿盛中满及大便溏泄者慎服。

十一 西红花

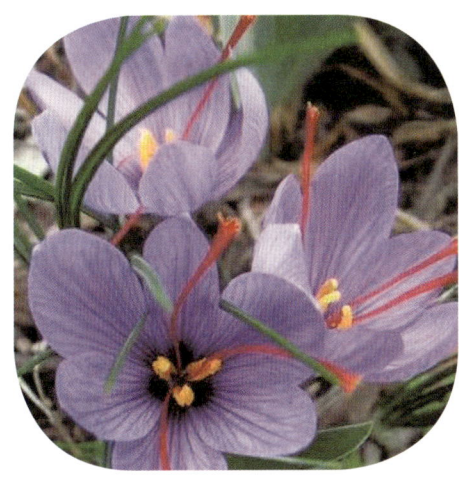 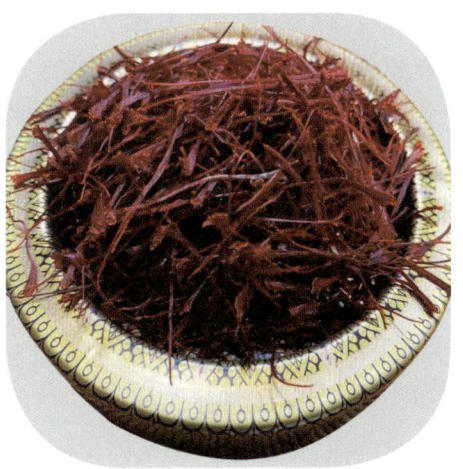

本品为鸢尾科植物番红花 Crocus sativus L. 的干燥柱头。在香辛料和调味品中又称藏红花。

【品种出处】

《中华人民共和国药典》（2020 年版）；《关于当归等 6 种新增按照传统既是食品又是中药材的物质公告》（2019 年第 8 号）。

【性味归经】

性平，味甘，归心、肝经。

【功效主治】

- **解郁安神**：适用于情绪抑郁、胸闷心慌、急躁不安等情志病。
- **调经止痛**：适用于妇科诸证，为妇科要药。治疗血虚或血瘀所致的月经不调、经闭痛经、子宫肌瘤等。
- **其他应用**：跌打损伤、瘀血肿痛。

【使用方法】

煎服：配伍其他药物，宜另煎兑服，常用量为 1～3 克。
药膳：可入菜肴食用，与其他食材如乌骨鸡、鸭等炖服。
泡酒：将西红花浸入适量优质白酒中，浸泡数月后饮酒。
泡服：取西红花 1 克，用沸水冲泡，可反复直至无色。

化学成分

西红花的化学成分主要包括挥发油、类胡萝卜素、黄酮类化合物、三萜皂苷及少量生物碱等。挥发油的主要成分是番红花醛，由番红花苦苷分解产生，赋予西红花独特香气，并具有抗焦虑、抗惊厥等活性。类胡萝卜素是西红花最具代表性的成分，其中藏红花素作为水溶性色素，占干重的2%～10%，具有显著的抗氧化、抗肿瘤及神经保护作用。此外，西红花酸及其二甲酯可抑制血小板聚集，改善心血管功能。黄酮类化合物如山柰酚及其糖苷具有抗炎和抗氧化活性。

药理作用

西红花对血液系统的作用：西红花有显著的抗血凝作用，可显著延长血浆凝血酶原时间（PT）和活化部分凝血活酶时间（APTT），抑制二磷酸腺苷（ADP）和胶原诱导的血小板聚集，加速纤溶作用。

对子宫的作用：西红花对离体和在体子宫均有兴奋作用，可引起子宫节律性收缩，提高子宫的紧张性与兴奋性。

对循环系统的作用：西红花煎剂静脉注射可使血压下降，并有兴奋呼吸作用，对心血管系统有显著影响。

这些化学成分和药理作用使得西红花在中医药中有着广泛的应用，主要用于治疗痛经、月经不调、产后恶露不净等症状。

药食验方

1. 西红花龙眼肉茶

组成：西红花1克，枸杞子5克，龙眼肉15克。

制法：将西红花、枸杞子、龙眼肉同入杯中，用沸水冲泡，加盖焖5分钟，可连续冲泡5次。

用法：代茶，频频饮用，当日饮完。

功效：养血活血，宁心安神，疏肝解郁。

主治：适用于气血亏虚之贫血、心悸、失眠、乏力、胸闷、情志不畅、月经不调。

2. 双花茶

组成：西红花1克，代代花3克，当归3克。

制法：将西红花、代代花、当归同入杯中，用沸水冲泡，加盖焖5分钟，可连续冲泡5次。

用法：代茶，频频饮用，当日饮完。

功效：活血化瘀，疏肝解郁。

主治：适用于血瘀之月经不调，以及冠心病、抑郁症。

3. 西红花桑椹茶
组成：西红花1克，桑椹10克。
制法：将西红花、桑椹同入杯中，用沸水冲泡，加盖闷5分钟，可连续冲泡5次。
用法：代茶，频频饮用，当日饮完。
功效：补血活，滋补肝肾，乌须黑发。
主治：适用于贫血，面容憔悴脱发，须发早白。

《应用注意》

孕妇、月经量过多者禁用。每日用量不超过3克（过量可能引起呕吐、子宫出血）。建议配伍理气药（如陈皮、砂仁），以助吸收。用时宜配砂仁、陈皮等，以防腻滞碍胃。脾胃虚弱，气滞痰多，腹满便溏者慎服。

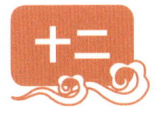

桑 椹

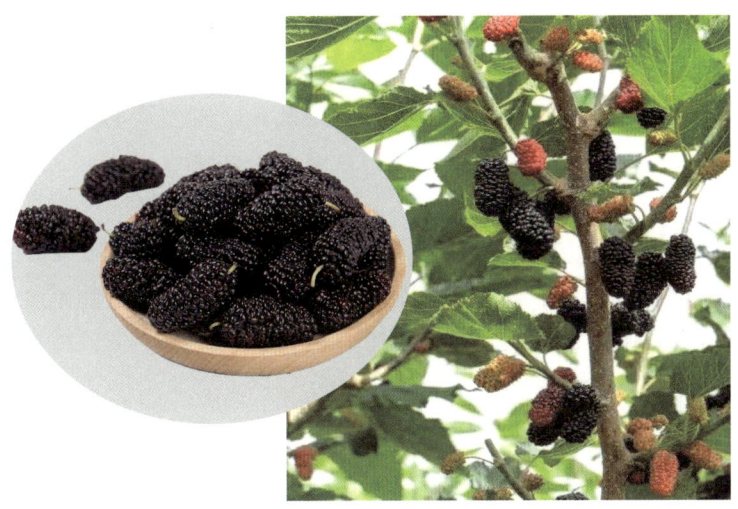

本品为桑科植物桑 Morus alba L. 的干燥果穗。4～6月果实变红时采收，晒干，或略蒸后晒干。

《品种出处》

《中华人民共和国药典》（2020年版）；《关于进一步规范保健食品原料管理的通知》（卫法监发〔2002〕51号）之《既是食品又是药品的物品名单》。

《性味归经》

性寒，味甘、酸，归心、肝、肾经。

《功效主治》

● **滋阴养血**：适用于阴血不足所致的头晕目眩、腰酸耳鸣、须发早白、失眠多梦、面色萎黄、心悸怔忡等。

● **生津润燥**：适用于津伤所致的口渴、多饮、肠燥便秘等。

《使用方法》

鲜用：每日20～30颗（30～50克）。

煎服：单味或者配伍其他药物一同煎服，一般用量为10～15克。

药膳：桑椹可与粳米同煮为粥。

丸散剂：将桑椹烘干、研末，单味或与其他药物混合加工制成丸散剂。

制膏：取桑椹200～500克，与其他药物同入砂锅，小火煎熬去渣取汁，汁液用小火熬制成膏。

泡酒：将桑椹浸入适量优质白酒中，浸泡数周后饮酒。

《化学成分》

桑椹含碳水化合物（葡萄糖、果糖）、有机酸（苹果酸、琥珀酸、酒石酸）、花青素（矢车菊素等）、维生素（维生素A、维生素B_1、维生素B_2、维生素C）、矿物质（钙、铁、锌）、鞣质等成分。未成熟青桑椹含微量氰苷。

《药理作用》

桑椹具有增强免疫功能、防止动脉硬化、促进新陈代谢、促进造血功能、防止白细胞减少、抗衰老、增进胃肠蠕动、促进胃肠液分泌等作用。

《药食验方》

1. 桑椹酸枣仁糕

组成：桑椹30克，黑芝麻60克，酸枣仁10克，糯米粉700克，粳米粉200克，白糖300克。

制法：将桑椹、酸枣仁洗净，加水，用大火烧沸后改小火煎20分钟，滤取清液。将黑芝麻用小火炒香。将糯米粉、粳米粉、白糖搅拌均匀后加入药汁，制作成糕。每块糕上撒上黑芝麻，上笼大火蒸20分钟即成。

用法：当点心，随意食用。

功效：滋补肝肾，养血安神。

主治：适用于肝肾阴虚型失眠症，对伴有贫血、习惯性便秘者尤为适宜。

2. 桑椹大枣杞圆酒

组成：桑椹 15 克，大枣 15 克，枸杞子 15 克，龙眼肉 15 克，50°以上白酒 500 毫升。

制法：将桑椹、大枣、枸杞子、龙眼肉加工，使碎，置容器中，加入白酒，密封，每日振摇 1 次，浸泡 14 日后过滤即成。

用法：每日服 2 次，每次 20 毫升。

功效：滋阴补血，增强免疫力。

主治：适用于阴血亏虚所致的头晕目眩、腰酸耳鸣、须发早白、失眠多梦、面色萎黄、心悸怔忡等。

【应用注意】

桑椹性寒，脾虚便溏者不宜食用；未成熟的桑椹不能吃；熬桑椹膏时忌用铁器；桑椹含糖量高，糖尿病患者应忌食；桑椹中含有溶血性过敏物质及透明质酸，过量食用后容易发生溶血性肠炎；少年儿童不宜多吃桑椹，因为桑椹内含有较多的胰蛋白酶抑制物——鞣酸，会影响人体对铁、钙、锌等物质的吸收。

十三 熟地黄（【附】生地黄）

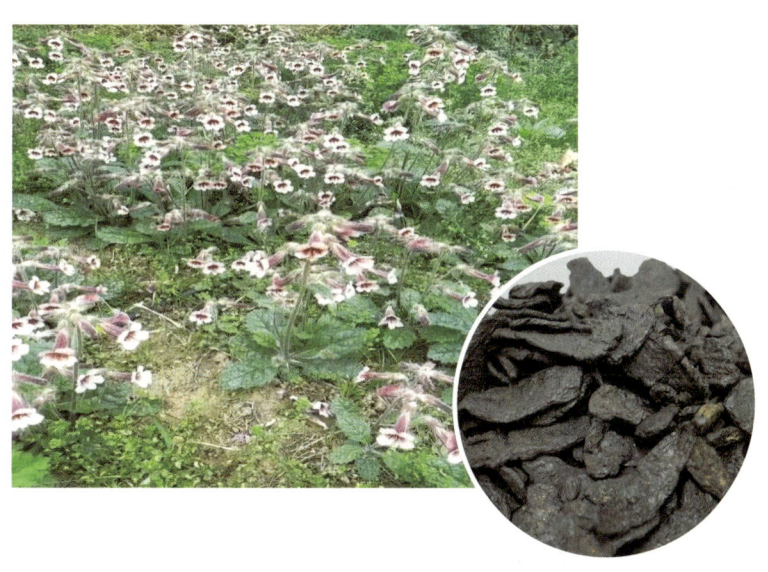

地黄为玄参科植物地黄 *Rehmannia glutinosa* Libosch. 的新鲜或干燥块根。秋季采挖，除去芦头、须根及泥沙，鲜用；或将地黄缓缓烘焙至约八成干。前者习称"鲜地黄"，后者习称"生地黄"。熟地黄为生地黄的炮制加工品。

品种出处

《中华人民共和国药典》（2020年版）；《关于地黄等4种按照传统既是食品又是中药材的物质的公告》（2024年第4号）。

性味归经

性微温，味甘，归肝、肾经。

功效主治

● **滋阴补血**：适用于阴血亏虚所致的面色萎黄、头晕目眩、心悸失眠、倦怠乏力、月经不调等病症。

● **填精益髓**：适用于阴虚血少、脑髓空虚所致的腰膝酸软、劳嗽骨蒸、遗精、崩漏、消渴、溲数（尿频）、耳聋耳鸣、眩晕、心悸失眠、健忘、盗汗等病症。

使用方法

煎服：配伍其他药物一同煎服，一般用量为10～30克。

药膳：可入菜肴食用，与其他食材如甲鱼、猪蹄等炖服。

泡酒：将熟地黄浸入适量优质白酒中，浸泡数月后饮酒。

丸散剂：将熟地黄烘干、研末，与其他药物混合加工制成丸散剂。

化学成分

熟地黄含梓醇、地黄素、甘露醇、维生素A类物质、多糖及氨基酸等成分。

药理作用

熟地黄具有抗衰老作用，还具有免疫抑制、抗血栓、抗甲状腺功能亢进及显著的生血作用。

药食验方

1. 十全大补糕

组成：党参100克，白术9克，茯苓9克，甘草6克，当归12克，川芎6克，熟地黄12克，白芍100克，黄芪120克，肉桂30克，大枣（去核）200克，糯米粉500g，麦芽糖200克。

制法：将党参、白术、茯苓等所有药材洗净，60℃低温烘干至水分≤10%，用粉碎机打成细粉，过80目筛去除粗纤维。将药粉与糯米粉、麦芽糖（可先加热融化）倒入搅拌机，分次加入适量纯净水（约药材总量的30%），揉成均匀软硬适中的面团。将面团擀成1cm厚片，用模具压制成糕块，放入蒸屉，沸水蒸20分钟至定型。将蒸好的糕块置于50℃烘箱内干燥6~8小时，至表面干硬、内部稍软，含水量≤12%即可。

用法：当主食，随意食用。

功效：补气养血，健脾益胃。

主治：气血两虚所致的乏力、面色苍白、食欲不振等。

2. 熟地黄酒

组成：熟地黄30克，当归30克，桃仁20克，桑椹20克，黄芪30克，党参30克，佛手15克，50°以上白酒1.5千克。

制法：将熟地黄、当归、桃仁、桑椹、黄芪、党参、佛手等加工成碎末，用纱布袋装，扎紧袋口，放入酒中，密封浸泡。每日摇动1次，15日后开封，取去药袋，过滤装瓶，备用。酒力不足者，可用黄酒浸药，或以水、酒各半制备。

用法：每日2次，早、晚各服15~20毫升。

功效：补益气血，理气解郁。

主治：适用于血虚气弱、气郁不舒所致的月经不调、痛经、身软乏力、食欲不振、神疲声微等。

3. 杞菊地黄鸡

组成：熟地黄30克，枸杞子30克，白菊花20克，母鸡1只，黄酒、精盐、葱花、味精、猪油各适量。

制法：将母鸡宰杀，去毛及内脏，洗净。将熟地黄、枸杞子、白菊花放进鸡腹内，鸡放盆内，加入黄酒、精盐、葱花、味精、清水各适量，放入笼屉内蒸至鸡烂熟，去掉药渣，加入适量猪油，再蒸一下即成。

用法：当菜佐餐，随意食用。

功效：滋阴补肾。

主治：适用于肾阴虚所致的腰膝酸软、耳聋耳鸣、月经不调等。

【应用注意】

用时宜配砂仁、陈皮等，以防腻滞碍胃。脾胃虚弱，气滞痰多，腹满便溏者慎服。

【附】生地黄

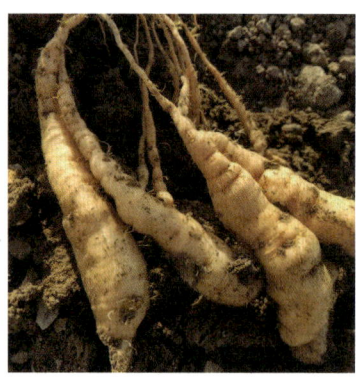 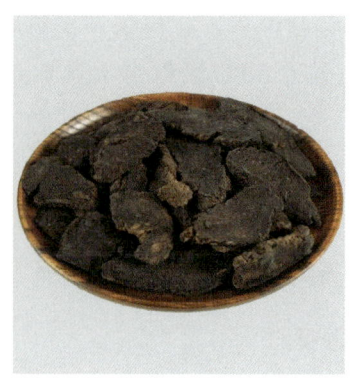

生地黄为玄参科植物地黄的新鲜块根及干燥块根。

【品种出处】

《中华人民共和国药典》（2020年版）；《关于地黄等4种按照传统既是食品又是中药材的物质的公告》（2024年第4号）。

【性味归经】

性寒，味甘，归心、肝、肾经。

【功效主治】

清热凉血：适用于急性热病所致的高热神昏，斑疹，血热妄行之吐血、衄血、崩漏、便血，口舌生疮，咽喉肿痛，跌打伤痛，痈肿。

生津润燥：适用于津伤烦渴、劳热咳嗽等病症。

【使用方法】

煎服：单味或者配伍其他药物一同煎服，一般用量为10～30克。

药膳：可与其他食材如鸡肉、猪肉等烹调。

研末：将生地黄研成细粉，一般用量为5～10克。

丸散剂：将生地黄烘干、研末，单味或与其他药物混合加工制成丸散剂。

制膏：取生地黄300克，加5倍量水煮沸后小火煎1小时，滤渣；药液浓缩至原体积1/3，加冰糖100克继续熬至黏稠，滴纸不渗为度。

外用：将生地黄捣敷，或取汁涂搽。

【化学成分】

生地黄含梓醇、地黄素、甘露醇、地黄苷、多糖及氨基酸等成分。

【药理作用】

生地黄具有调节免疫功能、调节内分泌、促进造血功能等作用。

【药食验方】

1. 甘蔗鲜藕生地黄汁

组成：紫皮甘蔗 150 克，鲜藕 100 克，鲜生地黄 60 克。

制法：将紫皮甘蔗、鲜藕、鲜生地黄分别拣洗干净，甘蔗切割成 2 厘米长的段，鲜藕、鲜生地黄均切成片，同放入洁净的压汁机内，加压将液汁流溢出来，去渣，收取汁液盛入容器即成。

用法：早、晚 2 次分服。

功效：清热凉血，利尿通淋。

主治：适用于热毒蕴结型膀胱炎，见有小便涩痛、有热感及血尿等症，也可用于血热妄行引起的鼻衄、口舌生疮等。

2. 生地黄柚汁豆奶

组成：生地黄 15 克，柚子 1 只，豆浆 250 毫升。

制法：先将柚子剥去外皮，取瓤瓣，去籽后切碎，与洗净的生地黄一同放入家用绞汁机中，快速绞榨取汁，用洁净纱布过滤，收取滤汁，备用。再将豆浆放入锅中，用小火或微火煮沸，随即调入柚汁拌匀即成。

用法：早、晚分服。

功效：生津止渴，补肾降糖。

主治：适用于各型糖尿病，对肾阴亏虚型糖尿病尤为适宜，也可用于急性热病所致发热、咯血、咽喉肿痛。

3. 生地黄山药粥

组成：生地黄 60 克，山药 100 克，粟米 50 克。

制法：先将山药除去根须，洗净，可连皮切成黄豆样的小丁，放入碗中，备用。将生地黄洗净，切片，放入砂锅，加水浓煎 2 次，每次 20 分钟，合并 2 次煎汁，备用。将粟米淘净后放入砂锅中，用大火煮沸后改小火煨煮至稠烂，加山药小丁，调匀，煨煮成粥，粥将成时，兑入生地黄浓煎汁，搅拌均匀即成。

用法：早、晚 2 次分服。

功效：清热生津，降血糖。

主治：适用于各类糖尿病。

【应用注意】

脾虚湿滞、腹满便溏者不宜使用。

十四 阿 胶

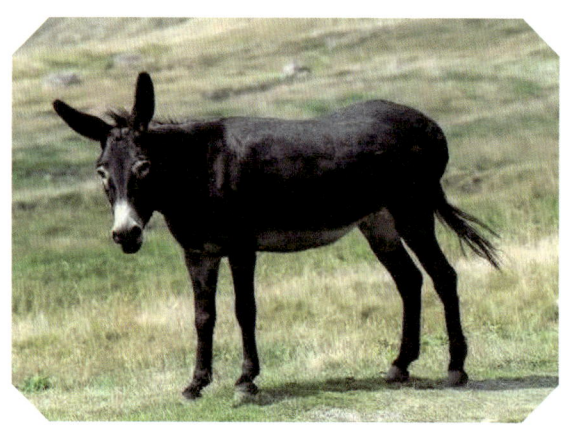
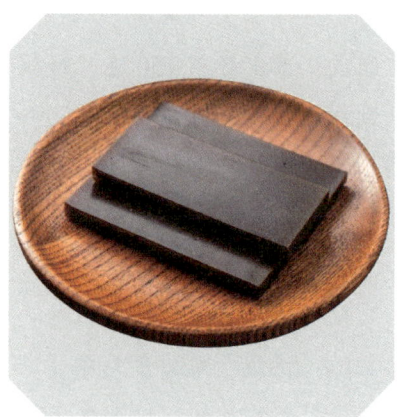

本品为马科动物驴 *Equus asinus* L. 的干燥皮或鲜皮经煎煮、浓缩制成的固体胶，为传统的滋补养血上品。

【品种出处】

《中华人民共和国药典》（2020年版）；《关于进一步规范保健食品原料管理的通知》（卫法监发〔2002〕51号）之《既是食品又是药品的物品名单》。

【性味归经】

性平，味甘，归肺、肝、肾经。

【功效主治】

● **补血止血**：适用于血虚所致的头昏目眩、心悸、失眠、健忘、面色萎黄、乏力，以及多种出血证，如吐血、咯血、衄血、便血、尿血、崩漏等。

● **滋阴润燥**：适用于阴虚所致的午后低热、咽干口燥、咳嗽少痰、痰中带血丝等。

【使用方法】

生用或炒用：滋阴补血多生用，清肺化痰用蛤粉炒，止血用蒲黄炒。

烊化：取阿胶10～20克，研碎，调入沸腾的汤剂中，搅拌熔化。

药膳：可入菜肴，与其他食材如鸡、鸭等烹调后食用，或煎取汁液与粳米同煮为粥。

制膏：取阿胶200～500克，兑入煎好的汤剂中，用小火煎熬至成膏状。

丸散剂：将阿胶烘干，切成小块，与其他药物混合加工制成丸剂，或将阿胶研粉与其他药物制成散剂。

【化学成分】

阿胶主要含胶原蛋白水解产物（如甘氨酸、脯氨酸、赖氨酸等）、硫酸皮肤素（DS）、矿物质（铁、锌、铜等）。

【药理作用】

阿胶为常用补血药，对造血系统及免疫系统的功能有增强的作用，还具有抗疲劳、抗辐射损伤、耐缺氧、耐寒冷、抗肌萎缩、抗休克、止血、利尿消肿、抗骨质疏松、抗衰老等作用。

【药食验方】

1. 阿胶膏

组成：阿胶250克，党参200克，黄精100克，黄芪200克，枸杞子100克，当归50克，炙甘草100克，红糖1000克。

制法：将党参、黄精、黄芪、枸杞子、当归、炙甘草切碎，加水浸泡煎煮3次，合并煎液滤过，浓缩成稠膏状；将阿胶、红糖加入适量水，加热使溶，过滤；滤液与稠膏混合浓缩即得。

用法：口服，每次20～25克，每日3次。

功效：养血止血，补虚润燥。

主治：适用于气血不足、虚劳咳嗽、肺痿吐血、妇女崩漏、胎动不安。

2. 阿胶金丝枣

组成：阿胶50克，金丝枣250克。

制法：将金丝枣洗净、烘干，备用。将阿胶洗净放入锅中，加入200毫升水，用小火烊化，煎熬成约100毫升阿胶浆，倒入金丝枣搅拌均匀（尽量使每粒金丝枣表面裹上阿胶浆），将金丝枣放入瓷碗中，放于沸水锅上隔水蒸30分钟，取出放凉即成。

用法：每日1次，每次10枚。

功效：补血止血，益气滋阴。

主治：适用于气血两虚所致的头昏目眩、心悸、失眠、健忘、萎黄乏力等，各种出血如吐血、咯血、衄血、便血、尿血、崩漏等，阴虚所致的午后低热、咽干口燥、咳嗽少痰、痰中带血丝等。

3. 阿胶牛奶

组成：阿胶15克，牛奶250毫升。

制法：将阿胶放入锅内，加入适量清水，用小火炖煮烊化，加入煮沸的牛奶即成。

用法：与早餐同时服食，1次吃完。

功效：补血补钙，催眠安神。

主治：适用于心脾两虚型失眠症，对伴有贫血、骨质疏松症者尤为适宜。

应用注意

脾胃虚弱，消化不良者慎用；感冒、腹泻期间忌服。

十五　龙眼肉

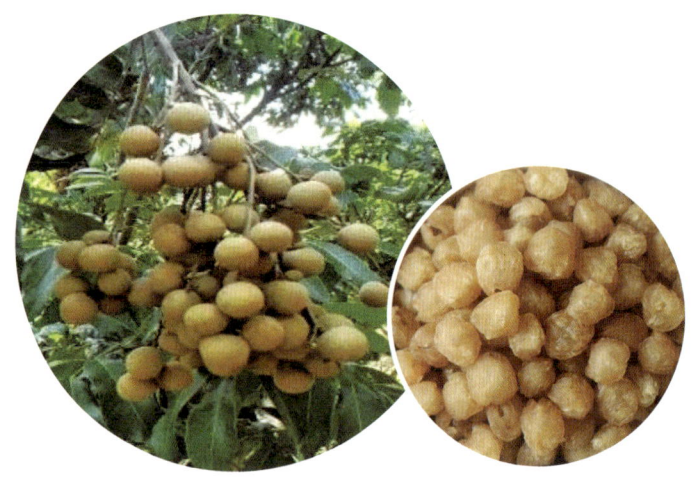

本品为无患子科植物龙眼 Dimocarpus longan Lour. 的假种皮。夏、秋二季采收成熟果实，干燥，除去壳、核，晒至干爽不黏。龙眼肉为补血养心的药食两用佳品。

品种出处

《中华人民共和国药典》（2020年版）；《关于进一步规范保健食品原料管理的通知》（卫法监发〔2002〕51号）之《既是食品又是药品的物品名单》。

性味归经

性温，味甘，归心、脾经。

功效主治

- **养血宁神**：适用于心血亏虚所致的心悸怔忡、健忘失眠、头晕目眩、神经衰弱等。

- **健脾止泻**：适用于脾虚所致的倦怠乏力、面色萎黄、大便溏泄等。

使用方法

生用：可以直接嚼服，每次食用量以干品 6 克为宜。

煎服：单味或者配伍其他药物一同煎煮。

药膳：可入菜肴，与其他食材如鸡、鸭等烹调后食用，或与莲子、大枣等同煮为八宝粥。

制膏：取龙眼肉 200～500 克，兑入煎好的汤剂中，酌情加入白糖或者蜂蜜，用小火熬膏。

泡酒：将龙眼肉浸入适量优质白酒中，浸泡数月后饮酒食龙眼肉。

泡茶：龙眼肉（干品）10～30 克/日，用沸水冲泡，加盖闷数分钟，趁热温服。

化学成分

龙眼肉富含葡萄糖、蔗糖等可溶性碳水化合物，以及蛋白质、多种氨基酸、B 族维生素（特别是维生素 B_1、维生素 B_2）、钙、磷、铁、酒石酸、腺嘌呤、胆碱等成分。

药理作用

龙眼肉有抗氧化及抗衰老作用，这是因为它能抑制使人衰老的脂褐素的活性。龙眼肉中所含维生素 P（芦丁等黄酮类物质）有保护血管、防止血管硬化和脆性的作用。此外，龙眼肉具有抗肿瘤的作用。

药食验方

1. 龙眼莲子粥

组成：龙眼肉（干品）10 克，莲子（去心）15 克，大米 100 克。

制法：将大米淘洗干净，与去心莲子、龙眼肉同置锅中，加适量水，用大火煮沸后改小火炖煮成粥。

用法：日服 1 剂，分 2 次食用。

功效：补血益气。

主治：适用于气血两虚所致的倦怠乏力、面色萎黄、心悸怔忡、健忘失眠、头晕目眩、神经衰弱、食欲不振等。

2. 龙眼酒

组成：龙眼肉（鲜品）500 克，米酒 3000 克。

制法：将龙眼肉去核，浸入米酒内，10 日后可饮用。

用法：龙眼肉可食。早、晚各 20 克（1 小盅）。

功效：补气养血，宁心安神。

主治：适用于心脾气血两虚所致的倦怠乏力、面色萎黄、心悸怔忡、健忘失眠、头晕目眩、神经衰弱、食欲不振等。

3. 龙眼肉炖甲鱼

组成：甲鱼1只（重约500克），龙眼肉（干品）10克，太子参20克，生姜3片，精盐、味精各适量。

制法：将龙眼肉、太子参、生姜放入清水中洗净。将甲鱼宰杀，去肠杂，用清水洗净，切成小块，放入沸水锅内烫一烫，捞出，再清洗一次。将炖盅洗净，把全部用料一齐放入炖盅内，加开水适量，炖盅加盖，小火隔水炖3小时，加入精盐、味精调味即成。

用法：佐餐食用。

功效：滋阴养血，补气强身。

主治：适用于气血两虚所致的精神疲惫、失眠健忘、神经衰弱、面色无华、儿童生长发育迟缓等病症。

【应用注意】

脾胃有痰火及湿滞停饮、消化不良、恶心呕吐者忌服。孕妇，尤其妊娠早期，则不宜服用龙眼肉，以防胎动及早产等。小儿、体壮者也应少食。因其葡萄糖含量较高，故糖尿病患者不宜多服。切不可吃未熟透的龙眼，容易引起哮喘病。

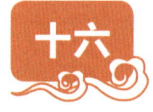

十六　大　枣

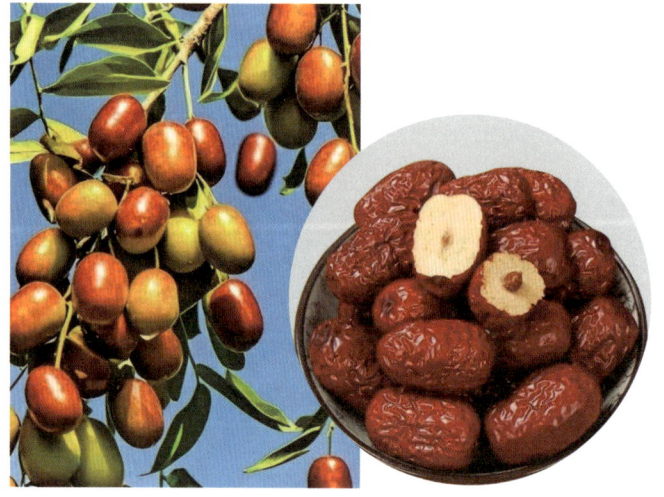

本品为鼠李科植物枣 Ziziphus jujuba Mill. 的干燥成熟果实。秋季果实成熟时采收，晒干。

【品种出处】

《中华人民共和国药典》（2020 年版）；《关于进一步规范保健食品原料管理的通知》（卫法监发〔2002〕51 号）之《既是食品又是药品的物品名单》。

【性味归经】

性温，味甘，归脾、胃、心经。

【功效主治】

⊙ **补脾和胃：** 适用于脾胃虚弱所致的气短懒言、神疲体倦、食欲不振、腹胀便溏等。

⊙ **益气生津：** 适用于气津亏虚所致的气短声低、干咳少痰等。

⊙ **养血安神：** 适用于血虚所致的心悸怔忡、头晕眼花、失眠健忘、妇人脏躁等病症。

⊙ **缓和药性：** 用于缓和峻烈药物的毒性，减少副作用。

【使用方法】

煎服： 取大枣（干品）10～30 克，劈破后用小火慢煎 30 分钟，饮汁食枣，或者将枣汁加入其他药汁中同服。

碾泥： 将大枣蒸熟，去皮去核，捣烂成泥，拌白糖制作成馅心，也可直接食用。

药膳： 可入菜肴食用，与其他食材如乌骨鸡、鸭等炖服或煮食，也可与粳米同煮成粥食用。

生服： 每晚睡前 2 小时，嚼食大枣 5～10 枚。

泡酒： 常与其他补益药或者祛风湿药合用，起矫味、解毒的作用。取大枣适量浸于优质白酒中，浸泡数月后饮酒。

【化学成分】

大枣含环磷酸腺苷（cAMP）、三萜酸类化合物（如白桦脂酸）、黄酮类化合物（如芦丁）、多糖、维生素（维生素 C、B 族维生素）、有机酸（如苹果酸、酒石酸）及铁、钙等矿物质。

【药理作用】

大枣具有抗肿瘤、延缓衰老、降血压、降胆固醇、保肝护肝、提高免疫力、防治脑供血不足、抗过敏等作用。

药食验方

1. 八宝粥

组成：莲子15克，大枣15克，核桃仁15克，白扁豆15克，薏苡仁5克，龙眼肉15克，糖青梅5个，糯米150克，白糖适量。

制法：将莲子、大枣、白扁豆、薏苡仁洗净，以温水泡发。将桃核仁捣碎，糯米淘洗干净，所有备料一同入锅，加水1500毫升，用大火煮沸后转用小火熬煮成稀粥。

用法：当甜点，随意食用。

功效：补气养血，宁心安神。

主治：适用于心脾两虚型失眠症，对伴有体质虚弱者尤为适宜。

2. 蜜饯大枣

组成：红砂糖50克，大枣（干品）50克，花生米100克。

制法：将大枣洗净，用温水泡发。将花生米略煮一下，剥去皮。将泡发的大枣和花生米皮同放在煮花生的水中，再加冷水适量，用小火煮半小时左右，捞出残留的大枣、花生米的皮，加入红砂糖，待糖溶化后，收汁即成。

用法：当甜食食用。

功效：补气养血，健脾安神。

主治：适用于心脾两虚型失眠症、气短懒言、神疲乏力、心悸头昏等。

3. 大枣炖肘

组成：大枣200克，猪肘1000克，冰糖30克，葱段、姜片、精盐、味精、料酒、酱油、清汤各适量。

制法：将大枣洗净。将猪肘除尽残毛，刮洗干净，在开水锅内氽一下，除去血水。取冰糖入锅，用小火炒成深黄色糖汁；在砂锅中放入猪肘及清汤，用大火烧沸，撇去浮沫，加入冰糖汁、大枣，以及葱段、姜片、精盐、料酒、酱油等调料，改用小火慢煨2～3小时，待肘子煨至熟烂，加入味精，搅和均匀，原锅上桌即成。

用法：佐餐当菜，随意服食。

功效：补气养血，悦容除皱，护肤益颜。

主治：适用于气血亏虚，症见面色少华、神疲乏力等。

应用注意

凡有湿痰、积滞、齿病、虫病者，均不相宜。生吃时，枣皮容易滞留在肠道中而不易排出，因此吃枣时应吐枣皮。枣皮中含有丰富的营养成分，炖汤时应连皮一起烹调。需要注意的是，过多食用枣会引起胃酸过多和腹胀。腐烂的大枣在微生物的作用下会产生果酸和甲醇，人吃了烂枣会出现头晕、视力障碍等中毒反应，重者可危及生命。

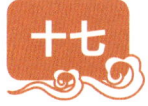 沙　棘

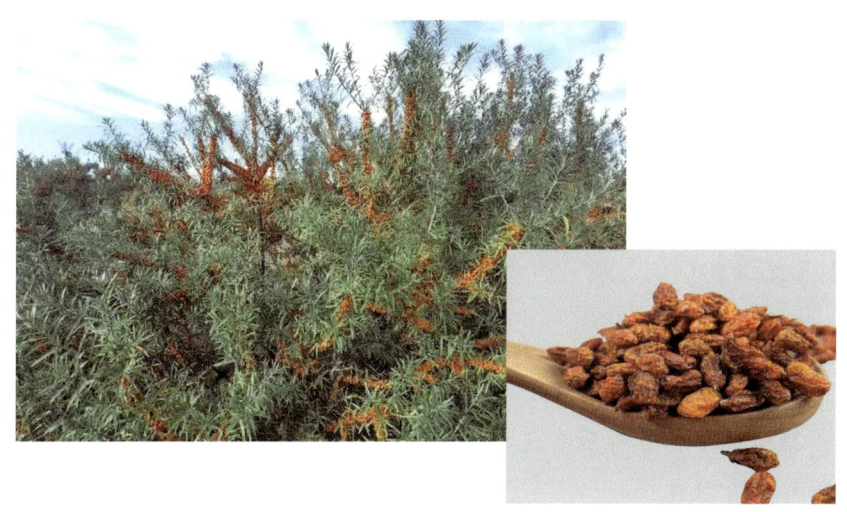

本品系蒙古族、藏族习用药材，为胡颓子科植物沙棘 *Hippophae rhamnoides* L. 的干燥成熟果实。秋、冬二季果实成熟或冻硬时采收，除去杂质，干燥或蒸后干燥。

【品种出处】

《中华人民共和国药典》（2020年版）；《关于进一步规范保健食品原料管理的通知》（卫法监发〔2002〕51号）之《既是食品又是药品的物品名单》。

【性味归经】

性温，味酸、微涩，归脾、胃、肺、心经。

【功效主治】

止咳祛痰，消食化滞，活血散瘀，适用于跌打损伤。

【使用方法】

鲜用： 鲜果适量，榨汁内服。

煎服： 单味小火慢煎，饮汁，或者配伍其他药物一同煎服，一般用量为10～15克。

药膳： 可入菜肴，与其他食材如鸡肉、羊肉、牛肉等烹调后食用，或煎取汁液与粳米同煮为粥。

泡酒：将沙棘浸入适量优质白酒中，浸泡数月后饮酒。

熬膏：与其他药物共同熬制成膏方。

化学成分

沙棘含维生素C、维生素E、维生素B族及β-胡萝卜素；黄酮类化合物以异鼠李素、槲皮素为主；萜类化合物含熊果酸、齐墩果酸；含18种氨基酸；矿物质尤以钾、钙、镁、铁、锌为突出。

药理作用

沙棘黄酮能改善心肌微循环，具有降低心肌耗氧量，抗血管硬化，抗炎等作用；沙棘油及其果汁有抗疲劳、降血脂、抗辐射、抗溃疡、保肝及增强免疫功能等作用。

药食验方

1. 沙棘原浆

组成：新鲜沙棘100克，鲜麦冬20克，蜂蜜20克。

制法：将新鲜沙棘与鲜麦冬洗净，与适量纯净水100毫升同入搅拌机中搅烂去渣取汁，调入蜂蜜即成。

用法：上午、下午分服。

功效：补气养阴，补肺生津，止咳化痰。

主治：适用于气阴两虚之肺气不足、咳嗽痰多、疲劳乏力，阴虚燥热之干燥综合征、疲劳综合征。

2. 沙棘西洋参茶

组成：沙棘（干品）20克，西洋参3克。

制法：将干沙棘、西洋参放入杯中，用沸水冲泡，加盖焖5分钟即可饮用，可连续冲泡5次。

用法：代茶，频频饮用，当日饮完。

功效：补气养阴，益肺生津。

主治：适用于热病气阴两伤、肺虚久咳、干咳少痰。

3. 沙棘龙眼肉粥

组成：沙棘（干品）20克，龙眼肉10克，粟米50克。

制法：将粟米淘洗干净，与干沙棘、龙眼肉同入锅中，加适量水，用大火烧开后改小火煮成稠粥即成。

用法：早、晚分食。

功效：补益气血，养颜美容。

主治：适用于气血两虚、全血减少、面容憔悴、月经量少色淡。

【应用注意】

果实酸性强，建议餐后服用，胃酸过多者慎服。

十八　肉苁蓉（荒漠）

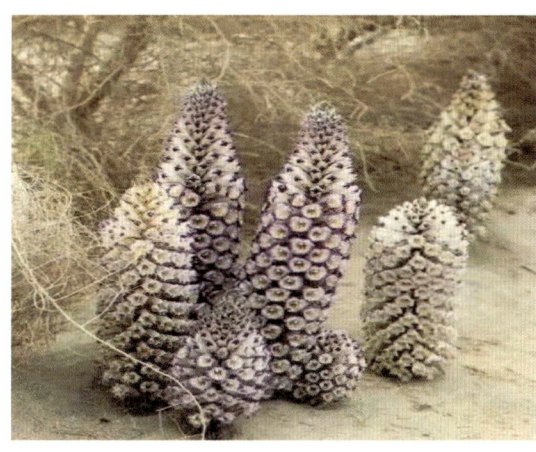
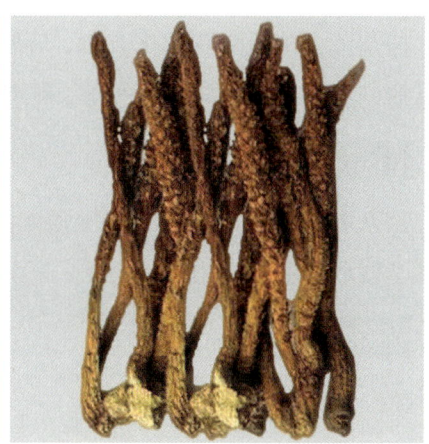

本品为列当科植物肉苁蓉 *Cistanche deserticola* Y. C. Ma 或管花肉苁蓉 *Cistanche tubulosa*（Schenk）Wight 的干燥带鳞叶的肉质茎。春季苗刚出土时或秋季冻土之前采挖，除去茎尖。切段，晒干。有"沙漠人参"的美誉。

【品种出处】

《中华人民共和国药典》（2020年版）；《关于党参等9种新增按照传统既是食品又是中药材的物质公告》（2023年第9号）。

【性味归经】

性温，味甘、咸，归肾、大肠经。

【功效主治】

● **补肾助阳**：适用于肾阳不足所致的腰膝酸软、头晕耳鸣、畏寒肢冷、小便频多、阳痿、遗精、宫寒不孕、月经不调等。

● **润燥滑肠**：适用于肠燥津枯所致的大便干结，尤宜于伴有腰膝酸软、耳鸣等。

使用方法

煎服：单味小火慢煎，饮汁，或者配伍其他药物一同煎服，一般用量为10～15克。

研末：将肉苁蓉配伍其他药物烘干、研末，用温开水或者黄酒送服。

药膳：可入膳，与其他食材如鸡肉、羊肉、牛肉等烹调后食用，或煎取汁液与粳米同煮为粥。

丸散剂：将肉苁蓉烘干、研粉，与其他药物混合加工制成丸散剂。

泡酒：将肉苁蓉浸入适量优质白酒中，浸泡数月后饮酒。

化学成分

肉苁蓉含苯乙醇苷类化合物、环烯醚萜及其苷类化合物、木脂素及其苷类化合物、挥发油、多糖、有机酸、氨基酸、矿物质，以及生物碱、糖醇、固醇等其他成分。

药理作用

肉苁蓉有促进体重增长、增强体液免疫及细胞免疫、调节内分泌、促进代谢、抗衰老、促进排便等作用。

药食验方

1. 肉苁蓉肉片

组成：肉苁蓉30克，猪瘦肉250克，大蒜、香葱、淀粉、精制植物油、精盐、味精各适量。

制法：将大蒜、香葱洗净切成细末。将猪肉切薄片并洗净。将肉苁蓉煎浓汁。将肉苁蓉汁加入适量淀粉和猪肉片混合匀芡。将炒锅上火，放精制植物油，烧热，加入香葱大蒜末煸香，再倒入混合的猪肉片，加入适量的精盐、味精，炒至嫩熟出锅即成。

用法：当菜佐餐，随意食用。

功效：温肾壮阳，补益气血。

主治：适用于肾阳不足、气血亏虚所致的腰膝酸软、头晕耳鸣、畏寒肢冷、失眠健忘、食欲不振、心悸胸闷、小便频多、阳痿、滑精、痛经。

2. 肉苁蓉酒

组成：肉苁蓉片300克，蛹虫草100克，黄精片100克，甘草片30克，50°以上白酒4000毫升。

制法：将肉苁蓉片、蛹虫草、黄精片、甘草片放入干净的容器中，倒入白酒浸泡密封。14日后即可开封饮用。

用法：每日早、晚各1次，将酒温热后每次服用20毫升（1小盅）。

功效：温肾壮阳，补益气血。

主治：适用于肾阳不足、气血亏虚所致的腰膝酸软、头晕耳鸣、畏寒肢冷、失眠健忘、食欲不振、心悸胸闷、小便频多、阳痿、滑精、痛经，以及平时身体羸弱、性欲低下者。

3. 肉苁蓉蛹虫草炖乳鸽

组成：肉苁蓉10克，蛹虫草6克，酸枣仁10克，乳鸽2只，火腿肉、水发冬笋、水发香菇、鲜汤、生姜、葱白、胡椒粉、精盐、黄酒各适量。

制法：将乳鸽宰杀，去头、爪，切成小块，在沸水中焯一下捞出。将蛹虫草用温水洗净，放入碗中，加黄酒少许，隔水蒸炖1小时。将酸枣仁、肉苁蓉洗净。将水发冬笋、火腿肉切成片。在汽锅中放入鸽块、火腿肉片、水发冬笋片、水发香菇，表面盖蛹虫草、酸枣仁、肉苁蓉，然后加少许鲜汤、精盐、黄酒、生姜、葱白，上笼蒸1小时左右，直至鸽肉酥烂，去酸枣仁、肉苁蓉即成。

用法：当菜佐餐，随意食用。

功效：温肾壮阳，宁心安神。

主治：适用于肾阳不足、心血亏虚所致的腰膝酸软、头晕耳鸣、畏寒肢冷、失眠健忘、食欲不振、心悸胸闷、小便频多、阳痿、滑精、痛经。

【应用注意】

胃弱便溏者，阴虚火旺者，火盛便闭、心虚气胀者忌服。长期大剂量使用可能引起腹泻，建议每日用量不超过30克。

十九 杜仲叶

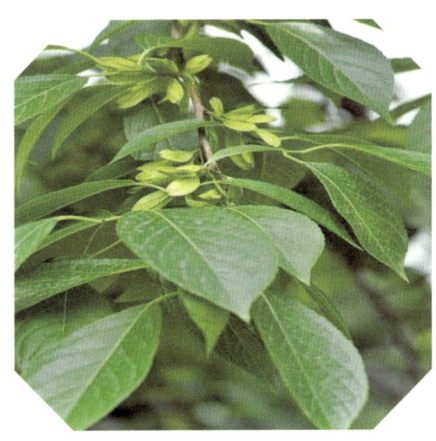
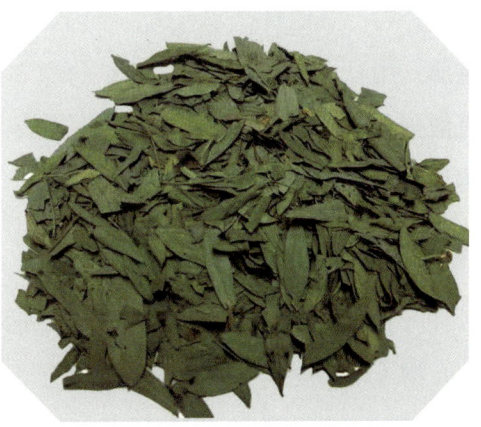

本品为杜仲科植物杜仲 Eucommia ulmoides Oliv. 的干燥叶。夏、秋二季枝叶茂盛时采收，晒干或低温烘干。杜仲是中国传统名贵药材，现作为国家二级保护野生植物被列入《中国植物红皮书—稀有濒危植物（第一册）》。

【品种出处】

《中华人民共和国药典》（2020年版）；《关于党参等9种新增按照传统既是食品又是中药材的物质公告》（2023年第9号）。

【性味归经】

性温，味微辛，归肝、肾经。

【功效主治】

● **补肝肾，强筋骨**：适用于肝肾不足所致的腰膝酸软疼痛、阳痿、尿频、小便余沥、头晕目眩，对于其他外邪所致的腰膝疼痛，也能起到扶正固本的作用。

● **固冲安胎**：适用于肝肾不足、冲任不固所致的胎动不安、习惯性流产，伴有腰膝酸软、头晕目眩、耳聋耳鸣者尤宜。

【使用方法】

生用或制用：处方中的杜仲叶指生杜仲叶为原药材去杂质切丝生用入药者。炒杜仲叶又名盐杜仲叶、盐水炒杜仲叶、炙杜仲叶、焦杜仲叶等，为净杜仲叶丝用盐水淋喷拌匀，待吸尽，再用小火炒至黄褐色入药者。炒杜仲叶引药走下，补肝肾、壮筋骨作用增强。杜仲叶炭为净杜仲丝用大火炒至黑褐色，内里丝断，存性，然后取出，用清水淋洒灭尽火星，晒干入药者。偏于止血。

煎服：配伍其他药物一同煎服，一般用量为10～15克。

药膳：可与其他食材如鸡肉、羊肉、牛肉等烹调。

泡服：用开水泡服，每日2次，每次3克，用于补肝肾、强筋骨、降血压。

丸散剂：将杜仲叶研成细粉，与其他药物混合加工制成丸散剂。

泡酒：将杜仲叶浸入适量优质白酒中，浸泡数周后饮酒。

【化学成分】

杜仲叶含杜仲胶、杜仲苷、松脂醇二葡萄糖苷、桃叶珊瑚苷、鞣质、绿原酸、黄酮类化合物（如槲皮素、山柰酚）等成分。

《药理作用》

杜仲叶对血压有双向调节的功能,还有抗肿瘤、增强机体免疫功能、抗氧化、抗衰老、抗肌肉骨骼老化、抗菌、抗病毒、抗应激、降血糖、降血脂、促进骨细胞增殖、增进胆汁和胃液分泌、利尿、保胎、预防农药(有机磷)急性中毒等作用。

《药食验方》

1. 杜仲叶茶

组成:杜仲叶 10 克,菊花 3 克,枸杞子 6 克。

制法:将杜仲叶、菊花、枸杞子同入砂锅中,加 500 毫升水,用大火煮沸后改小火,取汁 200 毫升,二煎加水 300 毫升,取汁 200 毫升,二汁混合。

用法:代茶,频频饮用,当日饮完。

功效:补肝肾,降血压。

主治:适用于肝肾不足所致的头晕目眩,高血压。

2. 杜仲叶酒

组成:杜仲叶 15 克,木瓜 15 克,山茱萸 10 克,乌梢蛇 10 克,50°以上白酒 500 毫升。

制法:将杜仲叶、木瓜、山茱萸、乌梢蛇研成粗末,放入干净容器内,倒入白酒,密封,浸泡 14 日。

用法:每次服用 20 毫升,每日 2 次,早、晚服用。

功效:补肝肾,强筋骨,祛风通络。

主治:适用于腰腿痛、风湿性关节炎等病症。

3. 猪脊羹

组成:猪脊柱骨 1 具,枸杞子 100 克,杜仲叶 50 克,甘草 3 克,大枣 100 克。

制法:将猪脊柱骨洗净、剁碎,枸杞子、杜仲叶及甘草用纱布包好、扎紧,与大枣同放入锅中,加适量水,用大火煮沸后改小火煎煮 4 小时至羹成。

用法:早、晚分食。

功效:滋补肝肾,养阴壮筋骨。

主治:适用于肝肾亏虚,症见头昏目眩、耳鸣健忘、腰膝酸痛等。

《应用注意》

高血压患者服用杜仲叶制剂需要监测血压,避免与降压药联用导致低血压。阴虚火旺者慎服。

二十 杜仲雄花

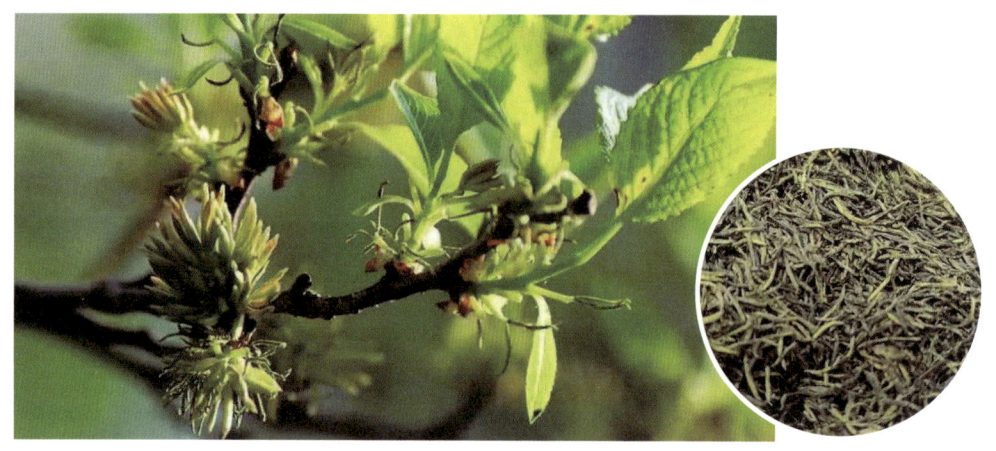

本品为杜仲科植物杜仲 *Eucommia ulmoides* Oliv. 的雄花。

【品种出处】

《湘西药用植物资源开发与可持续利用》（2015 年版）；《关于批准壳寡糖等 6 种新食品原料的公告》（2014 年第 6 号）。

【性味归经】

性微辛，味甘，温，归入肝、肾、经。

【功效主治】

补肾壮阳，养颜美容，强壮筋骨。

【使用方法】

泡茶：泡服，每次用 5～6 克。
煎服：与其他药食同源品种一同煎服，每次用 5～10 克。
泡酒：与其他药食同源品种一同用浸提法泡酒。
药膳：与其他菜品煲汤、入菜。

【化学成分】

杜仲雄花的主要化学成分包括木质素类、环烯醚萜类、苯丙素类、氨基酸和矿物质。

【药理作用】

杜仲雄花可补肝肾、益精气，适用于肾虚引起的腰膝无力、头晕耳鸣、性功能减退等症状，常与其他补肾药材配伍使用。杜仲雄花中的活性成分（如绿原酸、杜仲多糖）可促进骨骼健康，缓解关节疼痛，对骨质疏松、运动损伤恢复有一定辅助作用。现代研究表明，杜仲雄花提取物能扩张血管、改善血液循环，辅助调节高血压、高血脂，同时通过促进糖代谢，对糖尿病患者的血糖管理有帮助。杜仲雄花富含黄酮类、多酚类物质，可清除自由基，延缓细胞衰老，还能提高能量代谢效率，缓解体力或脑力疲劳。杜仲雄花多糖可激活免疫细胞，提升机体抗病能力，适用于免疫力低下或亚健康人群。

【药食验方】

1. 杜仲雄花茶

组成：杜仲雄花6克，山茱萸10克，蛹虫草3克。

制法：将杜仲雄花、山茱萸、蛹虫草同入杯中，用沸水冲泡，加盖闷5分钟，可连续冲泡5次。

用法：代茶，频频饮用，当日饮完。

功效：补肾壮阳，养阴生津。

主治：适用于肾阳不足、肾经亏虚，治男女性欲减退。

2. 杜仲雄花粉

组成：杜仲雄花50克，益智仁60克，核桃仁150克。

制法：将杜仲雄花、益智仁、核桃仁碾成细粉，瓶装备用。

用法：早、晚各吞服15克。

功效：补肾壮阳，滋阴健脑。

主治：适用于男、女性欲减退和性功能不足，头晕健忘、腰膝痿软、头晕耳鸣。

3. 杜仲雄花米酒

组成：杜仲雄花30克，肉苁蓉50克，黄芪50克，米酒500毫升。

制法：将杜仲雄花、肉苁蓉、黄芪同入锅中，加适量水，煎煮30分钟，提取浓缩液，兑入米酒中调匀即成。

用法：早、晚分食。

功效：补肾益精，壮阳益气。

主治：适用于中老年人性功能减退，大便秘结。

【应用注意】

阴虚燥热者忌用。婴幼儿、孕妇禁用。

二十一　鹿　鞭

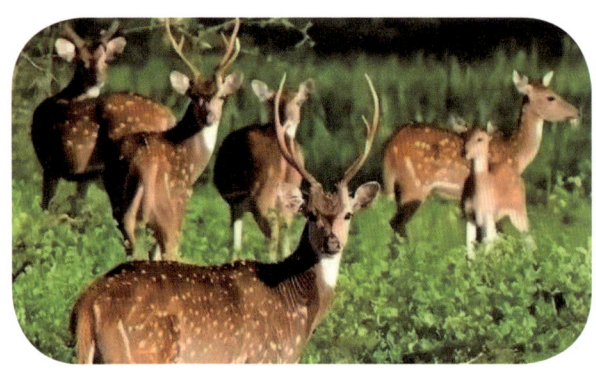
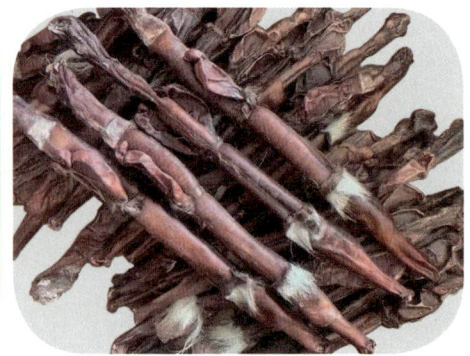

本品为鹿科动物梅花鹿 Cervus nippon Temminck 或马鹿 Cervus elaphus Linnaeus 的雄性干燥阴茎及睾丸，宰杀后去除残肉及油脂，固定风干制成。

【品种出处】

《中药大辞典》第二版（2014年修订版）；根据《关于养殖梅花鹿副产品作为普通食品有关问题的复函》（国卫办食品函〔2013〕283号），人工养殖梅花鹿的鹿肉、鹿骨、鹿筋、鹿血、鹿鞭可作为普通食品原料使用。但是，鹿胎、鹿尾等副产品未被列入普通食品目录，需要按照新食品原料审批程序申报或依据地方食品安全标准管理。

【性味归经】

性温，味甘、咸，归肝、肾、膀胱经。

【功效主治】

⊙ **补肾壮阳，调补冲任**：适用于性欲减退、阳痿不举、早泄遗精、身体消瘦、神疲乏力、眩晕耳鸣、腰背酸痛、筋骨酸软、宫寒不孕。

【使用方法】

泡酒：将1具鹿鞭（约20克）浸于1升35°～50°白酒，密封30日后饮用，每日≤50毫升。

碾粉：将鹿鞭片砂烫后碾粉，每次1～3克，用温水送服。

煎服：取鹿鞭5～10克，配伍肉桂、巴戟天等同煎，去浮沫后服用。

药膳：炖汤前需要去除筋膜及残留油脂，配伍枸杞子、山药以平补肝肾。

【化学成分】

鹿鞭中主要含蛋白质、脂肪酸、氨基酸、雄激素、矿物质及胶原蛋白,热量高,能够缓解饥饿。

【药理作用】

鹿鞭性温,入肾经,适用于肾阳虚导致的阳痿、早泄、遗精等问题,可增强性功能,改善因肾气不足引起的精力下降;鹿鞭通过补益肾气,辅助缓解腰膝酸软、骨质疏松及关节疼痛,尤其适合中老年人群或长期劳损者;鹿鞭含蛋白质、氨基酸等成分,可促进血液循环,辅助改善贫血、面色苍白、四肢冰凉等气血不足症状;对男性精子质量低下、女性宫寒不孕等问题有一定辅助作用,常与其他滋补药材配伍使用。

【药食验方】

1. 鹿鞭酒

组成:鹿鞭(人工养殖)2具,肉苁蓉40克,杜仲雄花50克,熟地黄50克,蛹虫草25克,怀山药50克,枸杞子25克,罗汉果1个(约25克,切片),35°白酒2500毫升(2500克)。

制法:将鹿鞭、肉苁蓉、杜仲雄花、熟地黄、蛹虫草、怀山药、枸杞子、罗汉果放入35°白酒中密封浸泡20日后启用。

用法:每晚饮用50~100毫升。

功效:补肾壮阳,温经散寒,提高免疫力,延缓衰老,强壮身体。

主治:适用于中老年男女肾气不足、肾精亏虚引起的性欲减退人群;男女早衰,面容憔悴、头昏眼花、耳鸣健忘、腰膝酸软、四肢无力、膝关节疼痛,活动受限人群;男性阳痿、早泄人群;免疫功能低下、易于感冒、长期疲劳人群;夜尿增多人群;肌肉骨骼老化人群;平时形寒怕冷、天气转凉后手脚怕冷人群;女性过早绝经,性激素早衰人群。

2. 鹿鞭补肾酒

组成:鹿鞭(干品约50克或鲜品100克)1具,枸杞子20克,人参15克,益智仁10克,50°以上白酒1000毫升。

制法:将鹿鞭洗净后切薄片或段,用温水浸泡软化(干品需浸泡24小时)。将鹿鞭与枸杞子、人参、益智仁一同放入玻璃容器中,倒入白酒密封。置于阴凉处浸泡30日以上,其间可摇晃容器促进成分溶出。

用法:每日饮用15~30毫升,早、晚空腹服用,连续饮用1个月后停服1周。

功效:温肾壮阳,益精活血。

主治：适用于肾阳虚引起的腰膝酸软、畏寒怕冷、阳痿早泄等症。

3. 鹿鞭山药炖鸡汤

原料：鹿鞭（干品需提前泡发24小时）1具，老母鸡1只（约500克），山药200克，枸杞子15克，肉苁蓉10克，生姜3片，料酒适量，精盐少许。

制法：将鹿鞭泡发后刮去内膜杂质，切段焯水去腥。将鸡肉切块焯水。将山药去皮、切块。将所有食材放入砂锅中，加清水没过食材，用大火煮沸后改小火慢炖2小时，加入枸杞子、精盐，再炖15分钟即可。

用法：每周1～2次，喝汤食肉，连续食用4周。

功效：补肾气，益精血。

主治：适用于肾虚耳鸣、宫寒不孕、性功能减退及慢性疲劳综合征。

【应用注意】

阴虚火旺（潮热盗汗、舌红少苔）、高血压、心脏病、甲状腺功能亢进者禁用。孕妇禁用（可能引发子宫收缩）。儿童忌用（纯阳之体不宜补阳）。过量可致头痛、失眠，长期使用或干扰内分泌平衡。

二十二　鹿　血

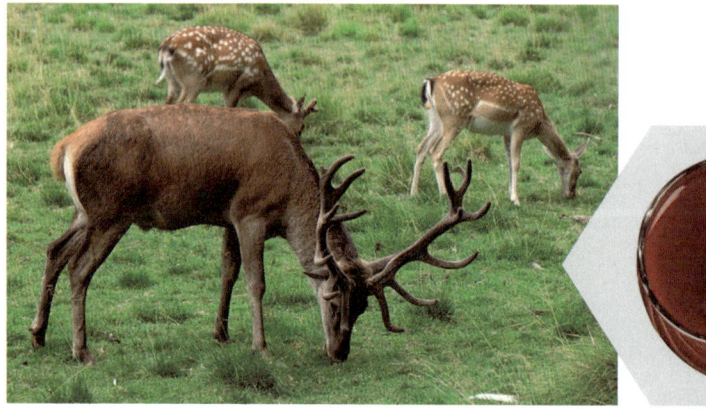
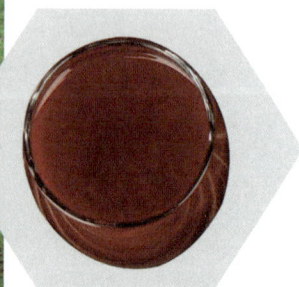

本品为鹿科动物梅花鹿 *Cervus nippon* Temminck 或马鹿 *Cervus elaphus* Linnaeus 的血液。人工养殖个体宰杀或锯茸时收集的血液经风干制成紫棕色片状。

【品种出处】

《中药大辞典》第二版（2014年修订版）；根据《关于养殖梅花鹿副产品作为普

通食品有关问题的复函》（国卫办食品函〔2013〕283号），人工养殖梅花鹿的鹿肉、鹿骨、鹿筋、鹿血、鹿鞭可作为普通食品原料使用。但是，鹿胎、鹿尾等副产品未被列入普通食品目录，需要按照新食品原料审批程序申报或依据地方食品安全标准管理。

性味归经

性温，味甘、咸，归肝、肾经。

功效主治

养血补阴，补肾壮阳，温经散寒。

使用方法

泡酒： 可与白酒、黄酒制成药酒。

制粉： 每次吞服 1～2 克。

药膳： 与豆腐、鸭血搭配，需要确保食材熟制，避免生饮风险。

化学成分

鹿血的化学成分包括多种有机物和无机物。鹿血的主要成分是蛋白质，富含19种氨基酸及多种酶类。此外，鹿血含有多种脂类、游离脂肪酸类、固醇类、磷脂类、激素类、维生素类和多糖类等化合物。具体来说，鹿血中的蛋白质含量较高，特别是运用现代先进技术加工的鲜鹿血粉，其蛋白质含量可达96%以上。鹿血中还含有多种矿物质，如铁、锌、铜等，这些元素在人体内参与多种生理功能，如参与血红蛋白的合成、促进酶的活性等。此外，鹿血中含有多种维生素，如维生素A、维生素D、维生素E、维生素K等。

药理作用

鹿血常用于改善气血不足导致的头晕、乏力、面色苍白等症状。传统医学认为，鹿血可调节体质虚弱或贫血状态，对肾虚引起的腰膝酸软、筋骨无力有一定辅助作用。部分中医方剂将其用于缓解慢性疲劳或骨质疏松。外用时可辅助治疗轻度外伤出血或皮肤溃烂，但需要严格消毒处理，避免感染风险。

药食验方

1. 鹿血酒

组成：梅花鹿（人工养殖）宰杀时收集鹿血，或针管抽取的静脉鹿血200毫升，粮食酿造的50°白酒2000毫升（2000克）。

制法：将鹿血烘干碾成粉状，放入白酒中封口，20日后即成。

用法：每晚饮用50～100毫升。

功效：养血益精，补肾壮阳。

主治：适用于脾肾两虚型贫血、白细胞减少、面容憔悴、精神疲惫、四肢乏力、头晕耳鸣、记忆力减退，以及男子不育症、女子宫寒不孕、性激素下降、过早衰老。

2. 鹿血蘑菇汤

组成：鲜蘑菇150克，鹿血块200克，植物油、葱花、生姜末、黄酒、青蒜细末、精盐、味精、五香粉、麻辣汁、鸡汤各适量。

制法：将鲜蘑菇择洗干净，并将大的纵剖为二，同盛入碗中，备用。将鹿血块洗净，入沸水锅烫透，取出，切成2厘米见方的小块，待用。将烧锅置火上，加植物油，烧至六成热时加葱花、生姜末煸炒出香，加鸡汤或清水适量，并加鹿血块，烹入黄酒，用大火煮沸，加蘑菇，搅拌均匀，改用小火煨煮30分钟，加青蒜细末、精盐、味精、五香粉及少许麻辣汁，再煮至沸即成。

用法：佐餐食用。

功效：补肾温脾，补血养血。

主治：适用于贫血。

3. 红白豆腐

组成：水发黑木耳100克，鹿血150克，嫩豆腐500克，笋片30克，葱花、生姜末、酱油、黄酒、鲜汤、猪油、湿淀粉、花椒油各适量。

制法：将嫩豆腐和鹿血切成小方块，在开水锅内浸透，捞出沥去水分，再将鹿血和豆腐放在用湿冷布铺的案板上，将布的四角往中心折叠，成方包形，上面放一木块，再用石块压住，凉后去掉石块、木板，解开布包，呈槟榔状，切成2厘米见方的块。将水发黑木耳洗净、撕碎，笋片切成雪花片片。在锅内放入猪油至热，将豆腐块和配菜放入锅内，加入葱花、生姜末、酱油、黄酒、鲜汤，搅匀，汁浓时用湿淀粉勾芡，淋上花椒油后装盘即成。

用法：佐餐食用。

功效：补肾壮阳，益气养血。

主治：适用于性功能减退、贫血、体质虚弱、面容憔悴。

【应用注意】

阴虚火旺、高血压、肝炎、肾炎患者禁用。孕妇、经期女性及过敏体质者慎用。避免生饮鲜鹿血，需要灭菌处理（如高温或白酒浸泡），要与西药（如降压药）间隔2小时服用。

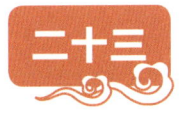

益智仁

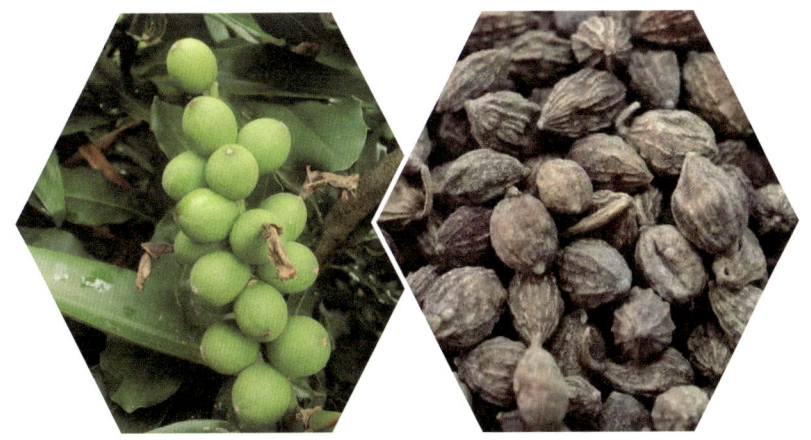

本品为姜科植物益智 *Alpinia oxyphylla* Miq. 的干燥成熟果实。夏、秋间果实由绿变红时采收,晒干或低温干燥。

品种出处

《中华人民共和国药典》(2020年版);《关于进一步规范保健食品原料管理的通知》(卫法监发〔2002〕51号)之《既是食品又是药品的物品名单》。

性味归经

性温,味辛,归脾、肾经。

功效主治

● **补肾固精**:适用于肾阳不足所致的腰膝酸软、四肢不温、遗精、遗尿、宫冷不孕、小便白浊、带下清稀量多。

● **温脾暖胃,摄涎止泻**:适用于脾胃虚寒所致的脘腹冷痛、大便溏泄、多唾等。

使用方法

生用或制用:生益智仁为原药材除去杂质及外壳,用时捣碎。生用燥性较大,以温脾止泻,摄涎唾为主。炒益智仁是取净益智仁,置锅内,用大火炒至外壳呈焦褐色鼓起,果仁呈黄色,取出研去壳。盐益智仁是取益智仁,用盐水拌匀,稍闷,置锅内,用小火加热,炒干,取出放凉。益智仁100千克,用精盐2千克。盐炙后可缓和辛燥之性,主入肾经,增强补肾、缩尿、涩精的作用。

煎服:配伍其他药物一同煎服,一般用量为5~10克。

药膳： 可与其他食材如鸡肉、猪肉等烹调。

研末： 将益智仁研末，用温开水送服，每日2次，每次2克。

丸散剂： 将益智仁研成细粉，与其他药物混合加工制成丸散剂。

《化学成分》

益智仁主要含有挥发油，包括桉油精、姜烯、姜醇等；倍半萜类化合物，如益智仁酮、益智仁醇。其他成分有黄酮类、二苯庚烷类、多酚类等化合物，以及锰、锌等矿物质。

《药理作用》

益智仁具有强心、抗癌、抗溃疡、增强免疫力、抗衰老、控制回肠收缩、抑制前列腺素等作用。

《药食验方》

1. 益智仁茯苓丸

组成： 益智仁100克，茯苓100克，酸枣仁250克，生甘草250克，50°以上白酒适量。

制法： 将益智仁、茯苓、酸枣仁、生甘草研成细末，调入白酒成糊状，制成丸如梧桐子大小。

用法： 每服50丸，用温开水或姜汤送服，每日2次。

功效： 补肾健脾，养心安神。

主治： 适用于脾肾两虚、心肾不交所致的小便赤浊、失眠健忘等。

2. 红参益智仁粉

组成： 红参30克，益智仁150克。

制法： 将红参切片，烘干，研成细粉。将益智仁晒干，稍炒后去壳取仁，研成细粉，与人参粉混合均匀，瓶装备用。

用法： 每日2次，每次5克，用温开水送服。

功效： 益气生血，健脑益智。

主治： 适用于气血两虚型阿尔茨海默病，症见面黄无华、心悸怔忡、健忘失眠、寡言少欢、神疲乏力、舌质淡、苔薄白、脉细弱。

3. 益智仁豆腐

组成： 益智仁20克，粳米50克，白糖50克，琼脂10克，蜂蜜适量。

制法： 将益智仁研成细末，装入调料袋中，加500毫升水，用小火煎至200毫升，去渣取汁。将粳米淘洗干净，磨成浆（磨得越细越好），再用纱布过滤取汁。将琼脂洗净，放入碗中，加入 100 克清水，上笼蒸约 20 分钟取出，用纱布滤去杂质。将炒锅上火，放入琼脂汁、益智仁汁煮沸，调入白糖、蜂蜜，起锅分别倒入几只小碗中，晾凉（或放入冰箱冷却结冻）即成益智仁豆腐，然后用小刀划成小块，或拼摆装盘。

用法：早餐、晚餐食用。

功效：健脾补肾。

主治：适用于脾肾两虚所致的倦怠乏力、面色萎黄、食欲不振、腰膝酸软、耳聋耳鸣等病症。

《应用注意》

阴虚内热及无瘀血者慎服。风寒外感、热盛者忌用。忌羊肉、羊血、芸薹菜。

二十四 蛹虫草

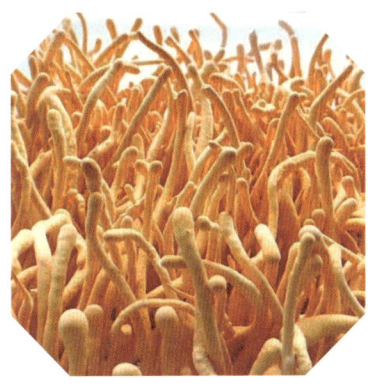
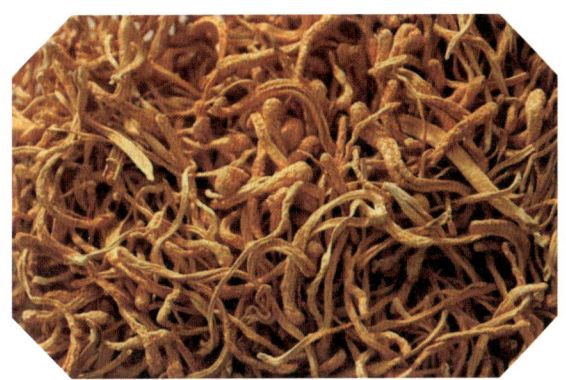

本品为麦角菌科人工培植蛹虫草 *Cordyceps militaris*（L. ex Fr.）Link 的子座与菌核两部分组成的复合体。

《品种出处》

国家中医药管理局《中华本草》编委会编纂的《中华本草》；《关于批准蛹虫草为新资源食品的公告》（2009 年第 3 号）。

《性味归经》

性平，味甘，归肺、肾经。

《功效主治》

● **补肺益肾：** 适用于肾阳不足所致的阳痿、遗精、腰膝酸软、畏寒肢冷、男子不育、宫冷不孕、尿频等病症，以及肺肾两虚所致的气短气喘、咳嗽无力、久咳虚喘等。

◉ **止血化痰**：适用于肺肾两虚所致的肺结核，表现为咳嗽、咯血、痰中带血等。

使用方法

煎服：单味小火慢煎，饮汁食渣，一般用量为 5～10 克。

研末：将蛹虫草烘干、研末，用开水冲服，每次 5 克。

药膳：可入菜肴食用，与其他食材如乌骨鸡、鸭等炖服。

泡酒：将蛹虫草浸入适量优质白酒中，浸泡数周后饮酒。

泡茶：每次取 5～10 克，用沸水冲泡，加盖闷数分钟，趁热温服，至淡而无味时咀嚼服渣。

丸散剂：将蛹虫草烘干、研末，与其他药物混合加工制成。

化学成分

蛹虫草含虫草素、核苷类、虫草多糖、虫草酸、硒等成分。

药理作用

蛹虫草与冬虫夏草的作用相似，经研究具有以下药理作用：保护肾脏、增强呼吸系统功能、改善心脏功能、增强免疫功能、改善消化系统功能、抗衰老、抑制肿瘤细胞、抗疲劳、改善血液循环、促进造血功能、提高神经系统功能、调节机体代谢、调节血脂、调节血糖及内分泌功能、减少雾霾对人体的危害和副作用。

药食验方

1. 蛹虫草西洋参粉

组成：蛹虫草 50 克，西洋参 100 克，益智仁 100 克。

制法：将蛹虫草、西洋参、益智仁共研极细末，瓶装备用。

用法：慢性支气管炎缓解期（非急性发作期），每日 1～2 次，每次 3 克，用温开水冲服（西洋参每日用量不宜超过 5 克）。

功效：补益肺脾肾，扶正固本。

主治：适用于老年性慢性支气管炎，以及随着气候逐渐转暖，发病减少或不发病，进入间歇期的患者。

2. 蛹虫草炖鸭

组成：净老鸭 1 只，蛹虫草 3 克，生姜 3 片，葱段、姜丝、黄酒、精盐、味精各适量。

制法：将蛹虫草用温水洗净，沥干水。将蛹虫草与葱段、姜丝放入鸭腹内，再将鸭子放入大炖盅内，加适量开水，倒入适量黄酒，用小火隔水炖至熟烂。从鸭子腹内取出蛹虫草，放入精盐、味精调味。

用法：当菜佐餐，随意食用。吃肉喝汤，连同蛹虫草一同服食。

功效：益肺补肾，健脾滋阴。

主治：肺肾两虚证，久咳少痰、气短乏力、腰膝酸软（常见于慢性支气管炎缓解期、肺气肿等）；气阴不足证，口干咽燥、盗汗、虚热烦渴（如病后体虚、熬夜耗伤津液）；免疫力低下，易感冒、疲劳综合征的辅助调理（现代应用，需长期食用）。

3. 蛹虫草炖乌鸡

组成：蛹虫草3克，乌鸡1只（重约500克），生姜片、葱段、胡椒粉、鸡汤、精盐各适量。

制法：将蛹虫草用温水洗净。将乌鸡宰杀后去毛、内脏及脚爪，洗净，放沸水锅焯一下，取出，放入汤盆中。将蛹虫草一半置乌鸡腹内，另一半放乌鸡肉上，注入鸡汤，加入生姜片、葱段、胡椒粉、精盐，上笼蒸至鸡肉熟烂，出笼拣去葱、姜即成。

用法：当菜佐餐，随意食用。吃肉喝汤，连同蛹虫草一同服食。

功效：益肺补肾，健脾滋阴。

主治：适用于肺脾肾虚所致的腰膝酸软、畏寒肢冷、少气懒言、气短气喘、咳嗽无力、食欲不振等病症。

【应用注意】

有表邪者慎用。避免与降压药、抗凝血药同用（潜在相互作用）。

二十五　核桃仁

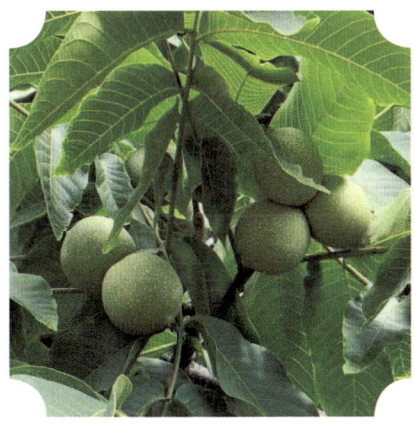
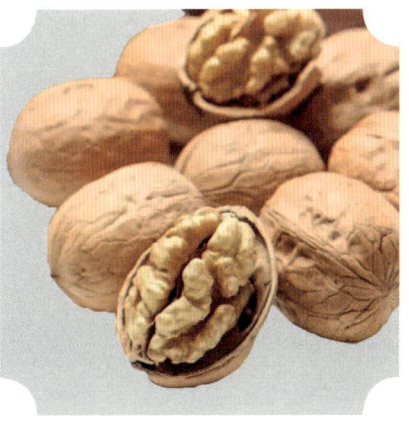

本品为胡桃科植物胡桃 *Juglans regia* L. 的干燥成熟种子。秋季果实成熟时采收，除去肉质果皮，晒干，再除去核壳和木质隔膜。

品种出处

《中华人民共和国药典》（2020年版）；1987年，卫生部发布《既是食品又是药品的品种名单》，将核桃仁（胡桃仁）纳入名单，2014年、2019年卫生行政部门再次确定核桃仁为药食同源品种。

性味归经

性温，味甘，归肾、肺、大肠经。

功效主治

- **补肾固精**：适用于肾阳不足所致的阳痿、遗精、腰膝酸软、畏寒肢冷、男子不育、宫冷不孕、尿频等病症。
- **温肺定喘**：适用于肺肾两虚所致的气短气喘、咳嗽无力等。
- **润肠通便**：适用于肺肾亏虚所致的虚秘，症见排便困难、大便不干结、便后疲乏等。

使用方法

煎服：配伍其他药物一同煎服，一般用量为10～30克。定咳喘宜连皮用，润肠燥宜去皮用。

药膳：可与其他食材如鸡肉、猪肉等烹调后食用，或与粳米煮粥食用。核桃仁炒食香味浓，也可作为配料用于冷菜素馔，还可加工成美味糕点。

研末：将核桃仁研末，用温开水冲服或直接吞服，每日2～3次，每次10克。

制膏：将核桃仁（去外皮）用150℃低温植物油（如花生油）炸至微黄酥脆，捞出沥油后研磨成细粉，加入适量蜂蜜或麦芽糖（比例1∶1），隔水加热搅拌至均匀膏状，冷却后密封贮存。

榨油：核桃仁还可供榨油。核桃仁油是一种颇受欢迎的高级食用油。

化学成分

核桃仁含脂肪油，油的主要成分是亚油酸甘油酯，另含蛋白质、碳水化合物、钙、磷等成分。

药理作用

核桃仁具有促进体重增长、抗癌的作用。此外，核桃仁可以影响胆固醇在体内合成及氧化、排泄。

药食验方

1. 核桃仁补骨脂膏

组成：核桃仁500克，益智仁250克，覆盆子200克，蜂蜜500克。

制法：将核桃仁捣烂。将益智仁、覆盆子加酒拌匀，闷透，置笼屉内，用大火蒸4～6小时，停火，闷6～8小时，取出，烘干，研末。将核桃仁泥，益智仁粉、覆盆子粉，蜂蜜搅拌均匀。

用法：每日10克，用温开水冲服或吞服。

功效：温肾固精，润肠通便。

主治：适用于阳痿、遗精、腰膝酸软、畏寒肢冷、男子不育、宫冷不孕、尿频、排便困难等病症。

2. 核桃仁黑芝麻糊

组成：核桃仁100～150克，黑芝麻100～150克，白糖适量。

制法：将核桃仁用食油炸酥。将黑芝麻炒熟。将核桃仁、黑芝麻加白糖适量，混合研磨，使成糊状。

用法：2日内分次服完。

功效：补肾养血，润肠通便。

主治：适用于阳痿、遗精、腰膝酸软、畏寒肢冷、男子不育、宫冷不孕、尿频、排便困难等病症。

3. 核桃仁豆腐

组成：核桃仁50克，豆腐400克，虾仁10克，鸡肉50克，猪肥肉适量，鸡蛋清180克，植物油500克，粳米粉、黄酒、精盐、味精各适量。

制法：将核桃仁用温开水浸泡，捞出剥去外衣，然后放入五成热的植物油油锅中炸至淡黄色，捞出剁成末，放入碗内。将豆腐漂洗干净，片去老皮，制成泥，用洁净布包起，挤去水分，然后放入盛核桃仁的碗内。将猪肥肉、虾仁、鸡肉分别剁成茸，也放入核桃仁碗中，再加入味精、精盐、黄酒和60克鸡蛋清，调匀成糊状。再将核桃仁糊放入抹油的盘中，上笼蒸熟后取出，切成长方块，即为桃仁豆腐生坯。将120克鸡蛋清打入碗中，加入粳米粉，搅成蛋清糊。将炒锅上火，放植物油，烧热，将生坯逐块裹上蛋清糊，下入油锅中，炸至轻浮捞起，待油温升至七成热时再复炸至淡黄色时捞起即成。

用法：佐餐食用。

功效：补肾助阳，润肠宁神。

主治：适用于肾阳不足所致的阳痿、遗精、腰膝酸软、畏寒肢冷、男子不育、宫冷不孕、尿频等病症。

《应用注意》

便溏者慎用。

二十六 西洋参

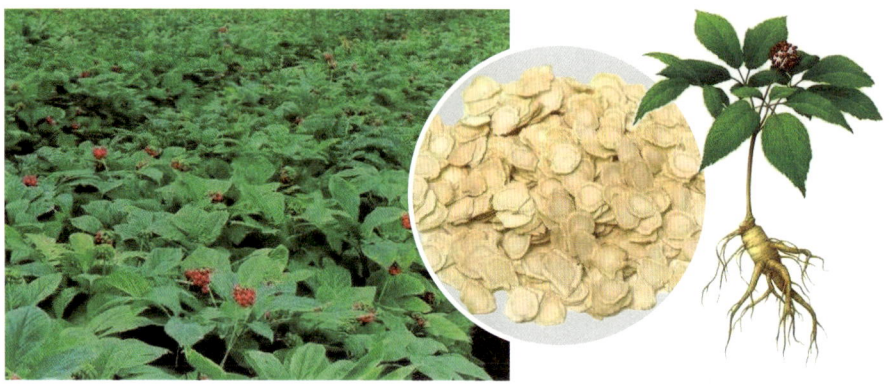

本品为五加科植物西洋参 *Panax quinquefolium* L. 的干燥根。均系栽培品，秋季采挖，洗净，晒干或低温干燥。

《品种出处》

《中华人民共和国药典》（2020 年版）；《关于党参等 9 种新增按照传统既是食品又是中药材的物质公告》（2023 年第 9 号）。

《性味归经》

性凉，味甘、微苦，归心、肺、肾经。

《功效主治》

● **补气养阴**：适用于气阴两虚所致的少气懒言、干咳少痰、神疲乏力、自汗盗汗、口渴多饮等病症。

● **清火生津**：适用于阴亏火旺所致的咳喘痰血、虚热烦倦、内热消渴、口燥咽干等病症。

《使用方法》

煎服：单味小火慢煎，或者将西洋参汁加入其他药汁中同服。

研末：将西洋参研成细粉状，一般用量为 5 克。

药膳：可入菜肴，与其他食材如乌骨鸡、鸭等炖服或蒸服，或者研粉与粳米同煮为粥。

含服：将无皮西洋参放在饭锅内蒸一下，使其软化，然后用刀将参切成薄片，放在玻璃瓶内，每次口含1片，每日用量2～4克，早饭前、晚饭后含于口中，细细咀嚼。

泡酒：将西洋参浸入适量优质白酒中，浸泡数月后饮酒。

泡茶：将西洋参研成细粉状，取5克，用纱布或滤纸包好，置杯中，冲入沸水，加盖后约5分钟即可饮用，可重复冲服几次，至无味止。

丸散剂：将西洋参烘干、研末，与其他药物混合加工制成丸散剂。

《化学成分》

西洋参含多种人参皂苷、多种挥发性成分、树脂、碳水化合物及氨基酸、矿物质等成分。

《药理作用》

西洋参具有改善心肌功能、抗心律失常、抗休克、抗动脉硬化、增强体质、促进造血功能、镇静、降血糖、增强免疫力等作用。

《药食验方》

1. 西洋参含服方

组成：西洋参30克。

制法：将蒸软的西洋参切成薄片，晒干或烘干瓶装备用。

用法：每次2片，含于口中，吞下唾液，含10分钟后咀嚼咽下。

功效：益气养阴，降糖生津。

主治：适用于各型糖尿病，对气阴两虚型、阴虚火旺型糖尿病尤为适宜，也可用于气阴两虚引起的少气懒言、干咳少痰、神疲乏力、口咽干燥、自汗盗汗。

2. 西洋参石斛茶

组成：西洋参5克，石斛30克。

制法：将西洋参洗净，晒干或烘干，切成饮片，放入较大容器内。将石斛洗净，晾干后切成片，放入砂锅中，加足量清水，用大火煮沸后改小火煨煮30分钟，用洁净纱布过滤，收集滤汁，盛入放有西洋参饮片的容器中，加盖焖15分钟即可饮用。

用法：当茶，频频饮用，当日吃完。

功效：养阴清热，利咽生津。

主治：适用于阴虚内热，症见头昏目眩、耳鸣耳聋及白细胞减少。

3. 西洋参炖乌鸡

组成：西洋参10克，乌鸡1只（重约1000克），冬笋150克，鲜汤100毫升，精盐、黄酒、味精、葱、生姜各适量。

制法：将乌鸡宰杀，去毛及内脏，洗净剁块，加黄酒腌15分钟，用开水烫去血沫。将西洋参用温水泡软切片。将葱、生姜洗净、拍松。将冬笋切花叶形。取压力锅，下入乌鸡块、黄酒、精盐、葱、生姜、西洋参、鲜汤，加盖，上火烧开后10分钟再取出。取锅1只，装入鸡块，倒入原汤，摆上冬笋，下味精，上笼蒸10分钟左右，取出即成。

用法：当菜佐餐，随意食用。

功效：补气养血，滋阴宁心。

主治：适用于久病体虚，平素易于外感，面黄贫血。

《应用注意》

中阳虚衰，寒湿中阻者忌服。湿热郁火者禁服。忌茶，因茶叶中含有大量的鞣酸，会破坏西洋参中的有效成分，须在服用西洋参2～3日后才能喝茶。

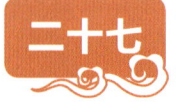 百 合

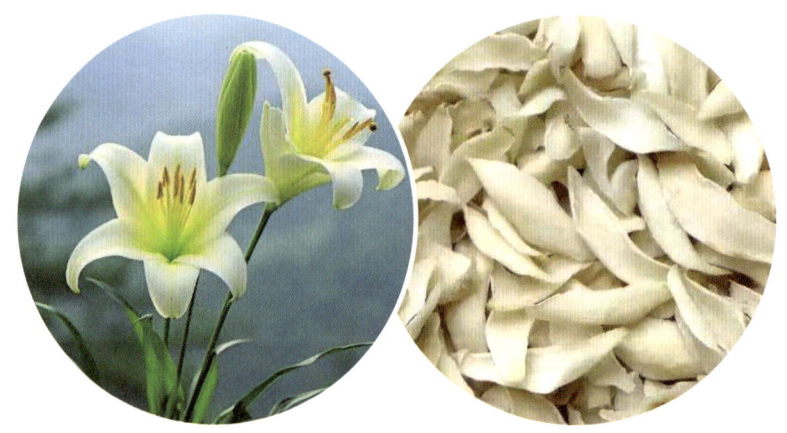

本品为百合科植物卷丹 *Lilium lancifolium* Thunb.、百合 *Lilium brownii* F. E. Brown var. viridulum Baker 或细叶百合 *Lilium pumilum* DC. 的干燥肉质鳞叶。秋季采挖，洗净，剥取鳞叶，置沸水中略烫，干燥。

《品种出处》

《中华人民共和国药典》（2020年版）；《关于进一步规范保健食品原料管理的通知》（卫法监发〔2002〕51号）之《既是食品又是药品的物品名单》。

〈性味归经〉

性寒，味甘，归心、肺经。

〈功效主治〉

◉ **滋阴润肺**：适用于肺热干咳、久咳声哑、阴虚痨嗽、干咳痰黏、咳嗽咯血等病症，辅助改善慢性呼吸道炎症。

◉ **清心安神**：适用于热病后期余热未清或情志不遂所致的虚烦惊悸、失眠多梦、精神恍惚等病症。

〈使用方法〉

煎服：单味或者配伍其他药物一同煎服，一般用量为6～12克，鲜品可用30～60克。

药膳：可以炖、烧、蒸、煮、做汤、制粥、调馅，或用鲜品拌、炒食用。

研末：将百合焙干，研成细粉，一般用量为5克。

丸散剂：将百合烘干、研末，单味或与其他药物混合加工制成丸散剂。

制膏：取百合200～500克，与其他药物同入砂锅，用小火煎熬去渣取汁，汁液用小火熬制成膏。

外用：研末调敷，或煎汤涂，也可鲜品捣汁搽。

〈化学成分〉

百合含酚酸甘油酯、丙酸酯衍生物、酚酸糖苷、酚酸甘油酯糖苷、甾体糖苷、甾体生物碱、矿物质、淀粉、蛋白质、脂肪等成分。

〈药理作用〉

百合具有止咳、祛痰、平喘、耐缺氧、镇静、提高免疫力、抗肿瘤、止血、抗溃疡、抗痛风等作用。

〈药食验方〉

1. 雪梨百合饮

组成：雪梨1个，百合30克，冰糖适量。

制法：将雪梨洗净，去皮和核，切成小块，并将百合洗净，一起放锅中，加水煮沸，放入适量冰糖，炖40分钟即成。

用法：早、晚分服。

功效：养阴润燥，清肺止咳。

主治：适用于肺燥咳嗽，症见干咳、少痰、久咳不愈。

2. 百合枇杷羹

组成：鲜枇杷 100 克，鲜百合 50 克，鲜藕 30 克，淀粉、白糖、桂花各适量。

制法：将鲜藕洗净，切成片，与洗净的百合、鲜枇杷一同入锅，加水煮，将熟时加入适量的淀粉调匀成羹，食用时加白糖和桂花。

用法：当点心，随意食用。

功效：清热化痰，清肺止咳。

主治：适用于痰热咳嗽，症见痰多、色黄。

3. 百合芹菜炒乳鸽

组成：百合 20 克，旱芹 50 克，乳鸽 1 只，绍酒 10 克，葱节 10 克，生姜 5 克，精盐 3 克，酱油 10 克，味精 2 克，胡椒粉 1 克，芝麻油 10 克。

制法：将乳鸽宰杀后，去毛、内脏及爪，切成小颗粒，用酱油、精盐、胡椒粉腌渍 30 分钟。将旱芹切成小颗粒，放炒锅内炒熟盛入盘内。将炒勺置中火上，加入熟油 50 克，烧六成熟时，加入乳鸽肉，爆炒至变色，洒入绍酒，下入旱芹，再把葱节、生姜、精盐、味精、酱油、芝麻油加入炒匀即成。

用法：当菜佐餐，适量食用。

功效：滋阴润肺，清热降糖。

主治：适用于各型糖尿病，对燥热伤肺型糖尿病尤为适宜。

《应用注意》

风寒咳嗽者忌服。中寒便溏者禁服。

二十八　麦冬

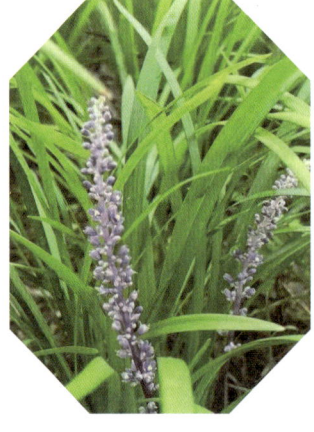
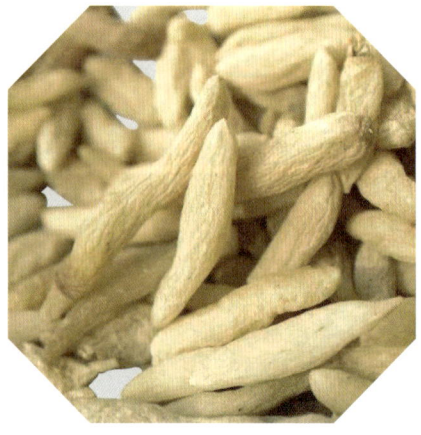

本品为百合科植物麦冬 Ophiopogon japonicus（L. f）Ker-Gawl. 的干燥块根。夏季采挖，洗净，反复暴晒、堆置，至七八成干，除去须根，干燥。

《品种出处》

《中华人民共和国药典》（2020年版）；《关于地黄等4种按照传统既是食品又是中药材的物质的公告》（2024年第4号）。

《性味归经》

性微寒，味甘、微苦，归心、肺、胃经。

《功效主治》

滋阴润肺： 适用于肺热干咳、肺痈、久咳声哑、阴虚劳嗽、干咳痰黏、咳嗽咯血，并伴有潮热盗汗、五心烦热等。

养胃生津： 适用于胃阴不足所致的食欲不振、倦怠乏力、胃脘嘈杂、咽干口渴、大便干结等。

清心除烦： 适用于心阴虚所致的心烦、失眠、健忘、心慌等。

《使用方法》

生用或制用： 生麦冬——取原材料拣净杂质，用水浸泡，润透后抽去心，再洗净晒干。朱麦冬——取去心麦冬，置盆内喷水少许，微润后加朱砂细粉，撒布均匀，并随时翻动，至麦冬表面被朱砂均匀覆盖后取出，晾干。每制10千克麦冬，用朱砂150克。朱麦冬清心安神的作用较强。

煎服： 单味或配伍其他药物一同煎服，一般用量为10~15克，鲜品加倍。

药膳： 可与其他食材如鸡肉、猪肉等烹调，或者煎取汁液与粳米同煮成粥。

研末： 将麦冬焙干研成细粉，一般用量为5克。

丸散剂： 将麦冬烘干、研末，单味或与其他药物混合加工制成丸散剂。

制膏： 取麦冬200~500克，与其他药物同入砂锅，用小火煎熬去渣取汁，汁液用小火熬制成膏。

制剂： 麦冬中含有皂苷，在化妆品中可作为乳化剂、清洁剂，还可作为化妆品的润肤添加剂，对粉刺有一定的疗效。

外用： 研末调敷，或煎汤涂，也可鲜品捣汁搽。

【化学成分】

麦冬含多种甾体皂苷、β-谷固醇、豆固醇、高异黄酮类化合物、多种氨基酸、多糖及其他成分。

【药理作用】

麦冬具有提高免疫力、抗休克、抗心律失常、耐缺氧、降血糖、抗衰老、抗菌等作用。

【药食验方】

1. 麦冬乌梅止渴茶

组成：麦冬15克，乌梅6枚。

制法：将麦冬、乌梅分别洗净。将麦冬切碎，与乌梅同入砂锅，加足量水，用中火煎煮20分钟，过滤，取煎液约2000毫升即成。

用法：代茶，频频饮用，当日饮用。

功效：生津止渴，养阴降糖。

主治：适用于各型糖尿病，也可用于口干舌燥、舌红少津者。

2. 松子麦冬膏

组成：松子300克，麦冬200克，蜂蜜500克。

制法：将松子、麦冬捣烂成泥状，蒸熟，加蜂蜜，调匀成膏状。

用法：每日2次，每次10克，用温开水送服。

功效：滋阴润肺，止咳化痰。

主治：适用于阴虚咳嗽，症见干咳少痰、口咽干燥。

3. 麦冬四汁饮

组成：鲜麦冬30克，梨50克，生荸荠30克，甘蔗100克，鲜藕50克。

制法：将鲜麦冬洗净。将梨去皮，切片。将生荸荠洗净，切片。将甘蔗去皮，切小段。将鲜藕洗净，切片。将上述原料共同压榨取汁。

用法：上午、下午分服。

功效：滋养胃阴，促进食欲。

主治：适用于胃阴亏虚，症见食欲不振、干呕者。

【应用注意】

虚寒泄泻者、湿浊中阻者、风寒或寒痰咳喘者忌服。

二十九 天冬

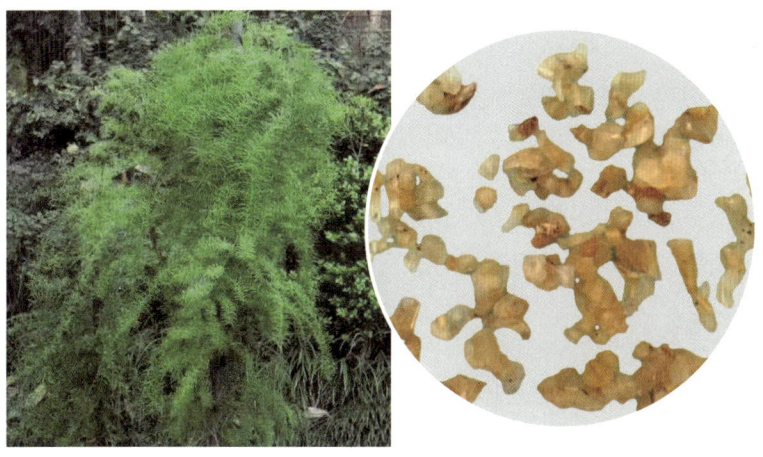

本品为百合科植物天冬 *Asparagus cochinchinensis*（Lour.）Merr. 的干燥块根。秋、冬二季采挖，洗净，除去茎基和须根，置沸水中煮或蒸至透心，趁热除去外皮，洗净，干燥。天冬为纠正肺肾阴虚的养生要药。

品种出处

《中华人民共和国药典》（2020年版）；《关于地黄等4种按照传统既是食品又是中药材的物质的公告》（2024年第4号）。

性味归经

性寒，味甘、苦，归肺、肾经。

功效主治

● **滋阴润燥**：适用于肺阴虚所致的干咳少痰、咳嗽咯血等；可用于肾阴虚所致的耳鸣、腰膝酸软、眩晕，以及阴虚火旺证，症见潮热盗汗、五心烦热等，也用于胃阴不足所致的食欲不振、倦怠乏力、胃脘嘈杂、咽干口渴、大便干结，还可用于糖尿病的多饮、多尿。

● **清肺降火**：适用于肺热所致的干咳少痰、咽喉肿痛等。

使用方法

煎服：单味或配伍其他药物一同煎服，一般用量为10～15克，鲜品加倍。

药膳：可与其他食材如鸡肉、猪肉等烹调，或者煎取汁液与粳米同煮成粥。

研末： 将天冬焙干，研成细粉，一般用量为5克。

丸散剂： 将天冬烘干、研末，单味或与其他药物混合加工制成丸散剂。

制膏： 取天冬200～500克，与其他药物同入砂锅，用小火煎熬去渣取汁，汁液用小火熬制成膏。

制酒： 将天冬煎取汁液，与糯米同酿酒。

外用： 研末调敷，或煎汤涂，也可鲜品捣汁搽。

化学成分

天冬含天门冬素（天冬酰胺）、甾体皂苷、β-谷固醇及5-甲氧基甲基糖醛、多种氨基酸、新酮糖、寡糖及多糖等成分。

药理作用

天冬具有抗菌、杀灭蚊蝇幼虫、抗肿瘤、镇咳祛痰等作用。

药食验方

1. 二冬膏

组成： 天冬（去心）300克，麦冬（去心）300克。

制法： 将去心的天冬和麦冬同入砂锅中，加适量水，先浸渍2小时，再煎煮40分钟，取汁；药渣加入适量水，再煎煮30分钟，去渣取汁。合并2次药汁，倒回砂锅浓缩药液，调入蜂蜜制成膏。

用法： 不时含热咽之。

功效： 滋阴润肺，益胃生津。

主治： 适用于肺胃燥热所致的痰少咳嗽、久咳声哑、咳嗽咯血、食欲不振、倦怠乏力、胃脘嘈杂、咽干口渴、大便干结。

2. 天冬南瓜粉

组成： 鲜嫩青南瓜2000克，天冬50克。

制法： 将鲜嫩青南瓜去蒂，洗净外表皮，连皮将南瓜切成片，与天冬一道晒干或烘干，碾成细粉，装入密封容器或按量分装入袋，贮存备用。

用法： 每日2次，每次50克，用沸水冲泡，拌匀后服食。

功效： 清肺润燥，健脾止渴，降血糖。

主治： 适用于燥热伤肺型糖尿病，对中老年2型糖尿病轻症患者尤为适宜。

3. 天冬排骨汤

组成： 天冬20克，猪排骨200克，植物油、精盐、米酒、葱花各适量。

制法： 将天冬煎取汁液。将猪排骨洗净，砍成块。将葱花洗净，切细。将猪排骨放入锅中,加植物油炒片刻,加入米酒翻炒后,加入适量水煮汤,汤沸后倒入天冬汁,再用小火煮20分钟,放入精盐、葱花调味即成。

用法:当汤佐餐,随意食用。

功效:滋阴润燥,健脾养胃。

主治:适用于阴虚所致的潮热盗汗、五心烦热、咽干口渴、大便干结、干咳少痰、头晕目眩、神疲乏力、食欲不振等病症。

《应用注意》

虚寒泄泻者忌服。风寒咳嗽者禁服。孕妇及哺乳期妇女慎用。

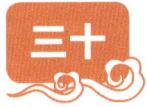 **铁皮石斛**

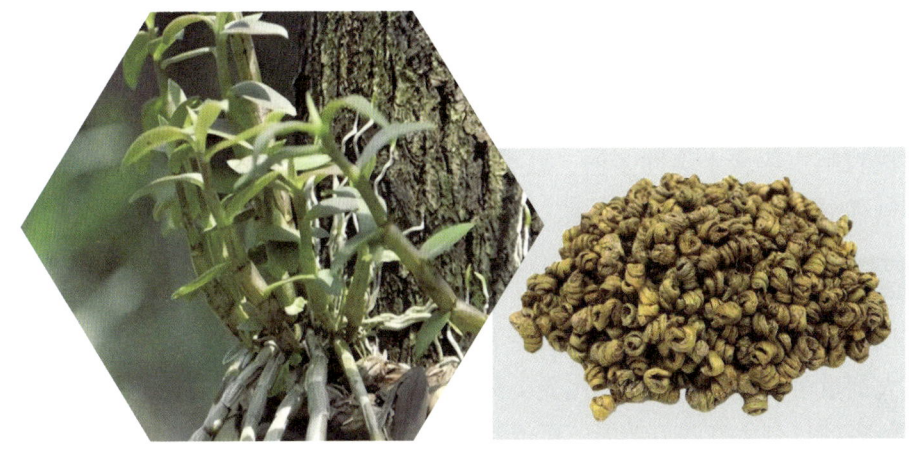

本品为兰科植物铁皮石斛 *Dendrobium officinale* Kimura et Migo 的干燥茎。11月至翌年3月采收,除去杂质,剪去部分须根,边加热边扭成螺旋形或弹簧状,烘干;或切成段,干燥或低温烘干,前者习称"铁皮枫斗"(耳环石斛);后者习称"铁皮石斛"。

《品种出处》

《中华人民共和国药典》(2020年版);《关于党参等9种新增按照传统既是食品又是中药材的物质公告》(2023年第9号)。

《性味归经》

性微寒,味甘,归胃、肾经。

【功效主治】

● **滋阴清热**：适用于热病津伤、阴虚火旺之潮热盗汗、骨蒸劳热，以及肾阴虚之眩晕耳鸣、腰膝酸软等。

● **养胃生津**：适用于胃阴不足所致的食欲不振、倦怠乏力、胃脘嘈杂、胃痛干呕、咽干口渴、大便干结等。

【使用方法】

煎服：单味或者配伍其他药物一同煎服，一般用量为6～12克，鲜品加倍。鲜铁皮石斛清热生津力强，热津伤者宜之；干铁皮石斛用于胃虚夹热伤阴者为宜。

药膳：可与其他食材（如鸡肉、猪肉等）烹调，或者煎取汁液与粳米同煮成粥。

研末：将铁皮石斛焙干研成细粉，一般用量为3～5克。

丸散剂：将铁皮石斛烘干、研末，单味或与其他药物混合加工制成丸散剂。

制膏：取铁皮石斛200～500克，与其他药物同入砂锅，用小火煎熬去渣取汁，汁液用小火熬制成膏，但需要注意过敏风险。

外用：研末调敷，或煎汤涂，也可鲜品捣汁搽。

【化学成分】

铁皮石斛主要含水溶性多糖、联苄类化合物（抗氧化活性显著）、酚酸类化合物（如阿魏酸）、矿物质（锌、硒）及少量生物碱（如石斛碱）。

【药理作用】

铁皮石斛具有解热、镇痛、抗衰老等作用，其所含石斛碱有抑制中枢神经系统的作用，大剂量可能引起惊厥，巴比妥类药物（如苯巴比妥钠）可拮抗其毒性。此外，铁皮石斛多糖具有免疫调节功能，可促进白细胞增殖，但对血小板升高的作用尚缺乏临床证据。体外实验显示，铁皮石斛提取物对金黄色葡萄球菌有一定抑制作用，其抗肿瘤活性仍需要进一步研究验证。

【药食验方】

1. 萝卜石斛汁

组成：鲜铁皮石斛30克，白萝卜500克，精盐2克。

制法：将鲜铁皮石斛洗净，切碎，备用。将白萝卜洗净，刨成丝，与石斛一同加少量温开水，用纱布包起来，挤压出汁。在汁中加入精盐2克，搅匀，待精盐溶化即成。

用法：上午、下午分服。

功效：顺气生津，止渴化痰。

主治：适用于各型糖尿病，以及久咳干咳、口干咽燥、复发性口疮。

2. 铁皮石斛粉植物固体饮料

组成：新鲜铁皮石斛 5000 克。

制法：取新鲜铁皮石斛端部第 3～4 节枝条，通过清洗、切段、低温干燥、超微粉碎、细胞破壁，加工成粉状，取 1 克粉装入特制条状袋中，灭菌即成。

用法：每日 1～2 次，每次 1 袋，用温开水冲调成液体饮料。

功效：滋阴生津，增强免疫力，补益肺胃，对抗疲劳。

主治：适用于糖尿病、干燥综合征、复发性口腔溃疡、视力疲劳、疲劳综合征、阴虚型萎缩性胃炎。

3. 铁皮石斛玉竹大枣粥

组成：铁皮石斛 15 克，玉竹 9 克，大枣 12 枚，粳米 100 克。

制法：将玉竹、铁皮石斛放入锅中，加水煎汁，去渣取汁，与淘洗干净的粳米、大枣一同加水煮粥，煮熟即成。

用法：早、晚分食。

功效：滋阴养血。

主治：适用于阴血亏虚所致的头晕目眩、倦怠乏力、面色萎黄、心烦胸闷、失眠健忘、咽干口渴、大便干结、胃痛干呕等病症。

【应用注意】

温热病早期阴未伤者、湿温病未化燥者忌服。脾胃虚寒者禁服。

三十一　玉　竹

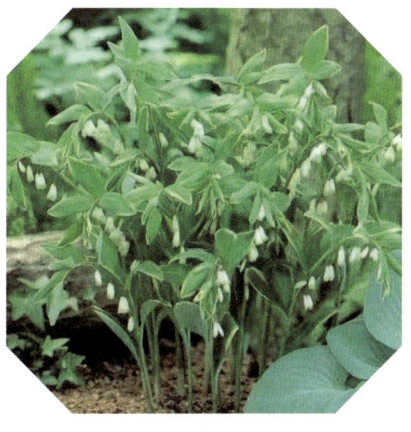
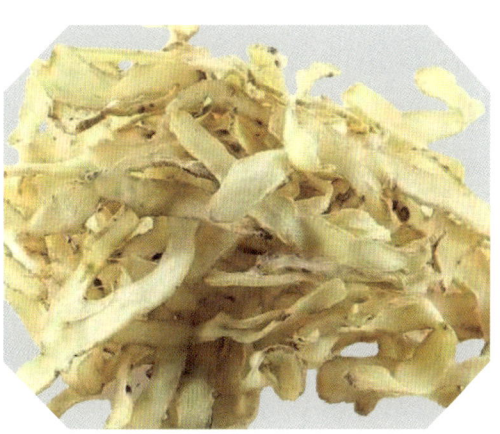

本品为百合科植物玉竹 Polygonatum odoratum（Mill.）Druce 的干燥根茎。秋季采挖，除去须根，洗净，晒至柔软后，反复揉搓、晾晒至无硬心，晒干；或蒸透后，揉至半透明，晒干。

《品种出处》

《中华人民共和国药典》（2020 年版）；《关于进一步规范保健食品原料管理的通知》（卫法监发〔2002〕51 号）之《既是食品又是药品的物品名单》。

《性味归经》

性微寒，味甘，归肺、胃经。

《功效主治》

● **滋阴润肺：** 适用于肺热干咳、久咳声哑、阴虚劳嗽、干咳痰黏、咳嗽咯血，并伴有潮热盗汗、五心烦热等。

● **养胃生津：** 适用于胃阴不足所致的食欲不振、倦怠乏力、胃脘嘈杂、咽干口渴、大便干结等。

《使用方法》

生用或制用： 生玉竹是原药材除去杂质，洗净泥土，闷润至内外湿度均匀，切片，晒干。蒸玉竹是取洗净的玉竹，置蒸器内加热蒸闷 2～3 次，至内外均呈黑色为度，取出，晒至半干，切片，再晒至足干。阴虚有热宜生用，热不甚者宜制用。

煎服： 单味或者配伍其他药物一同煎服，一般用量为 6～15 克，鲜品加倍。

药膳： 可作为高级滋补食品、佳肴和饮料，如可与其他食材如鸡肉、猪肉等烹调，或者煎取汁液与粳米同煮成粥。

研末： 将玉竹焙干研成细粉，一般用量为 5 克。

丸散剂： 将玉竹烘干、研末，单味或与其他药物混合加工制成丸散剂。

泡茶： 将玉竹制成粗末，沸水冲泡，加盖闷 5 分钟。

制膏： 取玉竹 200～500 克，与其他药物同入砂锅，用小火煎熬去渣取汁，汁液用小火熬制成膏。

外用： 研末调敷，或煎汤涂，也可鲜品捣汁搽。

《化学成分》

玉竹含甾体皂苷（铃兰苦苷、铃兰苷等）、黄酮及其糖苷（槲皮素苷等）、矿物质、氨基酸及其他含氮化合物。

【药理作用】

玉竹可使外周血管和冠状动脉扩张,具有耐缺氧、降脂等作用。对血和心搏则随剂量不同而有双相的效果:大剂量可短暂的降压、增强心搏动;小剂量使血压上升,减弱心搏动。

【药食验方】

1. 玉竹人参鸡

组成:玉竹20克,人参片5克,鸡腿2个,黄酒、精盐、味精各适量。

制法:将鸡腿剁大块,洗净。将玉竹以清水快速冲净,与鸡块、人参片一道放进炖锅内,加调味料和4碗水,并以保鲜膜覆盖住锅口。隔水蒸(或以电锅蒸)约30分钟,待鸡肉熟透即可食用。

用法:佐餐食用。

功效:补中益气,润肺安神。

主治:适用于心肺气阴亏虚所致的少气懒言、心悸失眠、咽干口渴、自汗盗汗、倦怠乏力。久服去面部黑斑。

2. 玉竹蒸海参

组成:玉竹15克,天冬15克,水发海参50克,火腿肉25克,香菇15克,精盐、酱油、鸡汤各适量。

制法:将水发海参洗净,剖成数段,切成长丝状。将火腿肉切成薄片。将玉竹、天冬洗净后分别切成薄片。将香菇用温水泡发,洗净后切成细条状。将海参装入蒸盆内,抹上精盐、酱油少许,将香菇条及玉竹片、天冬片分放在海参四周,将火腿片盖在上面(在海参周围顺序码放),加适量鸡汤,上笼,用大火蒸45分钟即成。

用法:当菜佐餐,适量服食。

功效:滋补肝肾,润燥止渴,降血糖。

主治:适用于燥热伤肺型糖尿病,也可用于肝肾两虚、气阴不足引起的头昏目眩、口舌干燥、神疲乏力等。

3. 玉竹煲兔肉

组成:玉竹20克,香菇15克,兔肉200克,西芹50克,火腿肉50克,鸡汤500毫升,绍酒、精盐、葱、生姜各适量。

制法:将玉竹洗净,切成3厘米的段。将西芹洗净,切成3厘米的段。将香菇发透、洗净去蒂,一切两半。将火腿肉切薄片。将生姜榨成汁,葱切段。将兔肉切成3厘米长、2厘米宽的块。在煲锅内放入兔肉,将玉竹、西芹、香菇、火腿、姜汁、葱段、绍酒加入,加入鸡汤500毫升,先用大火煮沸,放入精盐,用小火煲至兔肉熟烂即成。

用法:当菜佐餐,适量食用。

功效:补阴润肺,生津止渴。

主治:适用于燥热伤肺型糖尿病。

《应用注意》

玉竹温润甘平,中和之品。煎熬食之,大能补益。唯其性纯,功效甚缓,不能求一时之急,必须久服。痰湿气滞者禁服。脾虚便溏者慎服。

三十二 黄 精

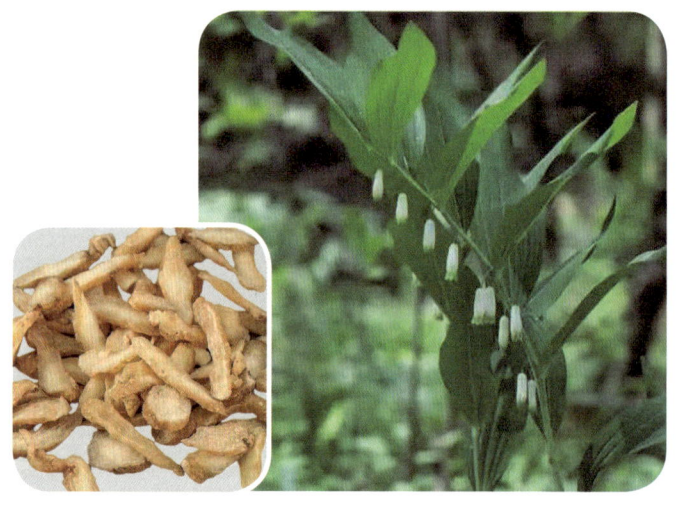

本品为百合科植物滇黄精 *Polygonatum kingianum* Coll. et Hemsl.、黄精 *Polygonatum sibiricum* Red. 或多花黄精 *Polygonatum cyrtonema* Hua 的干燥根茎。按形状不同,习称"大黄精""鸡头黄精""姜形黄精"。春、秋二季采挖,除去须根,洗净,置沸水中略烫或蒸至透心,干燥。

《品种出处》

《中华人民共和国药典》(2020年版);《关于进一步规范保健食品原料管理的通知》(卫法监发〔2002〕51号)之《既是食品又是药品的物品名单》。

【性味归经】

性平,味甘,归脾、肺、肾经。

【功效主治】

- **养阴润肺**:适用于肺阴虚所致的咽干口渴、消渴病、干咳痰黏、咳嗽咯血,并伴有潮热盗汗、五心烦热等。
- **补脾益气**:适用于脾胃虚弱所致的体倦乏力、食欲不振、心悸、气短、大便干结等病症。
- **滋肾填精**:适用于肾虚精亏所致的腰膝酸软、耳聋耳鸣、目花头晕、须发早白等病症。

【使用方法】

煎服:单味或者配伍其他药物一同煎服,一般用量为9～15克,鲜品可用至30克。

药膳:与其他食材如鸡肉、猪肉等烹调,或者煎取汁液与粳米同煮成粥。

研末:将黄精焙干研成细粉,一般用量为5克。

丸散剂:将黄精烘干、研末,单味或与其他药物混合加工制成丸散剂。

制膏:取黄精200～500克,与其他药物同入砂锅,用小火煎熬去渣取汁,汁液用小火熬制成膏。

外用:研末调敷,或煎汤涂,也可鲜品捣汁搽。

【化学成分】

黄精含黄精多糖、皂苷类化合物、淀粉及多种氨基酸等成分。

【药理作用】

黄精具有增强免疫功能、抗病原微生物、增加冠状动脉流量、降血脂、抗衰老、止血等作用。

【药食验方】

1.黄精参芪茶

组成:黄精20克,党参15克,山药15克,黄芪15克。

制法:将黄精、党参、山药、黄芪分别洗净入锅,加适量水,用小火煎煮40分钟,去渣取汁即成。

用法：上午、下午分服。

功效：益气养阴。

主治：适用于气阴两虚引起的神疲乏力、消渴病，干咳痰稠，痰中带血，潮热盗汗，气短心悸。

2. 黄精枸杞子松花饼

组成：鲜鸡蛋6枚，枸杞子15克，龙眼肉15克，黄精20克，水发口蘑20克，嫩冬笋50克，面粉50克，火腿片30克，猪瘦肉100克，豌豆苞4朵，熟猪油600克，味精、黄酒、酱油、葱花、精盐各适量。

制法：将黄精去浮灰，研制成末。将蛋黄打散，蛋清搅成蛋泡。将龙眼肉、枸杞子洗净，与猪瘦肉、嫩冬笋、水发口蘑分别剁碎。将炒锅置于中火上，下熟猪油30克，烧至六成热时下猪瘦肉末，炒散，然后加入黄精粉、龙眼肉、枸杞子、蛋黄、冬笋、口蘑、黄酒、葱花、酱油等，炒成熟馅待用。再将炒锅置于小火上，下熟猪油，烧至三成热，倒入蛋泡约1/2，煎成直径约16厘米大的圆形松花蛋饼，随即将馅倒于蛋中间，再将余下的蛋泡盖在上面，撒上火腿片，放上嫩豌豆苞。同时，另用一锅将熟猪油烧开，慢慢淋在蛋饼上，待油淋完，发泡成熟，滗去油入盘。

用法：当主食，随意食用。

功效：益气养阴，宁心止汗。

主治：适用于气阴两虚，症见口干舌燥、心悸怔忡、多汗。

3. 黄精豆浆

组成：鲜黄精50克，黄豆50克，白砂糖少许。

制法：在春、秋两季（秋季为佳）挖采鲜黄精，去除根须，洗净，置沸水中略烫。将黄豆用冷水浸泡一夜，次日早晨与鲜黄精同入家用粉碎机中粉碎，过滤取汁，入锅，煮沸后加白砂糖少量，待糖溶化即成。

用法：当饮料，随量服食，当日服完。

功效：益气养阴。

主治：适用于气阴两虚所致的少气懒言、咽干口渴、潮热盗汗、神疲乏力、心悸失眠等病症。

【应用注意】

脾虚有湿者、咳嗽痰多者、中寒泄泻者忌用。过敏体质者慎用。

三十三 枸杞子

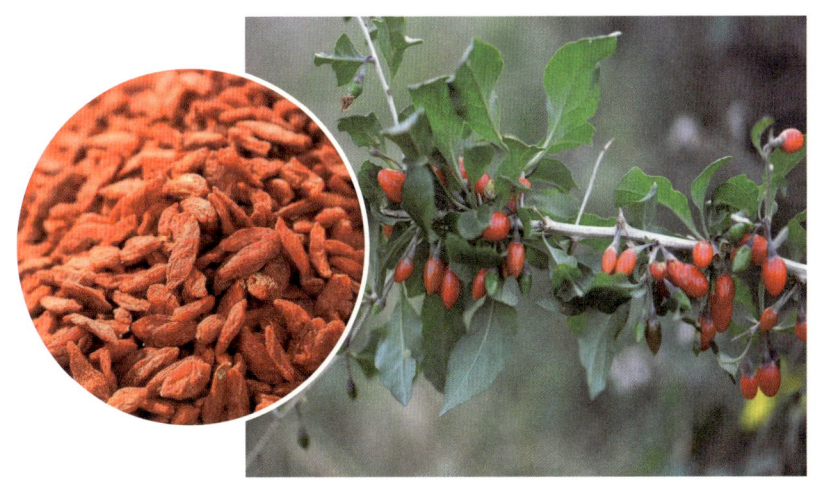

本品为茄科植物宁夏枸杞 *Lycium barbarum* L. 的干燥成熟果实。夏、秋二季果实呈红色时采收,热风烘干,除去果梗,或晾至皮皱后,晒干,除去果梗。

【品种出处】

《中华人民共和国药典》（2020 年版）；《关于进一步规范保健食品原料管理的通知》（卫法监发〔2002〕51 号）之《既是食品又是药品的物品名单》。

【性味归经】

性平,味甘,归肝、肾经。

【功效主治】

● **滋补肝肾**：适用于肝肾精血亏虚所致的头晕目眩、腰膝酸软、遗精滑泄、耳聋耳鸣、须发早白、失眠健忘等,也可用于肝肾阴虚所致的潮热盗汗、五心烦热,还可用于糖尿病。

● **益精明目**：适用于肝肾阴血亏虚所致的目昏不明、视力减退等。

【使用方法】

煎服：单味或者配伍其他药物一同煎服,一般用量为 5～15 克。

药膳：可与其他食材如鸡肉、猪肉等烹调,或与粳米同煮为粥。

含服：洗净后放入口中含服至淡而无味后咀嚼咽服。

泡茶：沸水冲泡，加盖闷 5 分钟，可冲泡数次，代茶饮，至淡而无味时食渣。一般用量为 10 克。

丸散剂：将枸杞子烘干、研末，单味或与其他药物混合加工制成丸散剂。

制膏：取枸杞子 200～500 克，与其他药物同入砂锅，用小火煎熬去渣取汁，汁液用小火熬制成膏。

泡酒：将枸杞子浸入适量优质白酒中，浸泡数周后饮酒。

化学成分

枸杞子含甜菜碱、枸杞多糖、粗脂肪、粗蛋白、硫胺素、核黄素、烟酸、胡萝卜素、抗坏血酸、尼克酸、β- 谷固醇、亚油酸、矿物质及氨基酸等成分。

药理作用

枸杞子对免疫有促进作用，同时具有免疫调节作用。此外，枸杞子可提高血睾酮水平，还有抗衰老、抗突变、抗肿瘤、降血脂、保肝及抗脂肪肝、降血糖、降血压、促进造血功能等作用。

药食验方

1. 二子苦丁茶

组成：枸杞子 30 克，决明子 30 克，苦丁茶 30 克。

制法：将决明子敲碎，与苦丁茶同放入纱布袋中，扎口，备用。再将枸杞子拣杂、洗净后，与药袋同入砂锅中，加水浓煎 2 次，每次 30 分钟，合并 2 次煎汁，拌匀即成。除去药袋，将枸杞子盛入碗中，备用。

用法：代茶，频频饮用，一般可冲泡 3～5 次，每日 1 剂。

功效：平肝益肾，降压降脂。

主治：适用于高血压、血脂异常。

2. 杞菊茶

组成：枸杞子 20 克，菊花 5 克。

制法：将枸杞子、菊花分别拣去杂质，同放入杯中，用沸水冲泡，加盖闷 15 分钟。

用法：代茶，频频饮用，一般可冲泡 3～5 次，每日 1 剂。

功效：滋补肝肾，平肝明目。

主治：适用于高血压及头昏目眩、耳鸣、视力减退等。

3. 核桃枸杞子肉丁

组成：猪里脊肉200克，核桃仁100克，鸡蛋清40克，枸杞子20克，植物油适量，绍酒10毫升，精盐3克，味精1克，蒜片5克，葱粒5克，姜片5克，胡椒面1克，湿淀粉30克，鲜汤适量。

制法：将猪里脊肉洗净，切成厚1厘米的块，再划成间隔0.3厘米的交叉花纹，然后改切成1立方厘米的丁，放入碗内，加精盐2克、湿淀粉2克，鸡蛋清拌匀，另用精盐、绍酒、胡椒面、味精、湿淀粉同盛于碗内，加鲜汤调成滋汁。将核桃仁用开水浸泡去皮，改成0.6立方厘米的丁。将枸杞子用温开水洗净。将核桃仁炸成浅黄色捞起，将油沥起。另下植物油500毫升烧成四成热时，放入肉丁，用竹筷拨散，去滑油，留油30克，放入姜片、蒜片、葱粒炒香，再下核桃仁、枸杞子，炒匀，烹入汁即成。

用法：当菜佐餐，适量食用。

功效：补肾益肺，降血糖。

主治：适用于肝肾不足引起的头昏目眩、视力下降、健忘乏力，也适用于各型糖尿病，对肾阴亏虚型糖尿病尤为适宜。

应用注意

脾虚便溏者慎服。自身免疫性疾病活动期慎用。

三十四　黑芝麻

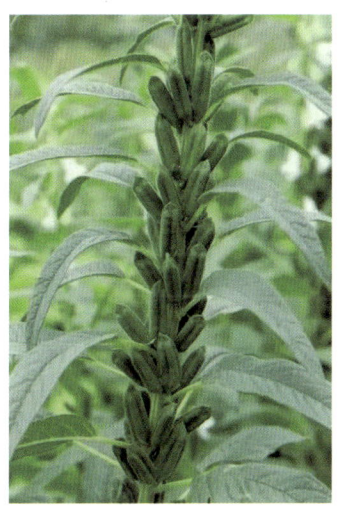
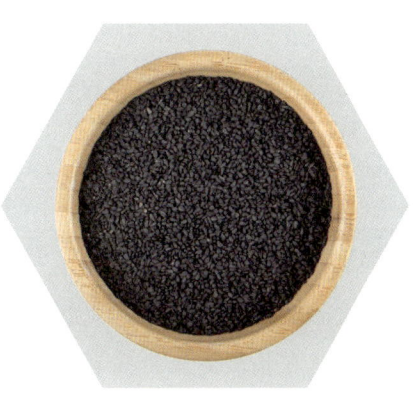

本品为脂麻科植物脂麻 Sesamum indicum L. 的干燥成熟种子。秋季果实成熟时采割植株，晒干，打下种子，除去杂质，再晒干。

品种出处

《中华人民共和国药典》（2020年版）；《关于进一步规范保健食品原料管理的通知》（卫法监发〔2002〕51号）之《既是食品又是药品的物品名单》。

性味归经

性平，味甘，归肝、肾、大肠经。

功效主治

补益肝肾：适用于肝肾不足所致的头晕目眩、须发早白、腰膝酸软、耳聋耳鸣、倦怠乏力、口渴多饮、失眠健忘等病症。

养血益精：适用于血虚精亏所致的肌肤干燥、头晕耳鸣、腰脚痿软、妇人乳少等病症。

润肠通便：适用于肠燥便秘，尤其适合老年及血虚型便秘。

使用方法

生用或炒用：生黑芝麻是原药材除去杂质，洗净，晒干。炒黑芝麻是取净黑芝麻，照清炒法炒至有爆声。黑芝麻生品外用，有解毒消肿，生肌止痛之功，可用于小儿瘰疬、天火丹、乳痈肿痛、疔疮湿疹、汤火伤及疮疡久溃不合。

榨油：黑芝麻加工成的芝麻油，俗称小磨油，其色泽金黄，味美可口，清雅，诱人食欲，不仅是一种高级的营养佳品，而且是各种炒、蒸、炖、凉拌等菜肴中最理想的调味品。

煎服：单味或者配伍其他药物一同煎服，一般用量为9～15克。

药膳：可与其他食材如牛奶、猪肉等烹调。

丸散剂：将黑芝麻烘干、研末，单味或与其他药物混合加工制成丸散剂。

制膏：取黑芝麻200～500克，与其他药物同入砂锅，用小火煎熬去渣取汁，汁液用小火熬制成膏。

外用：黑芝麻煎水洗浴或捣敷。

化学成分

黑芝麻主要含脂肪油（含油酸、亚油酸）、蛋白质、芝麻素、芝麻酚、维生素E、钙、铁、植物固醇及木脂素类化合物等成分。

《药理作用》

黑芝麻具有调节血糖、降低胆固醇、滋补肝肾、保护血管、润肠通便、延缓衰老等作用。

《药食验方》

1. 黑芝麻汤圆

组成：糯米 500 克，黑芝麻 75 克，白糖 100 克，猪板油 25 克。

制法：将黑芝麻中的杂质去掉，用清水淘洗干净，放在炒锅中用小火炒熟，然后倒在案板上，趁热擀成细末。将猪板油剥去外衣，切细碎，放入盆内，加入白糖和黑芝麻末拌匀，制作成芝麻馅。将糯米淘洗干净，用清水浸泡 2 小时，放在石磨内，带水磨成水磨浆，装在干净布袋内挤干水分成水磨粉，待用。将水磨粉倒入盆内，取出一小团上屉蒸熟，然后放在剩余水磨粉盆中反复揉搓均匀，再搓成长条，制作成 30 个剂子，逐一揉圆，再用手指捏成盆状，舀入芝麻馅，将口捏拢揉圆。锅内加水，烧开后放入汤圆，用手勺推转两下，加盖用大火煮开，改用中火煮至汤圆浮上水面，加些凉水再煮，见汤圆熟透，分别盛入碗内，加上适量煮汤即成。

用法：作主食食用。

功效：滋阴养血，补益肝肾。

主治：适用于肝肾阴血亏虚所致的头晕目眩、失眠健忘、神疲乏力、须发早白、产后乳少、习惯性便秘等病症。

2. 桑椹芝麻散

组成：桑椹（干品）15 克，黑芝麻 15 克。

制法：将干桑椹洗净烘干捣烂，黑芝麻洗净炒熟研末，和匀即成。

用法：上午、下午分服。

功效：益肾养阴，降低血糖。

主治：适用于肾阴亏虚型糖尿病，以及突发须发早白，头昏目眩，大便干结。

3. 黑芝麻糊

组成：小麦粉 100 克，赤小豆粉 100 克，黑芝麻粉 100 克，糯米粉 100 克。

制法：将小麦粉、赤小豆粉、黑芝麻粉、糯米粉炒熟瓶装备用。

用法：每次 30 克，开水调服。

功效：补肾健脾，润肠通便。

主治：适用于脾胃虚弱引起的头晕目眩、大便秘结。

【应用注意】

便溏腹泻、慢性肠炎患者，肾结石、高尿酸血症患者，肝功能异常者注意禁忌。每日不超过 30g，避免油脂过量引发肥胖或消化不良。

第二章 解表类药食同源品种

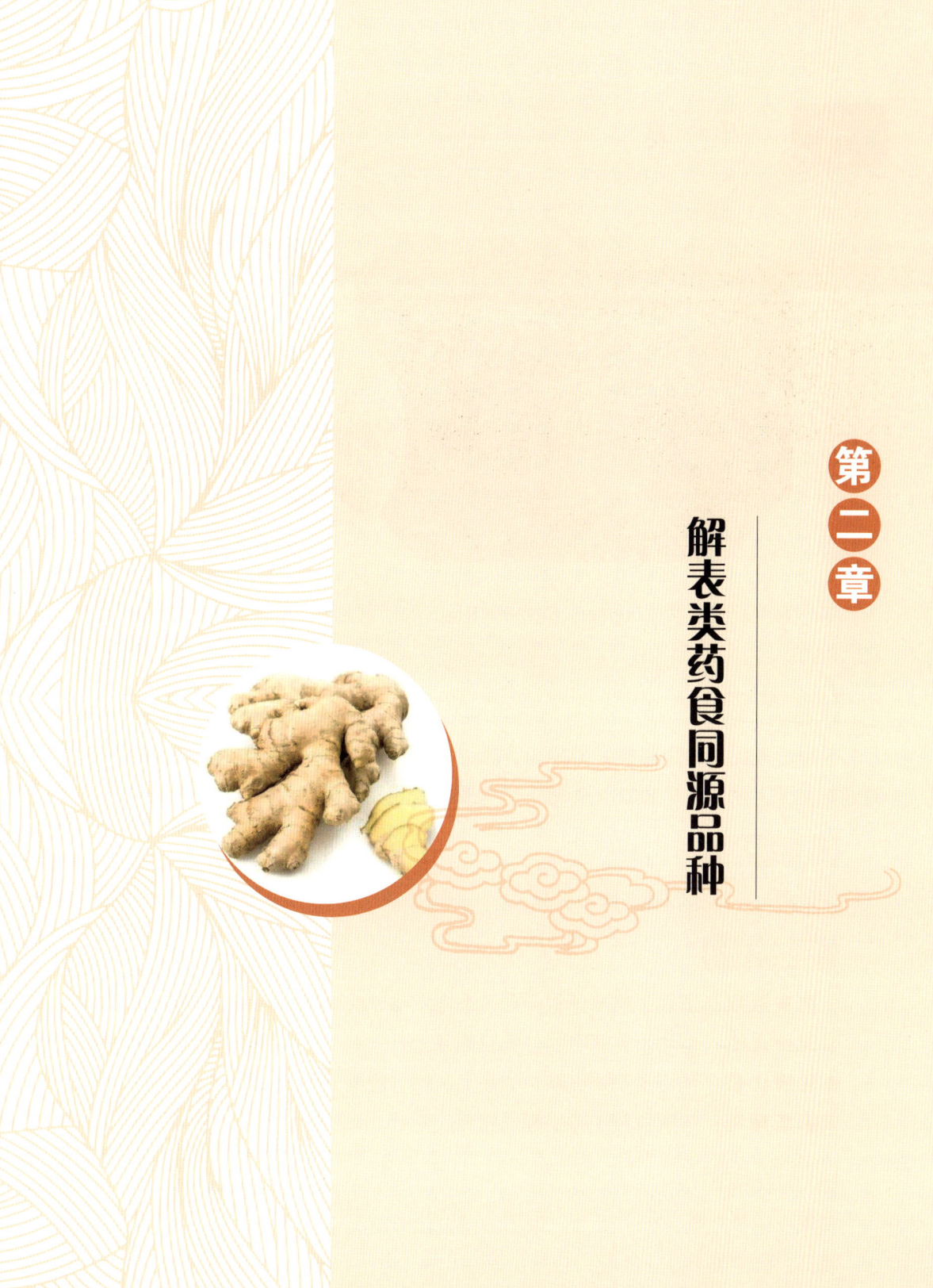

一 生 姜

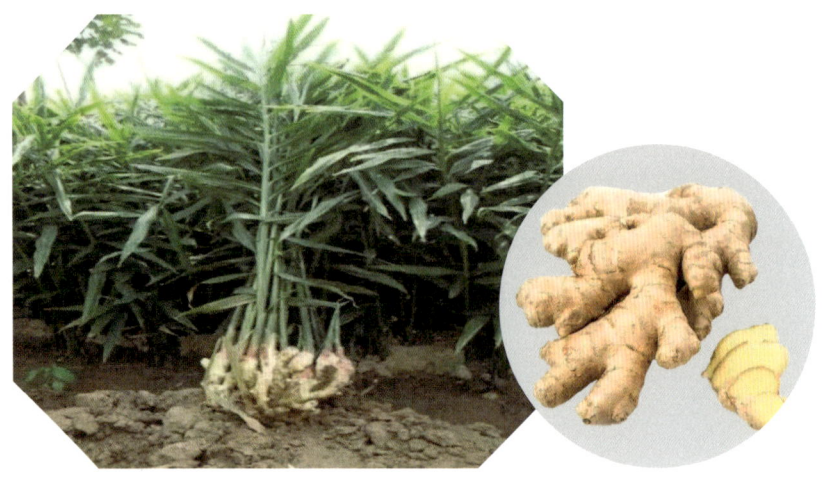

本品为姜科植物姜 *Zingiber officinale* Rosc. 的新鲜根茎。秋、冬二季采挖，除去须根和泥沙。

《品种出处》

《中华人民共和国药典》（2020年版）；《关于进一步规范保健食品原料管理的通知》（卫法监发〔2002〕51号）之《既是食品又是药品的物品名单》。

《性味归经》

性微温，味辛，归肺、脾、胃经。

《功效主治》

- **解表散寒**：适用于风寒感冒，症见恶寒发热、头痛鼻塞。
- **温中止呕**：适用于胃寒呕吐、脾胃虚寒。
- **化痰止咳**：适用于寒痰咳嗽，如痰多清稀、胸闷气喘。
- **解鱼蟹毒**：缓解鱼蟹中毒引起的腹痛、呕吐。

《使用方法》

煎服：切片煎服，3～10克。煨用，湿纸包煨黄。

捣汁：鲜生姜捣汁，冲服，3～10滴。

药膳：可作为药膳及多种菜肴的调味料。

碾粉：将生姜烘干，碾成细粉，每次吞服2～3克。

【化学成分】

生姜含有挥发油,油中主要为姜醇、α-姜烯、β-水芹烯、柠檬醛等,尚含辣味成分姜辣素、姜烯酮、姜酮等。

【药理作用】

生姜能健胃、助消化、止呕、解热、镇痛、抗炎、镇静、止咳、抗惊厥、保肝利胆,兴奋血管运动中枢、呼吸中枢及心脏,升高血压、促进血液循环、抗氧化、抗过敏、降血脂及抑制亚硝酸氨合成、抗菌、抗真菌、杀灭阴道滴虫。

【药食验方】

1. 生姜葱白饮

组成:生姜10克,葱白10克,红糖适量。

制法:将生姜、葱白洗净,放入锅内,加适量水,用大火烧开后改小火煎2分钟,去渣取汁,调入红糖。

用法:代茶,频频饮用。

功效:解表散寒。

主治:适用于风寒感冒轻症。

2. 生姜陈皮茶

组成:生姜3片,陈皮10克。

制法:将生姜洗净去皮,切片,与陈皮一起放入杯中,加沸水冲泡,加盖闷5分钟即可。

用法:代茶,频频饮用。

功效:温中止呕。

主治:适用于胃寒呕吐等病症。

3. 生姜鱼丝

组成:草鱼中段500克,鲜生姜30克,鸡蛋清20克,植物油40克,精盐、味精、胡椒粉、黄酒、鲜汤、淀粉各适量。

制法:将鲜生姜洗净,切成大生姜片后,再改切成生姜丝,待用。将草鱼先劈成片,去除鱼皮和鱼骨,将鱼肉切成鱼丝。把鱼丝放在盛器内,加入鸡蛋清、精盐、味精、胡椒粉、干淀粉拌匀上浆。将炒锅上火,放植物油,烧至四成热,下鱼丝,用勺划散,待鱼丝成熟后倒入漏勺沥油。在锅内留底油,下生姜丝煸炒一会,加入黄酒、鲜汤、精盐、味精,再下鱼丝烧开后,用湿淀粉勾芡,淋少许热油翻匀即成。

用法:佐餐食用。

功效：止呕安胎。

主治：适用于脾胃虚弱、食欲不振，以及妊娠合并呕吐。

《应用注意》

热盛及阴虚内热者忌服。

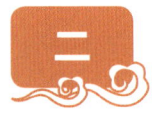

紫　苏

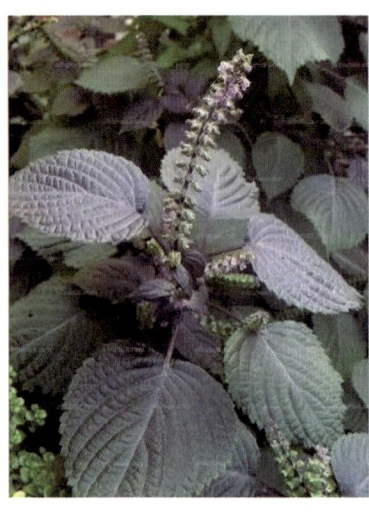
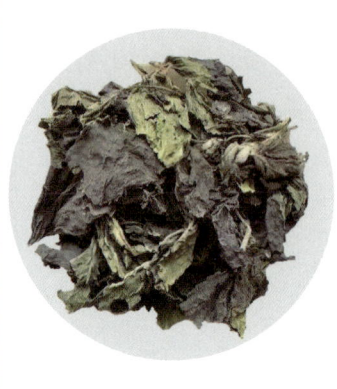

本品为唇形科植物紫苏 *Perilla frutescens*（L.）Britt. 的干燥叶。夏季枝叶茂盛时采收，除去杂质，晒干。

《品种出处》

《中华人民共和国药典》（2020 年版）；《关于进一步规范保健食品原料管理的通知》（卫法监发〔2002〕51 号）之《既是食品又是药品的物品名单》。

《性味归经》

性温，味辛，归肺、脾经。

《功效主治》

⊙ **解表散寒**：适用于风寒感冒，症见恶寒无汗、头痛鼻塞，尤适用于表寒轻证或兼气滞者。

⊙ **行气和胃**：适用于调理脾胃气滞，缓解脘腹胀满、恶心呕吐、妊娠呕吐（紫苏梗兼有安胎之效）。

- **解鱼蟹毒**：缓解鱼蟹中毒引起的腹痛、呕吐，古籍记载也可解蛇虫毒。

使用方法

泡服：单味或者与其他药物配伍，每次 5～10 克，用沸水冲泡。

煎服：单味或者与其他药物配伍煎服，5～10 克，入汤剂不宜久煎。

药膳：可与其他食材烹调制成药膳。

丸散剂：将紫苏打粉后与其他药物配伍制成丸散剂。

化学成分

紫苏含挥发油（紫苏醛、左旋柠檬烯、α-蒎烯、β-丁香烯、紫苏酮）、黄酮类化合物（迷迭香酸、高山黄芩苷）、有机酸（咖啡酸）、固醇（β-谷固醇），以及亚麻酸等成分。

药理作用

紫苏具有发汗解热、止咳平喘祛痰、健胃、促进消化、镇静、止血、抗凝血、影响免疫功能、抗菌、抗病毒等作用。此外，提取物能抗氧化，所含迷迭香酸能抗炎。

药食验方

1. 紫苏生姜茶

组成：紫苏 10 克，生姜 10 克。

制法：将紫苏、生姜同入杯中，用沸水冲泡，加盖闷数分钟，可连续冲泡 5 次。

用法：代茶，频频饮用。

功效：发散风寒，温中止呕。

主治：适用于风寒感冒、胃寒呕吐。

2. 紫苏陈皮茶

组成：紫苏 10 克，陈皮 6 克。

制法：将紫苏、陈皮同入杯中，用沸水冲泡，加盖闷数分钟，可连续冲泡 5 次。

用法：代茶，频频饮用。

功效：宽中消胀，和胃止吐，理气安胎。

主治：适用于中焦气滞之胸满胃胀、恶心呕吐、胎动不安。

3. 紫苏桔梗茶

组成：紫苏 10 克，桔梗 10 克，青果 2 粒。

制法：将紫苏、桔梗、青果同入杯中，用沸水冲泡，加盖闷数分钟，可连续冲泡 5 次。

用法：代茶，频频饮用。
功效：解表散寒，理肺止咳。
主治：适用于风寒感冒、咳嗽咽哑。

【应用注意】

脾虚便溏者慎用。阴虚内热或实热证（如高热、口疮）忌服。紫苏醛过量可能引发肝损伤，长期大量食用需谨慎。

三 白 芷

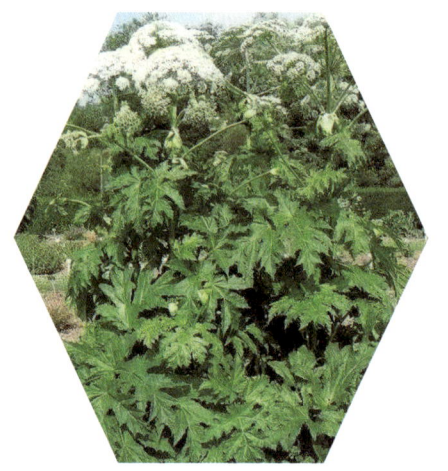
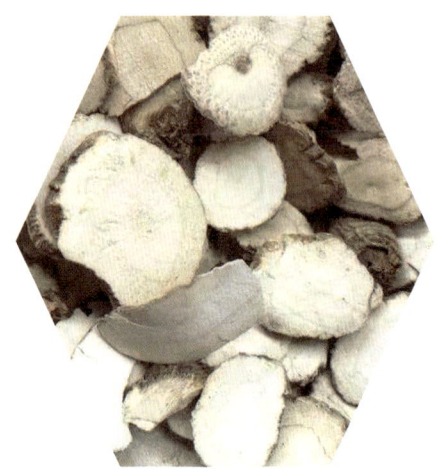

本品为伞形科植物白芷 *Angelica dahurica*（Fisch. ex Hoffm.）Benth. et Hook. f. 或杭白芷 *Angelica dahurica*（Fisch. ex Hoffm.）Benth. et Hook. f. var. formosana（Boiss.）Shan et Yuan 的干燥根。夏、秋间叶黄时采挖，除去须根和泥沙，晒干或低温干燥。

【品种出处】

《中华人民共和国药典》（2020年版）；《关于进一步规范保健食品原料管理的通知》（卫法监发〔2002〕51号）之《既是食品又是药品的物品名单》。

【性味归经】

性温，味辛，归胃、大肠、肺经。

【功效主治】

● **解表散寒**：适用于风寒感冒表实证。

- **祛风止痛：** 适用于风寒感冒引起的头痛、关节酸痛等病症。
- **宣通鼻窍：** 适用于风寒感冒引起的鼻塞流涕等病症。
- **燥湿止带：** 适用于妇科寒性白带、湿热带下、带下量多等病症。
- **消肿排脓：** 适用于皮肤红肿、化脓等病症。

使用方法

泡服： 单味或者与其他药物配伍，每次 3～10 克。

煎服： 单味或者与其他药物配伍煎服，5～10 克，入汤剂不宜久煎。

药膳： 可与其他食材烹调制成药膳。

丸散剂： 将白芷打粉后与其他药物配伍制成丸散剂。

外用： 碾粉局部外用。

化学成分

白芷含有挥发油（α-蒎烯、月桂烯等）、香豆素类化合物（欧前胡素、异欧前胡素、氧化前胡素等），另含固醇、硬脂酸等成分。

药理作用

白芷具有解热、镇痛、抗炎、兴奋中枢、抗菌、抗真菌、抗病毒、止血等作用。

药食验方

1. 白芷蒲公英茶

组成：白芷 10 克，蒲公英 10 克，甘草 2 克。

制法：将白芷、蒲公英、甘草同入杯中，用沸水冲泡，加盖闷数分钟，可连续冲泡 5 次。

用法：代茶，频频饮用。

功效：排脓去腐，生肌长肉。

主治：适用于疮疡疖肿，溃烂久不收口。

2. 白芷丁香茶

组成：白芷 10 克，丁香 3 克。

制法：将白芷、丁香同入杯中，用沸水冲泡，加盖闷数分钟，可连续冲泡 5 次。

用法：代茶，频频饮用。

功效：疏风解表，行气止痛。

主治：适用于外感风寒引起的恶寒发热，头痛、眉棱骨、牙痛、鼻咽疼痛。

3. 二白散

组成：白芷30克，白果仁（干品）60克。

制法：将白芷、干白果仁研成细粉，瓶装备用。

用法：每日2次，每次5克，用温开水送服。

功效：收敛止带。

主治：适用于脾虚引起的带下清稀量多或湿热带下。

《应用注意》

阴虚内热者忌服。

四 香 薷

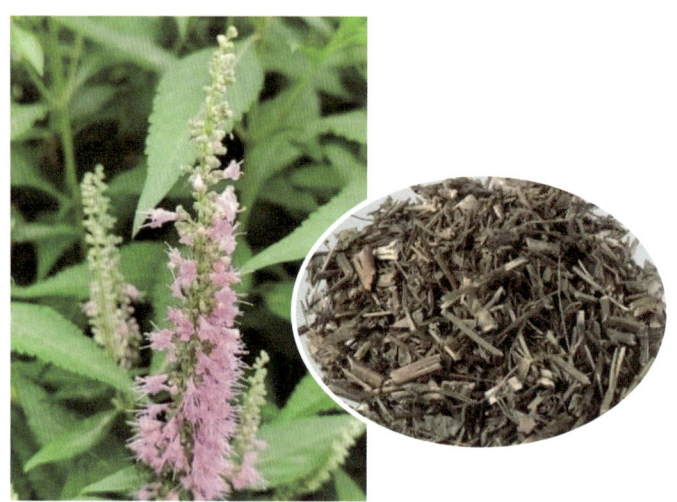

本品为唇形科植物石香薷 *Mosla chinensis* Maxim. 或江香薷 *Mosla chinensis* 'Jiangxiangru' 的干燥地上部分。前者习称"青香薷"，后者习称"江香薷"。夏季茎叶茂盛、花盛时择晴天采割，除去杂质，阴干。

《品种出处》

《中华人民共和国药典》（2020年版）；《关于进一步规范保健食品原料管理的通知》（卫法监发〔2002〕51号）之《既是食品又是药品的物品名单》。

《性味归经》

性微温，味辛，归肺、胃经。

功效主治

- **发汗解表**：适用于暑湿感冒、恶寒发热、头痛无汗等病症。
- **祛暑化湿**：适用于腹痛吐泻、小便不利等病症。

使用方法

泡服：单味或者与其他药物配伍，每次3～10克，可制作凉茶。

煎服：单味或者与其他药物配伍煎服，5～10克，入汤剂不宜久煎。

药膳：可与其他食材烹调制成药膳。

丸散剂：将香薷打粉后与其他药物配伍制成丸散剂。

化学成分

香薷主要含挥发油（以香荆芥酚、百里香酚为主）、黄酮类化合物（如木犀草素）、三萜类化合物（如齐墩果酸）、多糖及矿物质。

药理作用

香薷具有解热、镇痛、镇静、抑制肠管收缩、抗菌、抗病毒、利尿、刺激消化腺分泌等作用。

药食验方

1. 香薷白扁豆花茶

组成：香薷10克，白扁豆花15克。

制法：将香薷、白扁豆花同入杯中，用沸水冲泡，加盖闷数分钟，可连续冲泡5次。

用法：代茶，频频饮用。

功效：发汗解暑，健脾利湿。

主治：适用于外感暑湿引起的恶寒发热、头痛无汗、腹痛吐泻等。

2. 香薷薄荷饮

组成：香薷10克，薄荷8克。

制法：将香薷、薄荷同入杯中，用沸水冲泡，加盖闷数分钟，可连续冲泡5次。

用法：代茶，频频饮用。

功效：解表散寒，化湿和中。

主治：适用于夏季感冒、胸闷食少。

3. 香薷砂仁茶

组成：香薷10克，砂仁3克。

制法：将香薷、砂仁同入杯中，用沸水冲泡，加盖闷数分钟，可连续冲泡 5 次。

用法：代茶，频频饮用。

功效：辛温发散，和中开胃。

主治：适用于暑天贪凉饮冷引起的胃脘不适、食欲不振。

《应用注意》

表虚有汗及暑湿证者忌服。

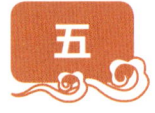

芫 荽

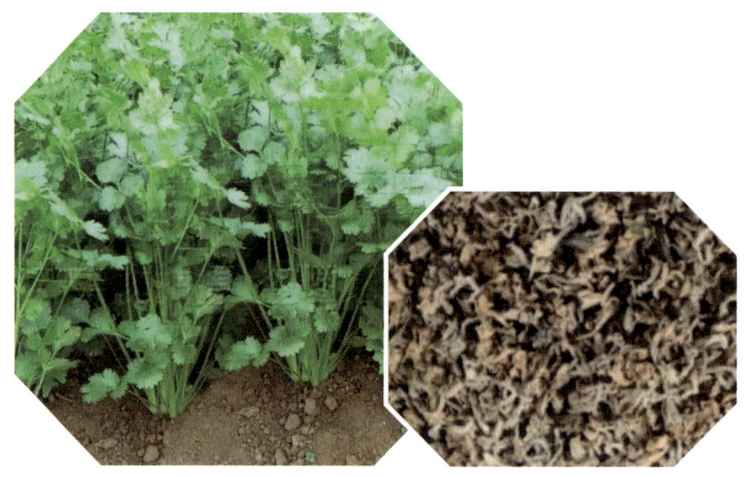

本品为伞科植物芫荽 *Coriandrum sativum* L. 的新鲜和干燥的全草。

《品种出处》

《中华人民共和国卫生部药品标准（中药材第一册）》（1992 年）；2014 年国家卫生和计划生育委员会公布新增 15 种药食同源名单的品种之一。

《性味归经》

性温，味辛，归肺、胃经。

《功效主治》

⦿ **发表透疹**：适用于轻度风寒感冒，麻疹出而不畅。

⦿ **健脾消食，行气开胃**：适用于饮食不香、食物积滞、腹部胀气，也可用于菜肴调味。

〖使用方法〗

煎服：单味或者与其他药物一同煎服，每次 6～10 克。

研粉：晒干或者烘干后研成细粉，每次吞服 1～5 克。

药膳：烧制鱼类菜肴时用于调味。

外用：煎水外洗，每次用 250 克左右。

〖化学成分〗

芫荽含有挥发油（叶含癸醛、芳樟醇、2-反式-癸烯醛）、黄酮类化合物（芦丁、槲皮素）、酚酸类化合物（咖啡酸、绿原酸）、维生素（维生素 C、维生素 K）、矿物质等成分。

〖药理作用〗

芫荽的叶、果实有降血糖、抗菌抑菌、抗氧化、抗焦虑、促进血液循环、镇痛、抗肿瘤等作用。

〖药食验方〗

1. 拌芫荽

组成：芫荽 250 克，鸡蛋 1 枚，味精、醋、香油、白糖、植物油、精盐各适量。

制法：将芫荽择去老叶，用清水洗净，放入开水锅内烫一下，待叶子萎蔫即捞出挤去水分，用刀切碎。将鸡蛋打入碗中，搅散。在锅内放少许植物油，烧热，倒入蛋液，摊成蛋皮，再切成细条。将芫荽和蛋皮均放在碗中，加入精盐、味精、醋、白糖，淋上香油即成。

用法：佐餐食用。

功效：开胃解腻，透疹解毒，祛风散寒。

主治：适用于感受风寒、食欲不振、痘疹不透等。

2. 芫荽双丝

组成：芫荽 100 克，胡萝卜 200 克，白萝卜 200 克，红油 20 克，酱油 5 克，精盐 7 克，醋 12 克，白糖 3 克，味精 1 克。

制法：将芫荽择洗干净，切成 3 厘米长的段。将胡萝卜、白萝卜分别洗净，均切成 0.3 厘米见方的丝。将胡萝卜丝放入盆内，加入精盐 5 克，腌 5 分钟，再加入白萝卜丝同腌 5 分钟，挤去大部分水分，抖散放入盘内，加入精盐、酱油、醋、白糖、味精、红油拌匀，撒上芫荽段即成。

用法：佐餐食用。

功效：顺气消食，健脾化滞。

主治：适用于麻疹不透、食物积滞、小便不通等。

3. 芫荽鱼片汤

组成：草鱼片90克，鲜芫荽10克，葱白5克，鲜紫苏叶10克，麻油10克，精盐5克，味精4克。

制法：将鲜芫荽、鲜紫苏叶拣去杂质，用清水洗净。将葱白洗净并切成段。将草鱼片放入盐水中浸泡5分钟，再洗净切成片。用清水煮紫苏叶约20分钟，去渣，下草鱼片、芫荽、葱白及麻油，略煮至鱼片刚好熟透，加入精盐、味精调味即成。

用法：佐餐食用。

功效：发散风寒，祛表邪，助消化。

主治：适用于脾虚食少、胃脘冷痛、风寒头痛等。

《应用注意》

阴虚火旺（盗汗、口干）、过敏体质忌用。服用华法林者慎用。

六　薄　荷

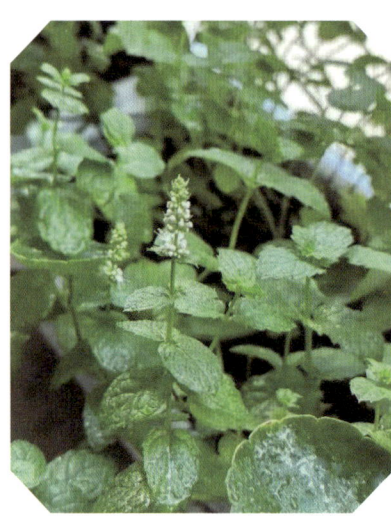
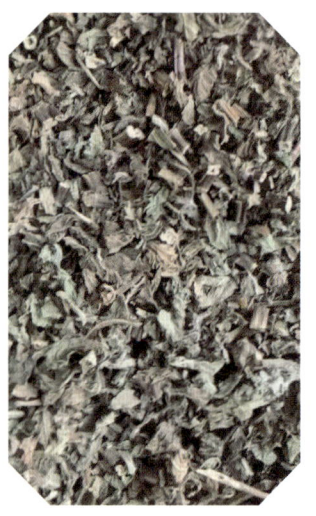

本品为唇形科植物薄荷 *Mentha haplocalyx* Briq. 的干燥地上部分。夏、秋二季茎叶茂盛或花开至三轮时，选晴天，分次采割，晒干或阴干。

《品种出处》

《中华人民共和国药典》（2020年版）；《关于进一步规范保健食品原料管理

的通知》（卫法监发〔2002〕51号）之《既是食品又是药品的物品名单》。

【性味归经】

性凉，味辛，归肺、肝经。

【功效主治】

- **疏散风热**：适用于风温初起等风热感冒病症。
- **清利头目**：适用于风热感冒引起的头痛、目赤等病症。
- **利咽透疹**：适用于风热感冒引起喉痹、口疮，风疹、麻疹等病症。
- **疏肝解郁**：适用于肝气郁结引起的胸胁胀闷等病症。

【使用方法】

煎服：与其他药物配伍使用，一般用量为3～10克，入汤剂应后下。

泡茶：薄荷3～10克/日，用沸水冲泡，加盖闷5分钟，趁热温服。

药膳：可入菜肴食用，与其他食材如乌鱼、鲫鱼等煲汤，或者与粳米等同煮成粥。

【化学成分】

薄荷含有挥发油，油中主要成分为薄荷醇、薄荷酮、柠檬烯等，另含黄酮类化合物（木犀草素、槲皮素）、酚酸类化合物（咖啡酸）、氨基酸（天冬氨酸、谷氨酸）等成分。

【药理作用】

薄荷具有兴奋中枢、发汗解热、解痉、保肝利胆、健胃、抗菌、抗病毒、抗早孕、抗着床、扩张血管、祛痰止咳、抗炎、促进透皮吸收等作用。

【药食验方】

1. 薄荷砂仁茶

组成：薄荷5克，砂仁3克。

制法：将薄荷、砂仁同入杯中，用沸水冲泡，加盖闷数分钟，可连续冲泡5次。

用法：代茶，频频饮用。

功效：疏散风热，醒脾开胃。

主治：适用于风热感冒、食欲不振等病症。

2. 薄荷柠檬水

组成：鲜薄荷叶30克，柠檬2个（约150克）。

制法：将鲜薄荷叶、柠檬清洗干净，加凉开水适量，同入榨汁机中，榨取鲜汁即成。

用法：上午、下午分服。

功效：清头目，利咽喉，散风热。

主治：适用于风热头痛、目赤多泪、咽喉肿痛等病症。

3. 薄荷芫荽鲜汁

组成：鲜薄荷叶100克，芫荽150克。

制法：将鲜薄荷叶、芫荽清洗干净，加适量凉开水，同入榨汁机中，榨取鲜汁即成。

用法：上午、下午分服。

功效：疏散风热，透疹止痒。

主治：适用于风热束表、麻疹不透。

【应用注意】

阴虚血燥（舌红少苔）、体虚多汗者忌用。孕妇慎用，可能刺激子宫收缩。

七 桑 叶

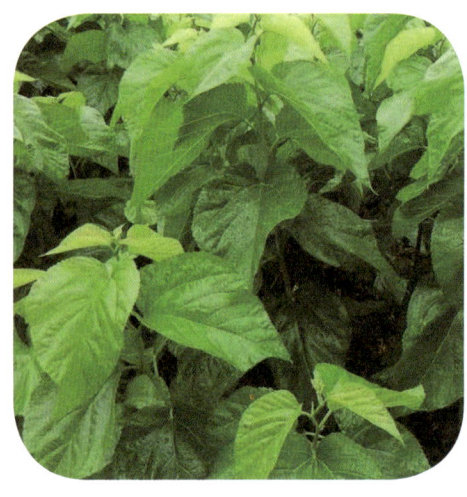
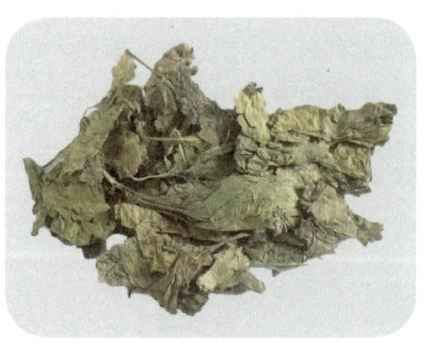

本品为桑科植物桑 *Morus alba* L. 的干燥叶。初霜后采收，除去杂质，晒干。

【品种出处】

《中华人民共和国药典》（2020年版）；《关于进一步规范保健食品原料管理的通知》（卫法监发〔2002〕51号）之《既是食品又是药品的物品名单》。

《性味归经》

性寒，味甘、苦，归肺、肝经。

《功效主治》

- **疏散风热**：适用于温病初起、风热感冒引起的头痛、发热等病症。
- **平肝明目**：适用于肝阳上亢引起的眩晕、目赤昏花等病症。
- **清肺润燥**：适用于风热犯肺引起的咳嗽、痰黄、咽痒等病症。
- **凉血止血**：适用于血热妄行引起的咳血、吐血等病症。

《使用方法》

煎服：与其他药物配伍使用，一般用量为 5～10 克。

药膳：可入菜肴食用，与其他食材如乌鱼、鲫鱼等煲汤，或者与粳米、大豆等同煮成粥，长期食用则补气健脾效果更加。

泡茶：桑叶 10～20 克/日，用沸水冲泡，加盖闷 5 分钟，趁热温服。

《化学成分》

桑叶含有芦丁、槲皮素等黄酮类化合物，以及多糖、甾体类化合物、香豆素类化合物（伞形花内酯、东莨菪素）、挥发油、氨基酸（如 γ-氨基丁酸）、维生素（如维生素C）、有机酸类化合物（绿原酸、琥珀酸）及矿物质（铜、锰等）等成分。

《药理作用》

桑叶具有降血糖、调血脂、抗氧化、抗炎、抗菌、护肝、保护心血管、抗肿瘤等作用。

《药食验方》

1. 桑叶桔梗茶

组成：桑叶 5 克，桔梗 6 克。

制法：将桑叶、桔梗同入杯中，用沸水冲泡，加盖闷数分钟，可连续冲泡 5 次。

用法：代茶，频频饮用。

功效：疏散风热，清肺止咳。

主治：适用于风热感冒、咳嗽痰多。

2. 桑叶薄荷茶

组成：桑叶 5 克，薄荷 6 克，甘草 2 克。

制法：将桑叶、薄荷、甘草同入杯中，用沸水冲泡，加盖闷数分钟，可连续冲泡 5 次。

用法：代茶，频频饮用。

功效：疏散风热，清肺利咽。

主治：适用于风热感冒、温病初起引起的发热、咽痒、咳嗽。

3. 桑叶菊花脑汁

组成：鲜桑叶200克，菊花脑150克。

制法：将鲜桑叶、菊花脑清洗干净，加凉开水适量，同入榨汁机中，榨取鲜汁即成。

用法：上午、下午分服。

功效：清肝热，平肝阳。

主治：适用于肝阳上亢引起的眩晕头痛、头重脚轻、烦躁易怒。

【应用注意】

体质虚寒者慎用。

八　菊　花

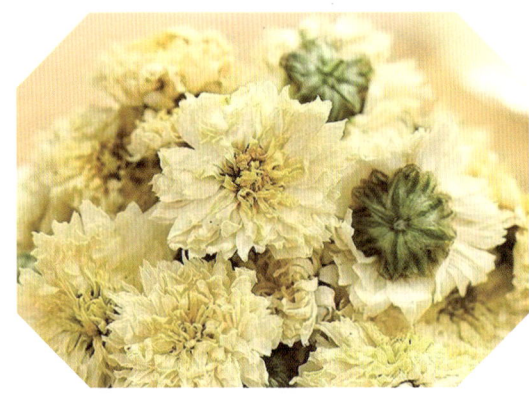 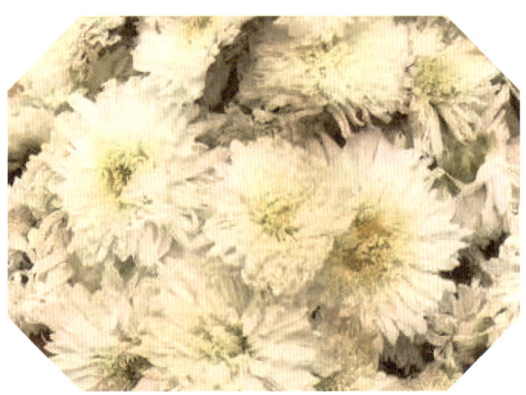

本品为菊科植物菊 *Chrysanthemum morifolium* Ramat. 的干燥头状花序。9～11月花盛开时分批采收，阴干或焙干，或熏、蒸后晒干。药材按产地和加工方法不同，分为"亳菊""滁菊""贡菊""杭菊""怀菊"。

【品种出处】

《中华人民共和国药典》（2020年版）；《关于进一步规范保健食品原料管理的通知》（卫法监发〔2002〕51号）之《既是食品又是药品的物品名单》。

性味归经

性微寒，味甘、苦，归肺、肝经。

功效主治

- **散风止咳**：适用于风热感冒引起的头痛、咳嗽、痰黏等病症。
- **平肝明目**：适用于肝阳上亢引起的眩晕、眼目昏花等病症。
- **清热解毒**：适用于风热感冒引起的发热、咽喉肿痛、鼻塞黄涕，以及目赤肿痛、疮疡肿毒等病症。

使用方法

煎服：单味或者配伍其他药物一同煎服，一般用量为 5～10 克。
药膳：可与其他食材如鸡、鸭等烹调，或与粳米同煮为粥。
丸散剂：将菊花烘干、研末，单味或与其他药物混合加工制成丸散剂。
泡酒：将菊花浸入适量优质白酒中，浸泡数周后饮酒。

化学成分

菊花含有木犀草苷、刺槐苷等黄酮类化合物，绿原酸、3,5-O-二咖啡酰奎宁酸等有机酸类化合物，以及挥发油，挥发油中含龙脑、樟脑、菊油环酮等萜类化合物，另含有腺嘌呤、胆碱、水苏碱、微量维生素 A、维生素 B_1、维生素 E、氨基酸等成分。

药理作用

菊花具有扩张冠状动脉、增加冠状动脉流量、降低血压、抑制局部毛细血管通透性、抗菌、抗病毒、抑制钩端螺旋体、解热、抗炎、抗衰老等作用。

药食验方

1. 菊花桑叶茶

组成：贡菊 3 克，桑叶 5 克。
制法：将贡菊、桑叶同入杯中，用沸水冲泡，加盖闷数分钟，可连续冲泡 5 次。
用法：代茶，频频饮用。
功效：疏散肺经风热。
主治：适用于风热感冒、温病初起。

2. 菊花山茱萸茶

组成：白菊花 3 克，山茱萸 5 克，枸杞子 5 克。
制法：将白菊花、山茱萸、枸杞子同入杯中，用沸水冲泡，加盖闷数分钟，可连续冲泡 5 次。

用法：代茶，频频饮用。

功效：滋补肝肾，养阴明目。

主治：适用于肝肾精血不足、目暗昏花。

3. 菊花绿豆粥

组成：白菊花6克，绿豆30克，粳米50克。

制法：将绿豆、粳米淘洗干净一同入锅，加适量水，用大火烧开后转用小火熬煮成稀粥，粥将成时加白菊花再煮3分钟即成。

用法：当早餐，随意食用。

功效：清泻肝热，明目消肿。

主治：适用于肝热引起的目赤肿痛、头晕头痛。

【应用注意】

脾胃虚寒者慎用。

九 葛 根

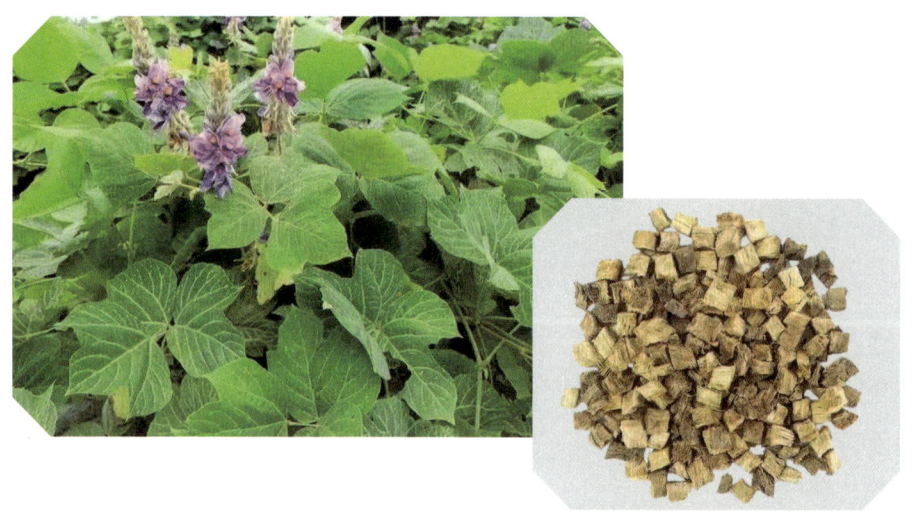

本品为豆科植物野葛 *Pueraria lobata*（Willd.）Ohwi 的干燥根。习称野葛。秋、冬二季采挖，趁鲜切成厚片或小块；干燥。

【品种出处】

《中华人民共和国药典》（2020年版）；《关于进一步规范保健食品原料管理

的通知》（卫法监发〔2002〕51号）之《既是食品又是药品的物品名单》。

《性味归经》

性凉，味甘、辛，归脾、胃、肺经。

《功效主治》

- **解肌退热**：适用于外感风寒表证发热，高血压颈项强痛。
- **生津止渴**：适用于津亏口渴之阴虚证、热证。
- **升阳止泻**：适用于脾阳不足之泄泻、痢疾。
- **透疹**：适用于麻疹不透。
- **通经活络**：适用于项背强痛、中风偏瘫、痹证麻木拘挛等经络阻滞证。
- **解酒毒**：适用于饮酒过度所致头晕、恶心、脘腹胀满等。

《使用方法》

煎服：单味或者配伍其他药物一同煎服，一般用量为 10～15 克。

药膳：可与其他食材如鸡、鸭等烹调，或与粳米同煮为粥。

丸散剂：将葛根烘干、研末，单味或与其他药物混合加工制成丸散剂。

制膏：取葛根 200～500 克，与其他药物同入砂锅，用小火煎熬去渣取汁，汁液用小火熬制成膏。

泡酒：将葛根浸入适量优质白酒中，浸泡数周后饮酒。

《化学成分》

葛根的主要活性成分为异黄酮类化合物，包括苷类化合物（如葛根素、大豆苷、葛根素木糖苷等）和苷元类化合物。此外，葛根含有三萜皂苷、芳香类化合物、多糖、β- 谷固醇、尿囊素、氯化胆碱及多种矿物质。

《药理作用》

葛根具有解热、降血糖、降血脂、保肝、调节心脏功能、抗心肌缺血、抗心律失常、扩张血管、改善微循环、增加器官血流量、抗高血压、抗动脉粥样硬化、抗血小板聚集、抗氧化、抗痢疾杆菌、解药毒、解酒毒及抗癌等作用。

《药食验方》

1. 葛根粉

组成：鲜葛根 500 克。

制法：将鲜葛根去皮，烘干，研成细粉，瓶装备用。

用法：每日2次，每次10克，用温开水送服。

功效：降血压，降血脂，调血糖，抗心律失常，软化血管。

主治：适用于高血压、血脂异常、糖尿病、心肌缺血、心律失常、动脉粥样硬化。

2. 葛根白芷散

组成：葛根片30克，白芷10克。

制法：将葛根片、白芷研成细粉，瓶装备用。

用法：每日2次，每次20克，用温开水送服。

功效：解肌止痛。

主治：适用于感冒及其他原因引起的颈部及背肌挛痛、活动受限。

3. 葛根山楂饮

组成：葛根30克，生山楂20克。

制法：将葛根、生山楂同入锅中，加适量水，用大火烧开后改小火煎煮30分钟，去渣取汁即成。

用法：上午、下午分服。

功效：保护心脑血管，活血化瘀。

主治：适用于冠心病、心肌缺血、脑部缺血缺氧。

《应用注意》

易于动呕、胃寒者慎用。

淡豆豉

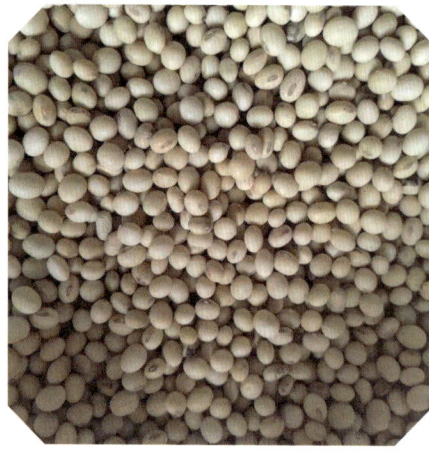
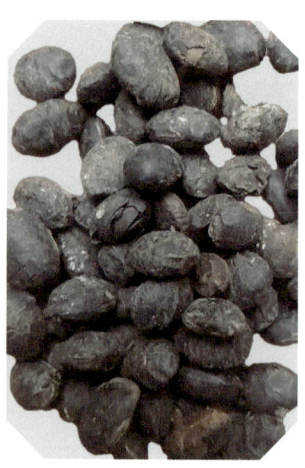

本品为豆科植物大豆 *Glycine max*（L.）Merr. 的干燥成熟种子（黑豆）的发酵加工品。

《品种出处》

《中华人民共和国药典》（2020 年版）；《关于进一步规范保健食品原料管理的通知》（卫法监发〔2002〕51 号）之《既是食品又是药品的物品名单》。

《性味归经》

性凉，味苦、辛，归肺、胃经。

《功效主治》

- **解表除烦**：适用于感冒、烦躁胸闷、虚烦不眠。
- **宣发郁热**：适用于寒热头痛、肺胃之郁热。

《使用方法》

煎服：与其他药物配伍使用，一般用量为 6～12 克。

药膳：可入菜肴食用，与其他食材煲汤，或者与粳米、大豆等同煮成粥。

泡茶：淡豆豉 10～20 克/日，用沸水冲泡，加盖闷 5 分钟，趁热温服。

丸散剂：将淡豆豉烘干、研末，单味或与其他药物混合加工制成丸散剂。

《化学成分》

淡豆豉含有大豆苷元、染料木素等大豆异黄酮类化合物，还有蛋白质、脂肪、胆碱、黄嘌呤、次黄嘌呤、胡萝卜素、维生素 B_1、维生素 B_2、烟酸、天冬酰胺、甘氨酸、苯丙氨酸、亮氨酸、异亮氨酸等成分。

《药理作用》

淡豆豉具有健胃、助消化、促进食欲、解表除烦、调节代谢、抗肿瘤、抗氧化、抗菌、抗炎、抗骨质疏松、免疫调节等作用。

《药食验方》

1. 豆豉紫苏叶煎

组成：淡豆豉 15 克，紫苏叶 10 克。

制法：将淡豆豉、紫苏叶同入锅中，加适量水，用大火烧开后改小火煎煮 30 分钟，去渣取汁即成。

用法：上午、下午分服。

功效：解表祛邪。

主治：适用于风寒感冒、风热感冒。

2. 二豆散

组成：淡豆豉 200 克，白扁豆 300 克。

制法：将淡豆豉、白扁豆研成细粉，瓶装备用。

用法：每日 2 次，每次 20 克，用温开水送服。

功效：健脾助运。

主治：适用于脾土虚弱引起的大便稀溏不成形、排便次数增多。

3. 淡豆豉山楂饮

组成：淡豆豉 15 克，山楂 10 克。

制法：将淡豆豉、山楂同入锅中，加适量水，用大火烧开后改小火煎煮 30 分钟，去渣取汁即成。

用法：上午、下午分服。

功效：帮助消化，促进食欲。

主治：适用于食欲不振、消化不良。

应用注意

胃虚易泛恶者慎用。

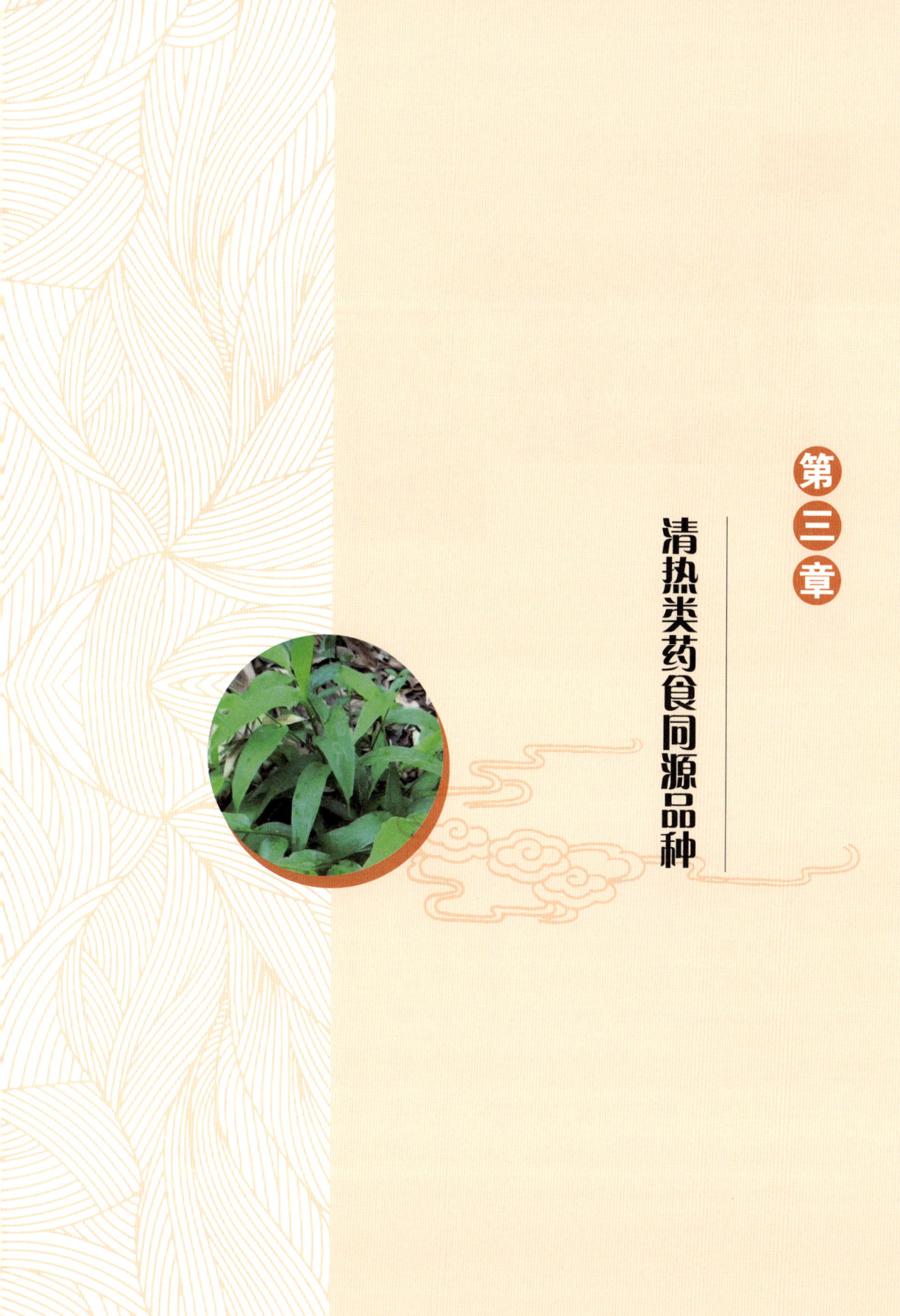

第三章 清热类药食同源品种

一 金银花

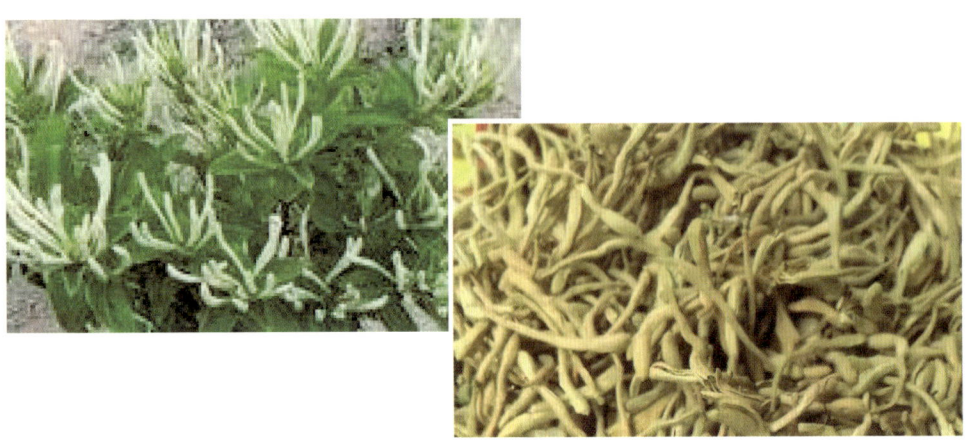

本品为忍冬科植物忍冬 *Lonicera japonica* Thunb. 的干燥花蕾或带初开的花。夏初花开放前采收,干燥。

《品种出处》

《中华人民共和国药典》(2020年版);《关于进一步规范保健食品原料管理的通知》(卫法监发〔2002〕51号)之《既是食品又是药品的物品名单》。

《性味归经》

性寒,味甘,归肺、心、胃经。

《功效主治》

- **清热解毒**:适用于痈肿疔疮、喉痹、丹毒、热毒血痢。
- **疏散风热**:适用于风热感冒、温病发热。

《使用方法》

煎服:单味或者配伍其他药物一同煎服,一般用量为6～15克。

药膳:可与其他食材如鸡、鸭等烹调,或与粳米同煮为粥。

丸散剂:将金银花烘干、研末,单味或与其他药物混合加工制成丸散剂。

制膏:取金银花200～500克,与其他药物同入砂锅,用小火煎熬去渣取汁,汁液用小火熬制成膏。

泡酒:将金银花浸入适量优质白酒中,浸泡数周后饮酒。

【化学成分】

金银花含有绿原酸、3,5-O-二咖啡酰奎宁酸、4,5-O-二咖啡酰奎宁酸等有机酸类化合物，木犀草苷、槲皮素、芦丁等黄酮类化合物，以及肌醇、皂苷及挥发油等成分。

【药理作用】

金银花具有广谱抗菌、抗炎、抗病毒、抗肿瘤、解热、增加胃肠蠕动、促进胃液及胆汁分泌、保肝、降血脂、止血、抗生育、兴奋中枢神经系统等作用。

【药食验方】

1. 金银花饮

组成：金银花15克，薄荷10克。

制法：将金银花、薄荷同入锅中，加适量水，用大火烧开后改小火煎煮30分钟，去渣取汁即成。

用法：上午、下午分服。

功效：辛凉解表，清热利咽。

主治：适用于风热感冒、咽喉肿痛。

2. 金银花凉茶

组成：金银花10克，桑叶10克，菊花6克，生甘草3克，蜂蜜少许。

制法：将金银花、桑叶、菊花、生甘草同入锅中，加适量水，用大火烧开后改小火煎煮30分钟，去渣取汁，调入蜂蜜，放入冰箱冷却即成。

用法：代茶，频频饮用。

功效：疏散风热，清肝明目。

主治：适用于风热感冒、咽喉肿痛、红眼病，尤其适宜夏季饮用。

3. 金银花酒

组成：金银花50克，当归15克，栀子10克，生甘草5克，米酒200克。

制法：将金银花、当归、栀子、生甘草入锅，加适量水，煎煮30分钟，提取浓缩液，调入米酒即成。

用法：上午、下午分服。

功效：清热，解毒，活血。

主治：适用于疮疡肿毒等化脓性感染。

【应用注意】

脾胃虚寒及气虚疮疡脓清者忌用。

二　栀　子

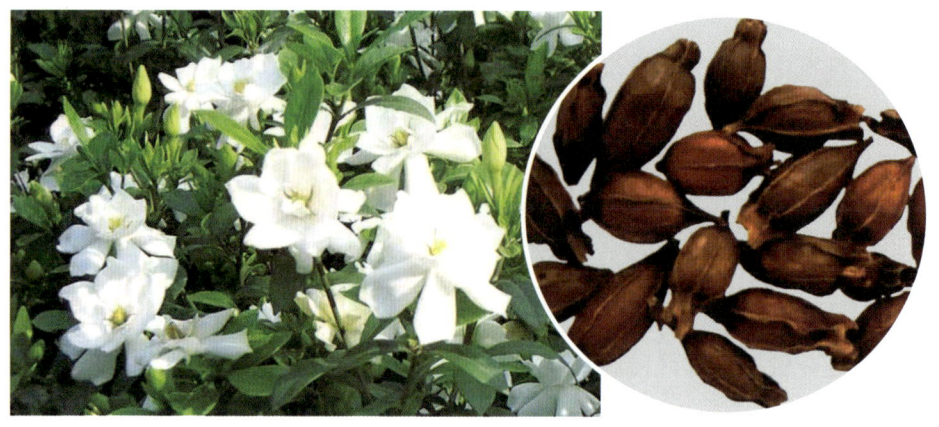

本品为茜草科植物栀子 Gardenia jasminoides Ellis 的干燥成熟果实。9～11月果实成熟呈红黄色时采收，除去果梗和杂质，蒸至上气或置沸水中略烫，取出，干燥。

【品种出处】

《中华人民共和国药典》（2020年版）；《关于进一步规范保健食品原料管理的通知》（卫法监发〔2002〕51号）之《既是食品又是药品的物品名单》。

【性味归经】

性寒，味苦，归心、肺、三焦经。

【功效主治】

- **泻火除烦**：适用于热病心烦。
- **清热利尿**：适用于黄疸尿赤、热淋。
- **凉血解毒**：适用于血淋涩痛、血热吐衄、目赤肿痛、火毒疮疡。
- **外用消肿止痛**：外治扭挫伤痛。

【使用方法】

煎服：单味或者配伍其他药物一同煎服，一般用量为6～10克。
茶饮：可与其他食材同泡饮用。
丸散剂：将栀子烘干、研末，单味或与其他药物混合加工制成丸散剂。
制膏：取栀子100～200克，与其他药物同入砂锅，用小火煎熬去渣取汁，汁液用小火熬制成膏。

泡酒： 将栀子浸入适量优质白酒中，浸泡数周后饮酒。

化学成分

栀子含有栀子苷、羟异栀子苷、山栀苷、栀子新苷等多种环烯醚萜类化合物，另含有 $D-$ 甘露醇、$\beta-$ 谷固醇、有机酸、色素及多种矿物质等成分。

药理作用

栀子能镇静、抗惊厥、降温、镇痛、利胆、降低血清胆红素、降转氨酶、保护肝细胞、促进胰腺分泌、降压、降低心肌收缩力、防治动脉粥样硬化、抗炎、抗菌、抗真菌。

药食验方

1. 栀子茶

组成：栀子 20 克，淡豆豉 15 克，生甘草 3 克。

制法：将栀子、淡豆豉、生甘草同入锅中，加适量水，用大火烧开后改小火煎煮 30 分钟，去渣取汁即成。

用法：上午、下午分服。

功效：泻心火，除烦热。

主治：适用于热病心烦、躁扰不宁。

2. 栀子金银花饮

组成：栀子 15 克，金银花 20 克，蒲公英 30 克，白芷 10 克，生甘草 3 克。

制法：将栀子、金银花、蒲公英、白芷、生甘草同入锅中，加适量水，用大火烧开后改小火煎煮 30 分钟，去渣取汁即成。

用法：上午、下午分服。

功效：清热泻火，凉血解毒。

主治：适用于热毒疮疡、红肿热痛。

3. 生栀子粉

组成：生栀子 100 克，白芷 20 克。

制法：将生栀子、白芷碾成细粉，瓶装备用。

用法：将生栀子粉调成糊状，外服肿痛部位。

功效：清热，消肿，止痛。

主治：适用于外疮肿痛、疮疡疖肿肿痛。

《应用注意》

脾虚便溏者慎用。

三 淡竹叶

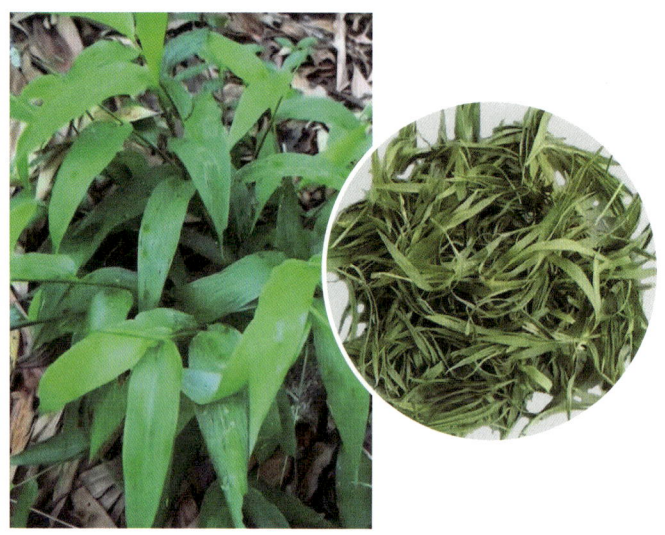

本品为禾本科植物淡竹叶 *Lophatherum gracile* Brongn. 的干燥茎叶。夏季未抽花穗前采割，晒干。

《品种出处》

《中华人民共和国药典》（2020年版）；《关于进一步规范保健食品原料管理的通知》（卫法监发〔2002〕51号）之《既是食品又是药品的物品名单》。

《性味归经》

性寒，味甘、淡，归心、胃、小肠经。

《功效主治》

- **清热泻火**：适用于心、胃、小肠热盛所致烦躁、口疮、尿赤等。
- **除烦止渴**：适用于热病烦渴、口舌生疮。
- **利尿通淋**：适用于小便赤涩淋痛。

《使用方法》

煎服：单味或者配伍其他药物一同煎服，一般用量为6～10克。

丸散剂：将淡竹叶烘干、研末，单味或与其他药物混合加工制成丸散剂。

制膏：取淡竹叶 100～200 克，与其他药物同入砂锅，用小火煎熬去渣取汁，汁液用小火熬制成膏。

泡酒：将淡竹叶浸入适量优质白酒中，浸泡数周后饮酒。

化学成分

淡竹叶含有芦丁、异欧芹素、木犀草素等黄酮类化合物，芦竹素、白茅素、无羁萜、蒲公英赛醇等三萜类化合物，香草酸、香豆酸、对甲氧基肉桂酸等酚酸类化合物，以及多糖、氨基酸等成分。

药理作用

淡竹叶具有解热、利尿、保肝、抗病毒、抗菌、抗肿瘤、降血糖、抗衰老、降血糖等作用。

药食验方

1. 淡竹叶茶

组成：淡竹叶 10 克，蒲公英 10 克，石斛 6 克，生甘草 2 克。

制法：将淡竹叶、蒲公英、石斛、生甘草同入杯中，用沸水冲泡，加盖闷数分钟，可连续冲泡 5 次。

用法：代茶，频频饮用。

功效：清心泻火，清胃生津。

主治：适用于热病伤津、烦热口渴、复发性口疮。

2. 竹叶地黄饮

组成：淡竹叶 15 克，生地黄 12 克，荷叶 10 克，西瓜皮 30 克，生甘草 2 克，冰糖适量。

制法：将淡竹叶、生地黄、荷叶、西瓜皮、生甘草同入锅中，加适量水，用大火烧开后改小火煎煮 30 分钟，去渣取汁，调入冰糖即成。

用法：上午、下午分服。

功效：清心火，利小便。

主治：适用于心火上炎之口舌生疮，心移热于小肠之小便短赤疼痛。

3. 竹叶芦根粥

组成：淡竹叶 15 克，芦根 20 克，粳米 60 克，冰糖末 30 克。

制法：将淡竹叶与芦根切碎装入玉米纤维袋中，与淘洗干净的粳米同入砂锅中，加适量水，用大火烧开后改小火煮成稀粥，加入冰糖末即成。

用法：当早餐食用。

功效：健脾养胃，清热除烦，生津止咳。

主治：适用于胃热型慢性胃炎，口干口苦，心烦不安。

《应用注意》

阴虚火旺、骨蒸潮热者忌用。

四 芦 根

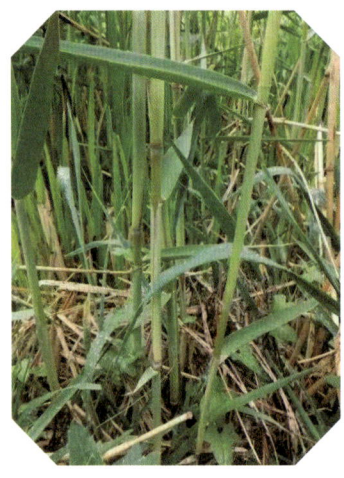
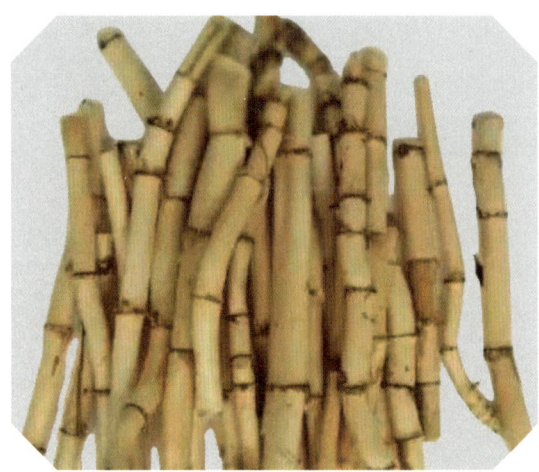

本品为禾本科植物芦苇 *Phragmites communis* Trin. 的新鲜或干燥根茎。全年均可采挖，除去芽、须根及膜状叶，鲜用或晒干。

《品种出处》

《中华人民共和国药典》（2020年版）；《关于进一步规范保健食品原料管理的通知》（卫法监发〔2002〕51号）之《既是食品又是药品的物品名单》。

《性味归经》

性寒，味甘，归肺、胃经。

《功效主治》

- **清热生津**：适用于高热后的口干口渴。
- **除烦止呕**：适用于心情烦躁、胃热引起的恶心呕吐。
- **利尿**：适用于热淋涩痛、排尿不畅。

【使用方法】

煎服：单味或者配伍其他药物一同煎服，一般用量为 15～30 克。

药膳：可与其他食材如鸡、鸭等烹调。

茶饮：单味或者配伍其他药物泡服。

【化学成分】

芦根含有多糖、多聚醇、甜菜碱、游离脯氨酸等，还含有蛋白质、薏苡素、黄酮类、苜蓿素及维生素等成分。

【药理作用】

芦根具有解热、镇静、降血压、抗炎、抗病毒、保肝及免疫促进等作用。

【药食验方】

1. 芦根雪梨藕汁

组成：鲜芦根 200 克，雪梨 250 克，鲜藕 150 克。

制法：将鲜芦根、雪梨、鲜藕清洗干净放入搅拌机中，加入适量水打成鲜汁即成。

用法：上午、下午分服。

功效：清热化痰，生津止咳。

主治：适用于肺热咳嗽、口干舌燥。

2. 芦根藿香茶

组成：芦根 30 克，藿香 10 克，茯苓 15 克，炙甘草 2 克。

制法：将芦根、藿香、茯苓、炙甘草同入锅中，加适量水，用大火烧开后改小火煎煮 30 分钟，去渣取汁即成。

用法：代茶，频频饮用。

功效：清热解暑，健脾化湿。

主治：适用于暑湿津伤引起的头目昏重、身体困重、饮食欠香。

3. 芦根雪梨膏

组成：芦根 300 克，雪梨（去核切碎）1000 克，枇杷叶 200 克，去皮荸荠（切碎）150 克，橘红 100 克，蜂蜜 500 克。

制法：将芦根、雪梨、枇杷叶、去皮荸荠、橘红同入砂锅，加适量水，煎煮至雪梨融化，去渣取汁，调入蜂蜜加热熬制稠膏装瓶备用。

用法：早、晚各 20 克（1 汤勺）。

功效：清热泻火，养阴生津，润肺化痰。

主治：适用于痰热型咳嗽痰多、痰黄质稠、口干咽燥。

《应用注意》

脾胃虚寒者慎用。

五 夏枯草

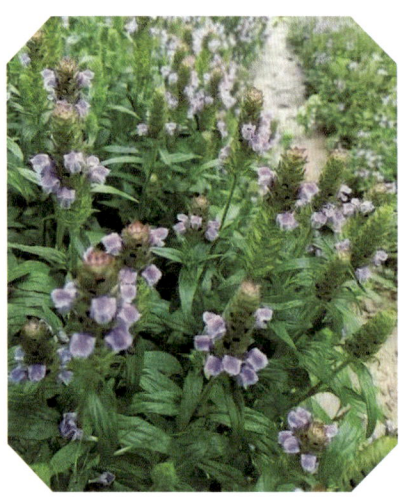
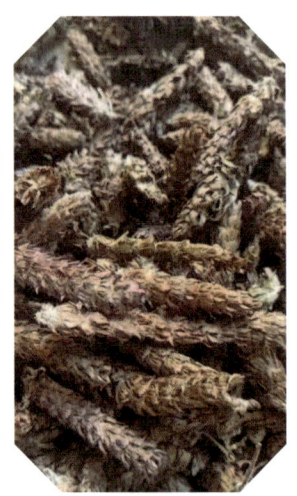

本品为唇形科植物夏枯草 *Prunella vulgaris* L. 的干燥果穗。夏季果穗呈棕红色时采收，除去杂质，晒干。

《品种出处》

《中华人民共和国药典》（2020年版）；2014年国家卫生和计划生育委员会公布新增15种药食同源名单的品种之一。

《性味归经》

性寒，味辛、苦，归肝、胆经。

《功效主治》

● **清肝泻火**：适用于肝火上炎之目赤肿痛、头痛眩晕，高血压。

● **明目**：适用于肝阴不足之视物模糊、目珠夜痛。

● **散结消肿**：适用于瘰疬、瘿瘤、乳痈肿痛，以及甲状腺肿大、淋巴结结核、乳腺增生。

【使用方法】

泡服： 单味或者配伍其他药物一同泡服，一般用量为 5～10 克。

煎服： 单味或者配伍其他药物一同煎服，一般用量为 9～15 克。

药膳： 可与其他食材如鸡、鸭等烹调。

【化学成分】

夏枯草的化学成分主要包含以下几类。①酚酸类化合物：以迷迭香酸、咖啡酸、原儿茶酸、绿原酸等为主；②三萜及其皂苷类化合物：包括齐墩果酸、熊果酸、科罗索酸、白桦脂酸等；③黄酮类化合物：已鉴定出槲皮素、芦丁、金丝桃苷、木犀草素、山柰酚、橙皮苷等；④其他成分：包括水溶性无机盐、挥发油、多糖、固醇类化合物、香豆素类化合物及维生素 C。

【药理作用】

夏枯草具有降血压、抗心律失常、抗肿瘤、抗炎、镇痛、镇静、降血糖、利尿、抗结核分枝杆菌、抗真菌、抗人类免疫缺陷病毒及Ⅰ型单纯疱疹病毒等作用。

【药食验方】

1. 夏枯草茶

组成： 夏枯草 30 克，黄菊花 10 克。

制法： 将夏枯草、黄菊花同入锅中，加适量水，用大火烧开后改小火煎煮 30 分钟，去渣取汁即成。

用法： 代茶，频频饮用。

功效： 清热泻火，明目益睛。

主治： 适用于眩晕头痛、目赤肿痛。

2. 夏枯草膏

组成： 夏枯草 500 克，当归 100 克，生地黄 100 克，决明子 100 克，槐花 100 克，陈皮 80 克，炙甘草 30 克，蜂蜜 500 克。

制法： 将夏枯草、当归、生地黄、决明子、槐花、陈皮、炙甘草同入砂锅中，加入适量水，先浸渍 2 小时，再煎煮 40 分钟，取汁；药渣加入适量水，再煎煮 30 分钟，去渣取汁。合并 2 次药汁，倒回砂锅浓缩药液，调入蜂蜜制成膏。

用法： 不时含热咽之。

功效： 清肝泻火，软坚散结。

主治： 适用于瘿瘤瘰疬、乳房小叶增生、乳腺结节。

3. 夏枯草粥

组成：夏枯草 30 克，橘红 10 克，粳米 60 克，冰糖末 20 克。

制法：将夏枯草、橘红切碎装入玉米纤维袋中，与淘洗干净的粳米同入砂锅中，加适量水，用大火烧开后改小火煮成稀粥，加入冰糖末即成。

用法：当早餐食用。

功效：疏肝解郁，清热明目，软坚散结。

主治：适用于肝气不舒、痰火郁结引起的瘿瘤瘰疬，以及肝火上炎引起的眩晕头痛、目赤肿痛。

《应用注意》

脾胃虚弱者慎用。阴虚血燥者禁服。

六 决明子

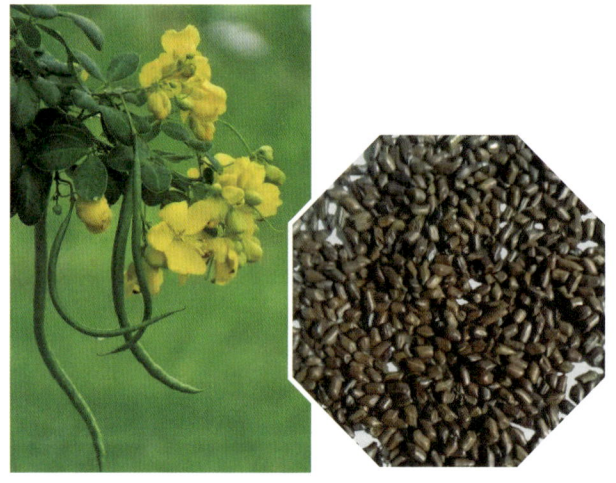

本品为豆科植物钝叶决明 Cassia obtusifolia L. 或决明（小决明）Cassia tora L. 的干燥成熟种子。秋季采收成熟果实，晒干，打下种子，除去杂质。

《品种出处》

《中华人民共和国药典》（2020 年版）；《关于进一步规范保健食品原料管理的通知》（卫法监发〔2002〕51 号）之《既是食品又是药品的物品名单》。

《性味归经》

性微寒，味甘、苦、咸，归肝、大肠经。

【功效主治】

- **清肝明目**：适用于肝经风热引起的目赤涩痛、畏光多泪、目暗不明。
- **平抑肝阳**：适用于肝阳上亢引起的头痛眩晕，高血压。
- **润肠通便**：适用于内热肠燥之大便秘结。

【使用方法】

煎服：单味或者配伍其他药物一同煎服，一般用量为 9～15 克。

药膳：可与其他食材如鸡、鸭等烹调。

丸散剂：将决明子烘干、研末，单味或与其他药物混合加工制成丸散剂。

制膏：取决明子 200～500 克，与其他药物同入砂锅，用小火煎熬去渣取汁，汁液用小火熬制成膏。

泡酒：将决明子浸入适量优质白酒中，浸泡数周后饮酒。

【化学成分】

决明子含大黄酚、橙黄决明素、大黄素、芦荟大黄素、大黄酸等蒽醌类化合物，决明子苷、钝叶素、红镰霉素等萘并吡喃酮类化合物，还含有固醇、脂肪酸、碳水化合物、蛋白质及矿物质等成分。

【药理作用】

决明子具有降压、利尿、抗菌、影响免疫功能、降脂、保肝、缓泻、促进胃液分泌和子宫收缩等作用。

【药食验方】

1. 决明子菊花茶

组成：决明子 20 克，黄菊花 3 克。

制法：将决明子、黄菊花同入杯中，用沸水冲泡，加盖闷数分钟，可连续冲泡 5 次。

用法：代茶，频频饮用。

功效：清肝明目。

主治：适用于肝经风热上攻之目赤肿痛。

2. 决明子夏枯草饮

组成：决明子 30 克，夏枯草 20 克，枸杞子 15 克。

制法：将决明子、夏枯草、枸杞子同入锅中，加适量水，煎煮 30 分钟，去渣取汁即成。

用法：上午、下午分服。

功效：平抑肝阳，清肝泻火。

主治：适用于肝阳上亢或肝火上炎之头痛、眩晕、血压增高。

3. 决明子蜜饮

组成：决明子30克，生地黄20克，麦冬15克，蜂蜜30克。

制法：将决明子、生地黄、麦冬同入锅中，加适量水，煎煮30分钟，去渣取汁，调入蜂蜜即成。

用法：上午、下午分服。

功效：滋阴清肝，润肠通便。

主治：适用于阴虚内热之大便秘结。

《应用注意》

气虚便溏者忌用。

七 青 果

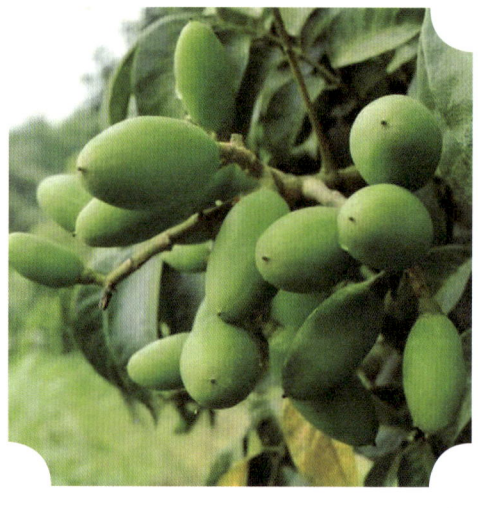
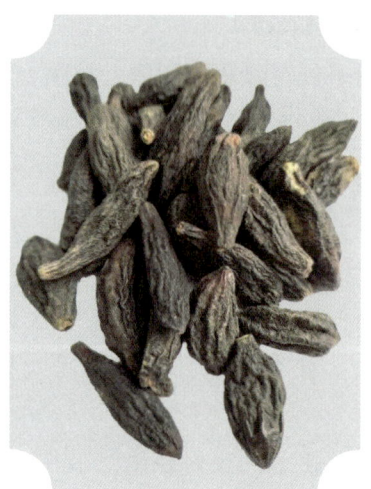

本品为橄榄科植物橄榄 *Canarium album* Raeusch. 的干燥成熟果实。秋季果实成熟时采收，干燥。

《品种出处》

《中华人民共和国药典》（2020年版）；《关于进一步规范保健食品原料管理的通知》（卫法监发〔2002〕51号）之《既是食品又是药品的物品名单》。

性味归经

性平,味甘、酸,归肺、胃经。

功效主治

- **清热解毒**:适用于风热上袭或热毒蕴结之咽喉肿痛、口舌生疮。
- **利咽生津**:适用于咽干口燥、咳嗽痰黏、烦渴声哑。
- **解毒**:适用于河豚之毒和酒毒。

使用方法

煎服:单味或者配伍其他药物一同煎服,一般用量为 5～10 克。

药膳:可与其他食材如鸡、鸭等烹调。

丸散剂:将青果烘干、研末,单味或与其他药物混合加工制成丸散剂。

制膏:取青果 200～500 克,可单品熬膏服用,也可与其他药物同入砂锅,用小火煎熬去渣取汁,汁液用小火熬制成膏。

泡酒:将青果浸入适量优质白酒中,浸泡数周后饮酒。

化学成分

青果的化学成分复杂多样,主要包含以下类别:多酚类化合物,包括没食子酸、3,4-二羟基苯甲酸乙酯、鞣花酸及其糖苷等;黄酮类化合物,已确认槲皮素、穗花杉双黄酮、金丝桃苷、芦丁、异柯里拉京等成分;三萜类化合物,含 α-香树脂醇、β-香树脂醇、齐墩果酸、熊果酸等;香豆素类化合物、挥发油及其他萜类化合物,挥发油以石竹烯、α-蒎烯为主;其他成分,包括多糖、18 种氨基酸,棕榈酸、油酸等脂肪酸,以及丰富的钙元素。

药理作用

青果具有抗氧化、抗炎、抗菌、抗病毒、保肝解酒、调节代谢、抗癌、利咽生津、润肠通便的作用。

青果的提取物对半乳糖胺引起的肝细胞中毒有保护作用,也能缓解四氯化碳对肝脏的损害。青果又能兴奋唾液腺,使唾液分泌增加,故有助消化作用。

药食验方

1. 青果嚼食方

组成:新鲜青果 10 枚。

制法:将新鲜青果洗净,用温开水浸泡片刻备用。

用法:上午、下午各嚼食 5 枚。

功效：清热，生津，利咽。

主治：适用于热毒蕴结或风热上扰引起的咽喉肿痛。

2. 青果葛根饮

组成：青果 20 克，葛根 15 克，甘草 3 克。

制法：将青果、葛根、甘草同入锅中，加适量水，煎煮 30 分钟，去渣取汁即成。

用法：上午、下午分服。

功效：清热，解毒，醒酒。

主治：适用于饮酒过度、脂肪肝。

3. 蜜汁青果

组成：红砂糖 50 克，青果 50 克。

制法：将青果洗净，加适量冷水，用小火煮半小时左右，加入红砂糖，待糖溶化后，收汁即成。

用法：当甜食食用。

功效：清热解毒，化痰止咳。

主治：适用于风热上袭之咽干口燥、咳嗽痰黏。

【应用注意】

脾胃虚寒、大便秘结者忌用。

八 鱼腥草

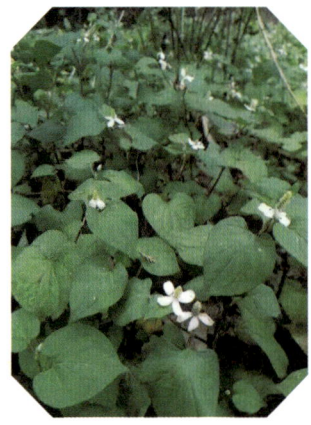
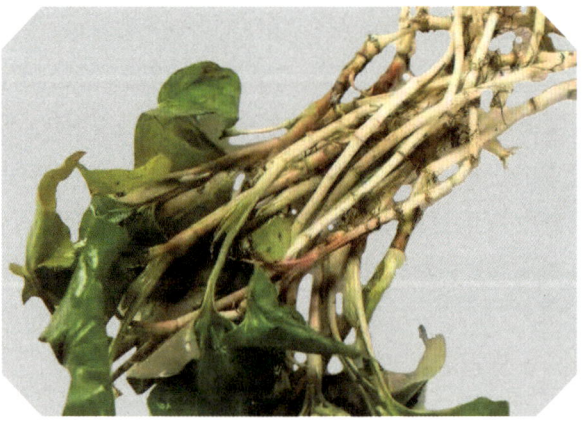

本品为三白草科植物蕺菜 *Houttuynia cordata* Thunb. 的新鲜全草或干燥地上部分。鲜品全年均可采割；干品夏季茎叶茂盛花穗多时采割，除去杂质，晒干。

【品种出处】

《中华人民共和国药典》（2020 年版）；《关于进一步规范保健食品原料管理的通知》（卫法监发〔2002〕51 号）之《既是食品又是药品的物品名单》。

【性味归经】

性微寒，味辛，归肺经。

【功效主治】

- **清热解毒**：适用于痈肿疮毒。
- **消痈排脓**：适用于肺痈吐脓、痰热喘咳。
- **利尿通淋**：适用于热淋、小便涩痛。

【使用方法】

煎服：单味或者配伍其他药物一同煎服，一般用量为 15～25 克。

药膳：可与其他食材如鸡、鸭等烹调。

丸散剂：将鱼腥草烘干、研末，单味或与其他药物混合加工制成丸散剂。

制膏：取鱼腥草 100～300 克，可单品熬膏服用，也可与其他药物同入砂锅，用小火煎熬去渣取汁，汁液用小火熬制成膏。

泡酒：将鱼腥草浸入适量优质白酒中，浸泡数周后饮酒。

【化学成分】

鱼腥草含有挥发油，油中主要为癸酰乙醛（鱼腥草素）、月桂醛、甲基壬酮、桂叶烯、辛酸、癸酸，另含有槲皮苷、异槲皮苷、金丝桃苷、芸香苷等黄酮类化合物。

【药理作用】

鱼腥草具有抗菌、抗癌、增强免疫、抗炎、利尿、化痰、平喘、抗过敏等作用，还有镇痛、止血、促进组织再生和伤口愈合，以及镇咳等作用。

【药食验方】

1. 凉拌鱼腥草

组成：鱼腥草 500 克，精盐、五香粉、鸡精、麻油各适量。

制法：将新鲜鱼腥草嫩叶洗净，入沸水锅中烫片刻，捞出控干水分，切碎调入适量的精盐、五香粉、鸡精、麻油，拌匀即成。

用法：当凉拌菜佐餐食用。

功效：清热解毒，消痈排脓、化痰。

主治：适用于肺热咳嗽、痰黄稠黏，肺痈吐脓。

2. 鱼腥草蒲公英鲜汁

组成：新鲜鱼腥草250克，蒲公英250克。

制法：将新鲜鱼腥草、蒲公英清洗干净放入搅拌机中，加适量水，打成鲜汁即成。

用法：上午、下午分服。

功效：清热解毒。

主治：适用于热毒疮痈、红肿疼痛。

3. 鱼腥草淡竹叶茶

组成：干鱼腥草30克，淡竹叶15克。

制法：将干鱼腥草、淡竹叶同入锅中，加适量水，煎煮30分钟，去渣取汁即成。

用法：上午、下午分服。

功效：清热解毒，利尿通淋。

主治：适用于热淋、小便涩痛、湿热带下、黄疸。

【应用注意】

虚寒证及阴性疮疡者忌用。

九 蒲公英

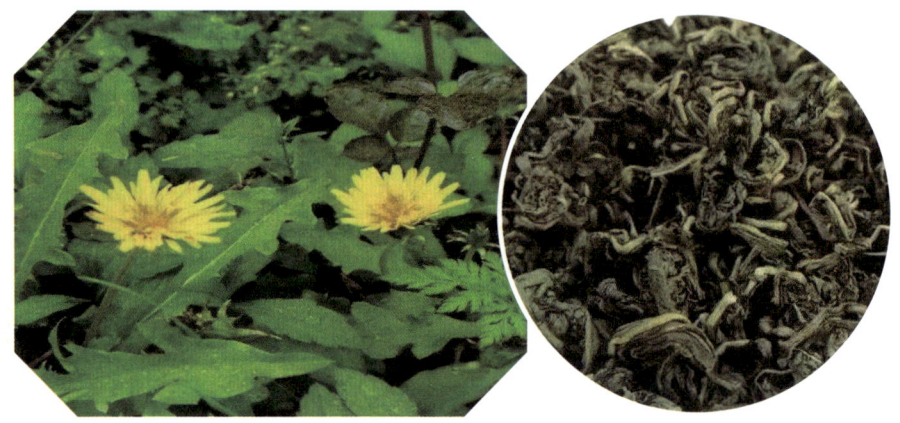

本品为菊科植物蒲公英 *Taraxacum mongolicum* Hand. –Mazz.、碱地蒲公英 *Taraxacum borealisinense* Kitam. 或同属数种植物的干燥全草。春至秋季花初开时采挖，除去杂质，洗净，晒干。

品种出处

《中华人民共和国药典》（2020 年版）；《关于进一步规范保健食品原料管理的通知》（卫法监发〔2002〕51 号）之《既是食品又是药品的物品名单》。

性味归经

性寒，味苦、甘，归肝、胃经。

功效主治

- **清热解毒**：适用于内外热毒疮痈、疔疮肿毒，目赤，咽痛。
- **消肿散结**：适用于乳痈、瘰疬、肺痈、肠痈。
- **利尿通淋**：适用于湿热黄疸、热淋涩痛。

使用方法

煎服：单味或者配伍其他药物一同煎服，一般用量为 10～15 克。

药膳：可凉拌或炒烹调。

丸散剂：将蒲公英烘干、研末，单味或与其他药物混合加工制成丸散剂。

制膏：取蒲公英 100～300 克，可单品熬膏服用，也可与其他药物同入砂锅，用小火煎熬去渣取汁，汁液用小火熬制成膏。

化学成分

蒲公英含菊苣酸、绿原酸、菊苣酸、咖啡酸、对羟基苯乙酸等酚酸类化合物，槲皮素、木犀草素、芹菜素、香叶木素及其葡萄糖苷等黄酮类化合物，蒲公英固醇、豆固醇、谷固醇等萜类及固醇类化合物，以及多糖、挥发油、菊糖等成分。

药理作用

蒲公英具有抗菌、抑制皮肤真菌、利胆、保肝、健胃、抑制胃液分泌、抗胃溃疡、抗肿瘤、抗氧化、利尿、通乳等作用。

药食验方

1. 蒲公英鲜汁

组成：新鲜蒲公英 500 克，精盐 0.5 克。

制法：将新鲜蒲公英清洗干净放入搅拌机中，加适量水，打成鲜汁，调入精盐即成。

用法：上午、下午分服。

功效：清胃泻火。

主治：适用于胃热型各种胃炎，胃脘灼热疼痛。

2. 蒲公英金银花饮

组成：蒲公英50克，金银花20克，甘草3克。

制法：将蒲公英、金银花、甘草同入锅中，加适量水，煎煮30分钟，去渣取汁即成。

用法：上午、下午分服。

功效：清热解毒，消痈散结。

主治：适用于乳痈肿痛及其他热毒疮痈。

3. 凉拌蒲公英

组成：新鲜蒲公英500克，精盐、五香粉、鸡精、麻油各适量。

制法：将新鲜蒲公英洗净，入沸水锅中烫片刻，捞出控干水分，切碎，调入适量的精盐、五香粉、鸡精、麻油，拌匀即成。

用法：当凉拌菜佐餐食用。

功效：清热解毒，利尿通淋。

主治：适用于疔疮肿毒、肺痈肠痈、湿热黄疸、尿频尿痛。

【应用注意】

脾胃虚寒、便溏者慎用。

十 马齿苋

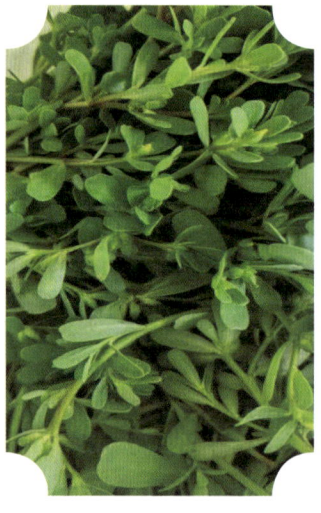
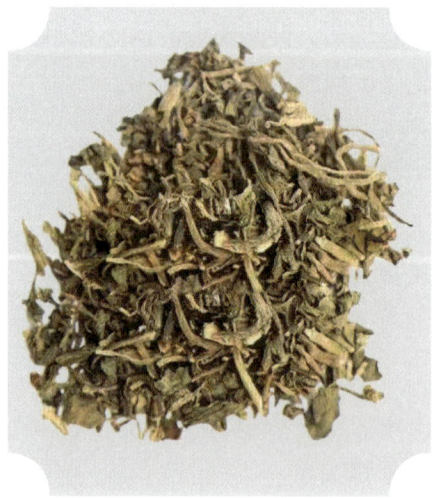

本品为马齿苋科植物马齿苋 Portulaca oleracea L. 的干燥地上部分。夏、秋二季采收，除去残根和杂质，洗净，略蒸或烫后晒干。

品种出处

《中华人民共和国药典》（2020年版）；《关于进一步规范保健食品原料管理的通知》（卫法监发〔2002〕51号）之《既是食品又是药品的物品名单》。

性味归经

性寒，味酸，归肝、大肠经。

功效主治

- **清热解毒**：适用于热盛疔疮肿毒，湿疹、带状疱疹。
- **凉血止血**：适用于热盛痔疮出血、便血。
- **止痢**：适用于细菌性痢疾、急性胃肠炎、急性阑尾炎、乳腺炎、白带。

使用方法

煎服：单味或者配伍其他药物一同煎服，一般用量为 9～15 克。

药膳：可凉拌或炒烹调。

丸散剂：将马齿苋烘干、研末，单味或与其他药物混合加工制成丸散剂。

制膏：取马齿苋 100～300 克，可单品熬膏服用，也可与其他药物同入砂锅，用小火煎熬去渣取汁，汁液用小火熬制成膏。

化学成分

马齿苋含有黄酮类化合物，槲皮素、山柰酚、木犀草素、芹菜素及橙皮苷等；生物碱，去甲肾上腺素、多巴胺、马齿苋酰胺 A、马齿苋酰胺 B、马齿苋酰胺 E、金莲花碱等；萜类化合物及固醇类化合物，蒲公英萜醇、齐墩果酸、木栓酮、羽扇豆醇、β- 谷固醇等；香豆素类化合物，伞形花内酯、七叶苷、6,7- 二羟基香豆素等；其他成分，多糖、有机酸、氨基酸、不饱和脂肪酸、维生素及矿物质。

药理作用

马齿苋具有抗菌、利尿、降血糖、降血脂、抗动脉硬化、抗氧化、延缓衰老、抗慢性氟肿毒、松弛骨骼肌、增强子宫平滑肌的收缩等作用。

药食验方

1. 凉拌马齿苋

组成：新鲜马齿苋 500 克，精盐、五香粉、鸡精、麻油各适量。

制法：将新鲜马齿苋洗净，入沸水锅中烫片刻，捞出控干水分，切碎，调入适量的精盐、五香粉、鸡精、麻油，拌匀即成。

用法：当凉拌菜佐餐食用。

功效：清热解毒，凉血利湿，清肠化湿。

主治：适用于急性胃肠炎、细菌性痢疾、乳腺炎。

2. 马齿苋金银花饮

组成：马齿苋50克，金银花20克，甘草3克。

制法：将马齿苋、金银花、甘草同入锅中，加适量水，煎煮30分钟，去渣取汁即成。

用法：上午、下午分服。

功效：清热解毒，凉血消肿。

主治：适用于各种痈肿疮毒。

3. 马齿苋槐花饮

组成：马齿苋50克，槐花15克，甘草3克。

制法：将马齿苋、槐花、甘草同入锅中，加适量水，煎煮30分钟，去渣取汁即成。

用法：上午、下午分服。

功效：清热凉血，收敛止血。

主治：适用于血热妄行崩漏下血、便血、痔疮出血。

【应用注意】

脾胃虚寒、便溏者慎用。孕妇忌用。

十一、菊苣

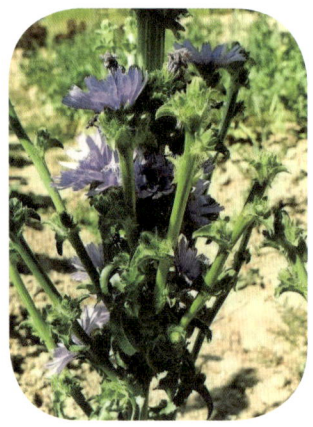
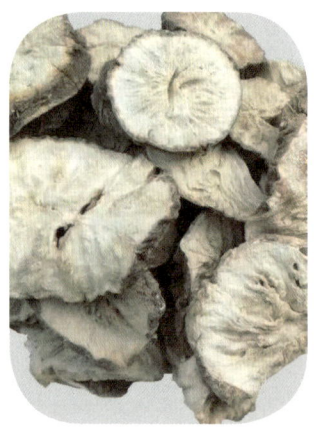

本品系维吾尔族习用药材。为菊科植物毛菊苣 Cichorium glandulosum Boiss. ct Huet 或菊苣 Cichorium intybus L. 的干燥地上部分或根。夏、秋二季采割地上部分或秋末挖根，除去泥沙和杂质，晒干。

品种出处

《中华人民共和国药典》（2020 年版）；《关于进一步规范保健食品原料管理的通知》（卫法监发〔2002〕51 号）之《既是食品又是药品的物品名单》。

性味归经

性凉，味微苦、咸，归肝、胆、胃经。

功效主治

- **清肝利胆**：适用于肝经风热引起的头目昏花、湿热黄疸。
- **健胃消食**：适用于饮食积滞引起的腹胀、食欲不振。
- **利尿消肿**：适用于面肢浮肿、尿少，以及血尿酸增高、痛风性关节肿痛。

使用方法

煎服：单味或者配伍其他药物一同煎服，一般用量为 9～18 克。

药膳：可凉拌或炒烹调。

丸散剂：将菊苣烘干、研末，单味或与其他药物混合加工制成丸散剂。

制膏：取菊苣 100～300 克，可单品熬膏服用，也可与其他药物同入砂锅，用小火煎熬去渣取汁，汁液用小火熬制成膏。

化学成分

菊苣含有山莴苣素、山莴苣苦素、菊苣内酯等倍半萜类化合物，绿原酸、菊苣酸、3,5-O-二咖啡酰奎宁酸等酚酸类化合物，槲皮素、异鼠李素等黄酮类化合物，菊粉等多糖，以及三萜类化合物、香豆素类化合物、挥发油等。

药理作用

菊苣具有抗菌、保肝、利尿、降血糖、调血脂、抗动脉硬化、抗氧化、抗炎、杀虫、镇痛、镇静等作用。

药食验方

1. 菊苣根饮

组成：菊苣根 20 克，木瓜 10 克。

制法：将菊苣根洗净，晒干或烘干，切片，与木瓜同入锅中，加适量水，煎煮

30分钟，去渣取汁即成。

用法：上午、下午分服。

功效：降血尿酸，抗痛风，消肿止痛。

主治：适用于血尿酸增高、痛风关节肿痛。

2. 凉拌菊苣叶

组成：大叶菊苣嫩叶500克，精盐、五香粉、鸡精、麻油各适量。

制法：将大叶菊苣嫩叶洗净，入沸水锅中烫片刻，捞出控干水分，切碎，调入适量的精盐、五香粉、鸡精、麻油，拌匀即成。

用法：当凉拌菜佐餐食用。

功效：清肝明目，帮助消化，润肠通便。

主治：适用于黄疸性肝胆疾病、食欲不振、大便干结。

3. 菊苣花茶

组成：菊苣花10克，黄菊花3克。

制法：将菊苣花、黄菊花同入杯中，用沸水冲泡，加盖闷数分钟，可连续冲泡5次。

用法：代茶，频频饮用。

功效：清肝明目，清热泻火。

主治：适用于肝火偏旺引起的目赤肿痛、视物模糊。

【应用注意】

脾胃虚寒、便溏者及孕妇忌用。

十二 胖大海

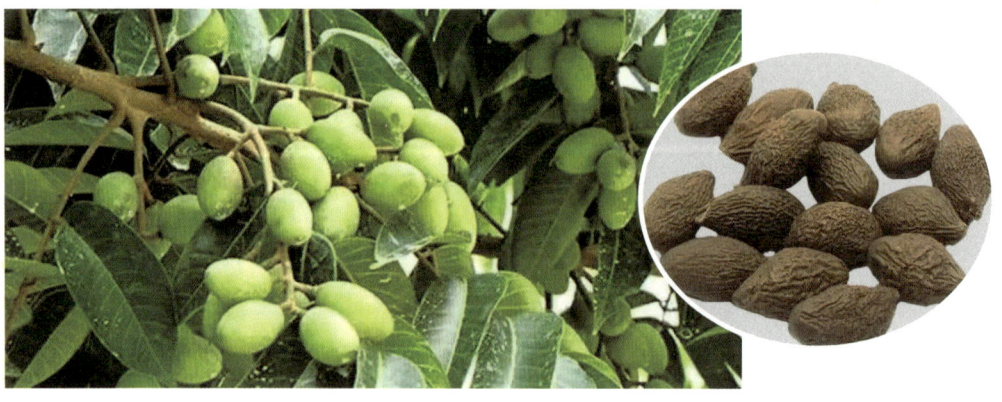

本品为梧桐科植物胖大海 *Sterculia lychnophora* Hance 的干燥成熟种子。

【品种出处】

《中华人民共和国药典》（2020年版）；《关于进一步规范保健食品原料管理的通知》（卫法监发〔2002〕51号）之《既是食品又是药品的物品名单》。

【性味归经】

性寒，味甘，归肺、大肠经。

【功效主治】

- **清热润肺**：适用于肺热引起的肺热燥咳、干咳少痰。
- **利咽开音**：适用于咽喉肺热引起的咽痛、声哑、失音。
- **润肠通便**：适用于热结便秘伴头痛、目赤、牙痛等。

【使用方法】

煎服：单味或者配伍其他药物一同煎服，一般用量为2～3枚。

泡服：单味泡服，2～3枚。

【化学成分】

胖大海含胖大海素、西黄蓍胶黏素、半乳糖醛酸、半乳糖乙酸、半乳糖等水溶性多糖、戊糖（主要是阿拉伯糖），以及挥发油、β-谷固醇、胡萝卜苷、脂肪酸等。

【药理作用】

胖大海素对血管平滑肌有收缩作用；能改善黏膜炎症，减轻痉挛性疼痛。水浸液具有促进肠蠕动、缓泻作用，以种仁作用最强。

【药食验方】

1. 胖大海桔梗茶

组成：胖大海2枚，桔梗5克，金银花5克，生甘草2克。

制法：将胖大海、桔梗、金银花、生甘草同入杯中，用沸水冲泡，加盖焖数分钟，可连续冲泡5次。

用法：代茶，频频饮用。

功效：宣肺化痰，清肺利咽，消肿开音。

主治：适用于咳嗽痰多、咽喉肿痛、声音嘶哑。

2. 胖大海二仁茶

组成：胖大海2枚，郁李仁6克，火麻仁6克。

制法：将胖大海、郁李仁、火麻仁同入杯中，用沸水冲泡，加盖闷数分钟，可连续冲泡5次。

用法：代茶，频频饮用。

功效：清肺润肠通便。

主治：适用于习惯性便秘。

3. 胖大海陈皮饮

组成：胖大海3枚，苦杏仁10克，桔梗10克，陈皮10克，蒲公英10克，炙甘草3克，鱼腥草15克。

制法：将胖大海、苦杏仁、桔梗、陈皮、蒲公英、炙甘草、鱼腥草用清水浸泡后连浸泡液同入锅中，加适量水，煎煮30分钟，去渣取汁即成。

用法：上午、下午分服。

功效：清肺止咳，化痰排脓。

主治：适用于咳嗽痰多、胸闷不畅、咽喉肿痛、声音不扬、肺痈吐脓。

【应用注意】

不易长期使用。脾胃虚寒，便溏腹泻者忌用。

十三 余甘子

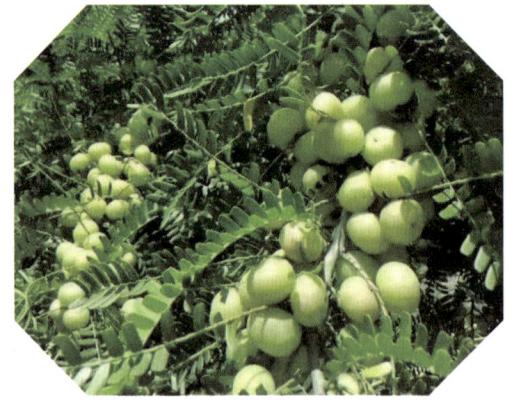
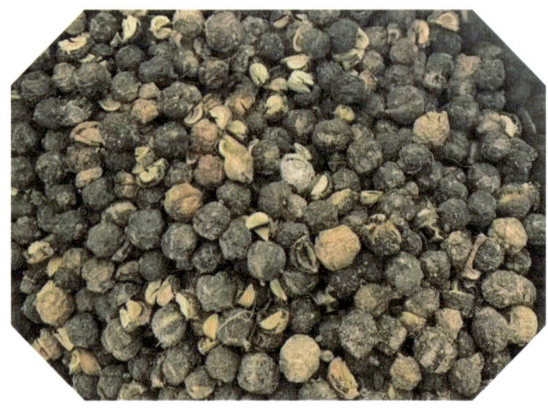

本品系藏族习用药材。为大戟科植物余甘子 Phyllanthus emblica L. 的干燥成熟果实。冬季至次春果实成熟时采收，除去杂质，干燥。

【品种出处】

《中华人民共和国药典》（2020 年版）；《关于进一步规范保健食品原料管理的通知》（卫法监发〔2002〕51 号）之《既是食品又是药品的物品名单》。

【性味归经】

性凉，味甘、酸、涩，归肺、胃经。

【功效主治】

- **清热凉血**：适用于血热出血、瘀血。
- **消食健胃**：适用于消化不良、腹胀。
- **生津止咳**：适用于咳嗽、口干等病症。

【使用方法】

煎服：单味或者配伍其他药物一同煎服，一般用量为 3～9 克。

泡服：制成饮料，一般用量为 100 克。

碾粉：将余甘子去核打浆，喷雾干燥制成果粉，碾粉，一般用量为 250～500 克。

泡酒：将余甘子浸入适量优质白酒中，浸泡数周后饮酒。

【化学成分】

余甘子含有没食子酸、柯里拉京、鞣花酸、诃子酸等鞣质类化合物，山柰酚、槲皮素、山柰酚 -7- 甲醚等黄酮类化合物，以及多糖、维生素 C 等成分。

【药理作用】

余甘子具有抗氧化、清除自由基、抗肿瘤、改善记忆力、抗阿尔茨海默病、抗人类免疫缺陷病毒、抗动脉粥样硬化、降脂减肥、抗癌、抗炎、镇痛、保肝、降血压、抗疲劳及增强免疫力等作用。

【药食验方】

1. 余甘子粥

组成：余甘子 10 克（鲜品加倍），小米 50 克，精盐适量。

制法：将小米入砂锅中，加适量水煮粥，粥将熟时，放入余甘子，同煮至粥烂，加适量的精盐调味。

用法：当早餐食用。

功效：清肺化痰。

主治：适用于痰热咳嗽。

2. 余甘子生食方

组成：新鲜大粒成熟余甘子 50 克。

制法：将余甘子洗净剥皮，用温开水浸泡片刻，备用。

用法：当水果食用。

功效：清热利咽，润肺解毒。

主治：适用于咽喉肿痛、咽干咽痒。

3. 余甘子果粉

组成：余甘子 500 克。

制法：将余甘子洗净杀青，去核打浆，喷雾干燥制成果粉备用。

用法：上午、下午各用果粉 10 克，用温开水冲服。

功效：清血热，降血压。

主治：适用于口腔溃疡、口舌生疮，血压增高。

【应用注意】

脾胃虚寒腹泻者慎用，孕妇忌用。忌与辛辣食物同食。

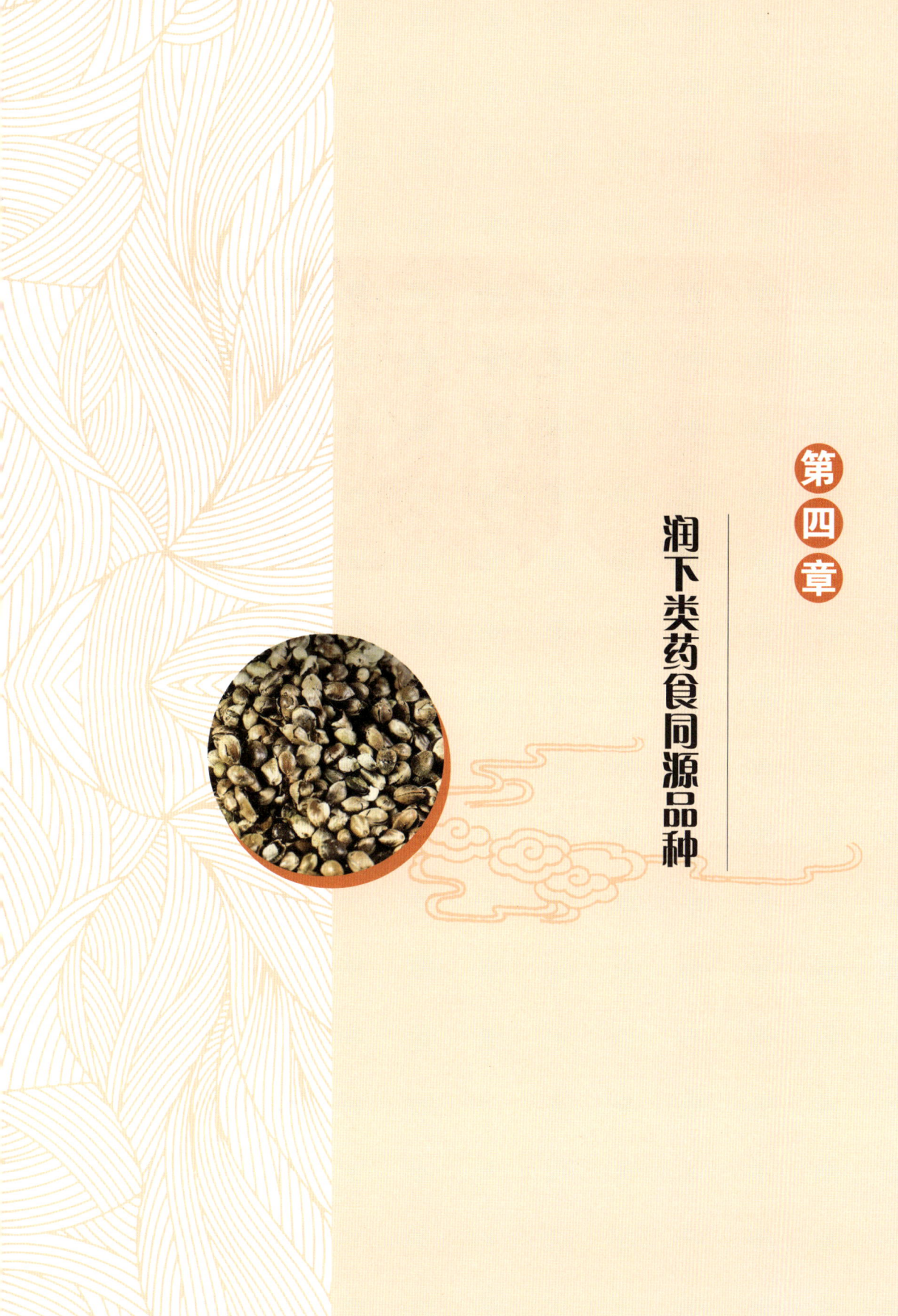

第四章 润下类药食同源品种

一 火麻仁

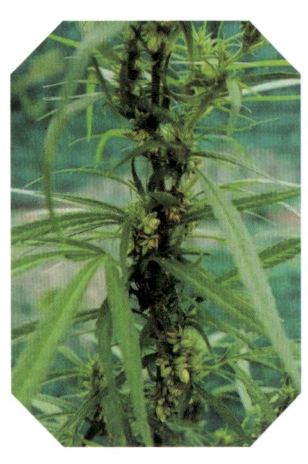
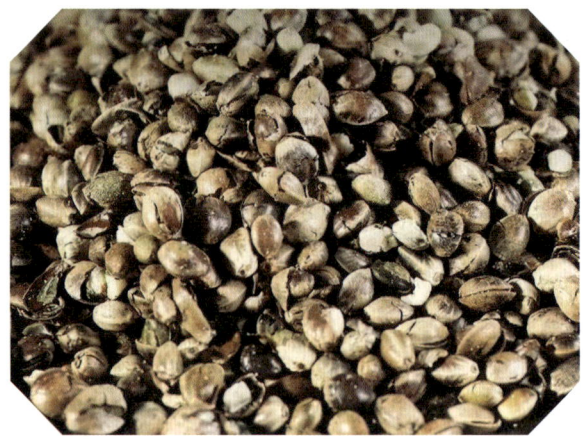

本品为桑科植物大麻 *Cannabis sativa* L. 的干燥成熟果实。秋季果实成熟时采收，除去杂质，晒干。

【品种出处】

《中华人民共和国药典》（2020年版）；《关于进一步规范保健食品原料管理的通知》（卫法监发〔2002〕51号）之《既是食品又是药品的物品名单》。

【性味归经】

性平，味甘，归脾、胃、大肠经。

【功效主治】

◉ **润肠通便：** 适用于血虚津亏、肠燥便秘。

【使用方法】

煎服： 单味或者配伍其他药物一同煎服，一般用量为10～15克。
泡服： 一般用量为15克。
碾粉： 将火麻仁烘干或晒干，碾细粉。

【化学成分】

火麻仁含有脂肪酸，以不饱和脂肪酸为主；生物碱，含大麻酰胺A、金莲花碱、

L-色氨酸；固醇类化合物，包括β-谷固醇、植酮等；氨基酸与含氮化合物，含18种氨基酸；此外含腺苷、尿嘧啶等核苷类化合物；其他活性成分，如黄酮类化合物，有木犀草素、荭草素等；植酸类化合物；挥发油，有正己醛、β-榄香烯等成分。

【药理作用】

火麻仁具有润滑肠道而致泻、降低血压及阻止血脂上升等作用。

【药食验方】

1. 火麻仁决明子粉

组成：火麻仁250克，决明子150克。

制法：将火麻仁、决明子共同碾成细粉，瓶装备用。

用法：上午、下午各用温水调服20克。

功效：润肠通便，平肝泻火。

主治：适用于肝火偏旺型习惯性便秘。

2. 火麻仁黄芪饮

组成：火麻仁15克，黄芪10克，炙甘草3克，蜂蜜30克。

制法：将火麻仁、黄芪、炙甘草用清水浸泡后连浸泡液同入锅中，加适量水，煎煮30分钟，去渣取汁，调入蜂蜜即成。

用法：上午、下午分服。

功效：补气润肠通便。

主治：适用于气虚型习惯性便秘。

3. 火麻仁当归秘饮

组成：火麻仁15克，黄芪10克，麦冬10克，炙甘草3克，蜂蜜30克。

制法：将火麻仁、黄芪、麦冬、炙甘草用清水浸泡后连浸泡液同入锅中，加适量水，煎煮30分钟，去渣取汁，调入蜂蜜即成。

用法：上午、下午分服。

功效：滋阴补血，润肠通便。

主治：适用于血虚型及精血不足之习惯性便秘。

【应用注意】

脾虚便溏及阳虚滑泄者慎用。一次用量不宜超过30克。

二 郁李仁

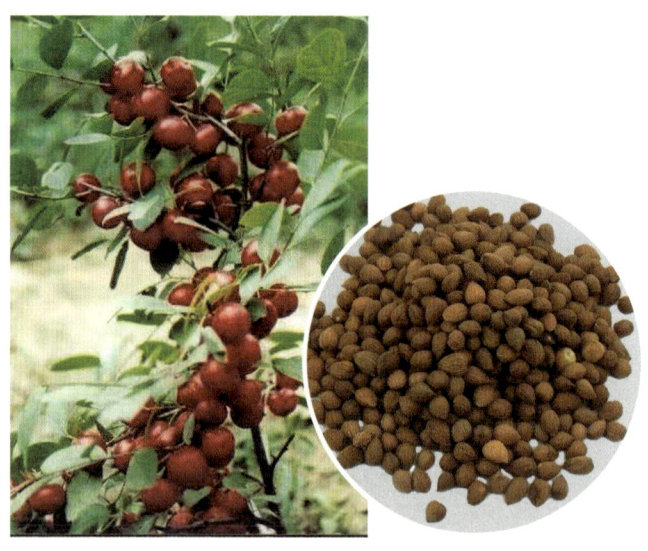

本品为蔷薇科植物欧李 *Prunus humilis* Bge.、郁李 *Prunus japonica* Thunb. 或长柄扁桃 *Prunus pedunculata* Maxim. 的干燥成熟种子。前二种习称"小李仁",后一种习称"大李仁"。夏、秋二季采收成熟果实,除去果肉和核壳,取出种子,干燥。

【品种出处】

《中华人民共和国药典》(2020年版);《关于进一步规范保健食品原料管理的通知》(卫法监发〔2002〕51号)之《既是食品又是药品的物品名单》。

【性味归经】

性平,味辛、苦、甘,归脾、大肠、小肠经。

【功效主治】

- **润肠通便**:适用于津枯肠燥、食积气滞、腹胀便秘。
- **下气利水**:适用于水肿、脚气、小便不利。

【使用方法】

煎服:单味或者配伍其他药物一同煎服,一般用量为6~10克。
泡服:一般用量为15克。

碾粉： 将郁李仁烘干或晒干，碾细粉。

化学成分

郁李仁含有苷类化合物，苦杏仁苷、郁李仁苷A、阿福豆苷、多花苷A、多花苷B等；黄酮类化合物，山柰苷及异槲皮苷等；脂肪酸，以不饱和脂肪酸为主，包括油酸、亚油酸、棕榈酸及少量硬脂酸等；多糖与固醇类化合物，中性多糖（葡萄糖、阿拉伯糖、半乳糖组成）及β-谷固醇等植物固醇；其他成分，维生素、矿物质、有机酸与鞣质。

药理作用

郁李仁具有润滑性缓泻、抗炎镇痛、利水消肿、降血压、降血脂、抗肿瘤、止咳平喘等作用。

药食验方

1. 郁李仁茯苓粉

组成：郁李仁250克，茯苓200克。

制法：将郁李仁、茯苓共同碾成细粉，瓶装备用。

用法：上午、下午各用温水调服20克。

功效：润肠通便，利水消肿。

主治：适用于气滞肠燥、大便秘结、面肢水肿。

2. 郁李仁陈皮蜜饮

组成：郁李仁15克，陈皮10克，炙甘草3克，蜂蜜30克。

制法：将郁李仁、陈皮、炙甘草用清水浸泡后连浸泡液同入锅中，加适量水，煎煮30分钟，去渣取汁，调入蜂蜜即成。

用法：上午、下午分服。

功效：润肠滑肠，下气消积。

主治：适用于津枯肠燥便秘、食积气滞、脘腹胀满。

3. 郁李仁桃仁蜜饮

组成：郁李仁12克，桃仁10克，当归10克，炙甘草3克，蜂蜜30克。

制法：将郁李仁、桃仁、当归、炙甘草用清水浸泡后连浸泡液同入锅中，加适量水，煎煮30分钟，去渣取汁，调入蜂蜜即成。

用法：上午、下午分服。

功效：养血，润肠，通便。

主治：适用于血虚津亏之便秘。

【应用注意】

脾虚便溏及阳虚滑泄者慎用。一次用量不宜超过30克。

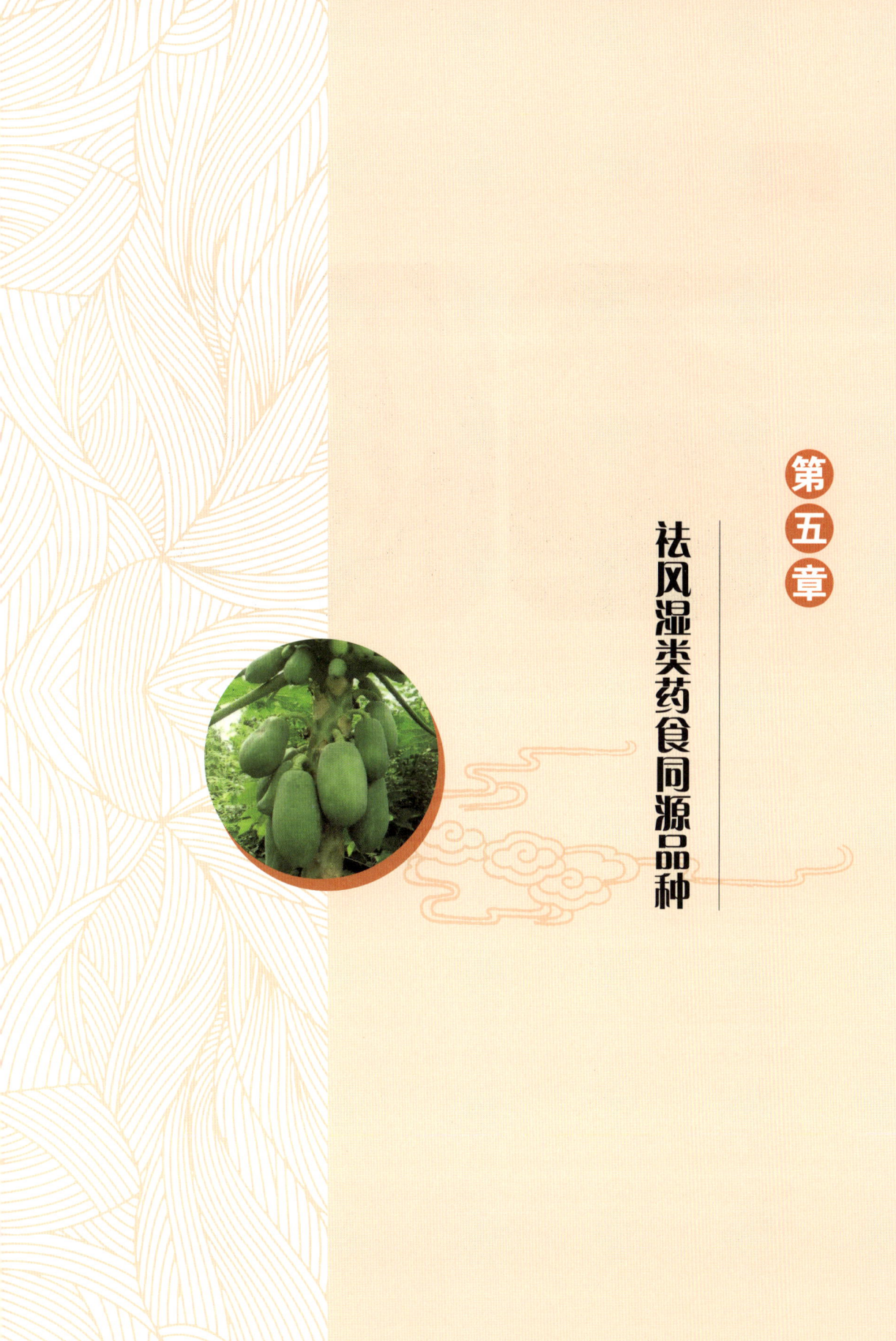

第五章 祛风湿类药食同源品种

一、木瓜

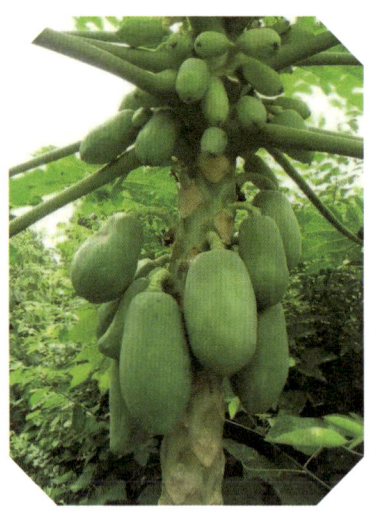 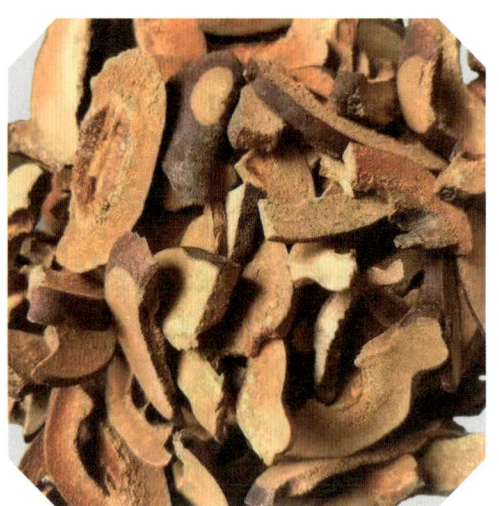

本品为蔷薇科植物贴梗海棠 Chaenomeles speciosa（Sweet）Nakai 的干燥近成熟果实。夏、秋二季果实绿黄时采收，置沸水中烫至外皮灰白色，对半纵剖，晒干。

【品种出处】

《中华人民共和国药典》（2020年版）；《关于进一步规范保健食品原料管理的通知》（卫法监发〔2002〕51号）之《既是食品又是药品的物品名单》。

【性味归经】

性温，味酸，归肝、脾经。

【功效主治】

平肝舒筋：适用于湿痹拘挛、腰膝关节酸重疼痛、吐泻转筋。
和胃化湿：适用于食积、消化不良、脚气水肿。

【使用方法】

煎服：单味或者配伍其他药物一同煎服，一般用量为 10～30 克。
碾粉：将木瓜烘干或晒干，碾细粉。
泡酒：将木瓜浸入适量优质白酒中，浸泡数周后饮酒。

【化学成分】

木瓜含有苹果酸、酒石酸、柠檬酸、皂苷及黄酮类化合物。鲜果含过氧化氢酶；种子含氢氰酸。

【药理作用】

木瓜对急性炎症性关节炎有明显消肿作用，似能缓和胃肠肌痉挛和四肢肌肉痉挛，并具保肝、抗菌、抑制巨噬细胞的吞噬等作用。

【药食验方】

1. 木瓜牛奶汁

组成：鲜木瓜、高钙鲜奶各适量。

制法：将鲜木瓜洗净，去皮和籽后切成小块。将木瓜块、高钙鲜奶一起打成汁。如果需要，可以放少许糖。为了保持新鲜，建议立即饮用。

用法：上午、下午分服。

功效：丰胸健乳。

主治：适用于乳房扁平。

2. 木瓜当归酒

组成：木瓜30克，当归20克，肉桂10克，35°白酒1000毫升。

制法：将木瓜、当归、肉桂研成粗末，放入干净容器内，倒入白酒，密封，浸泡20日。

用法：每次服用20毫升，每日2次，早、晚服用。

功效：舒经活络，祛湿解痉。

主治：适用于下肢腓肠肌痉挛、抽搐、疼痛。

3. 木瓜薏苡仁乌梢蛇饮

组成：木瓜30克，薏苡仁30克，乌梢蛇15克，炙甘草3克，蜂蜜30克。

制法：将木瓜、薏苡仁、乌梢蛇、炙甘草用清水浸泡后连浸泡液同入锅中，加适量水，煎煮30分钟，去渣取汁，调入蜂蜜即成。

用法：上午、下午分服。

功效：舒筋化湿，通络止痛。

主治：适用于湿痹疼痛、腰膝关节酸痛、湿气水肿。

【应用注意】

脾虚便溏及阳虚滑泄者慎用。一次用量不宜超过30克。

二 蝮蛇

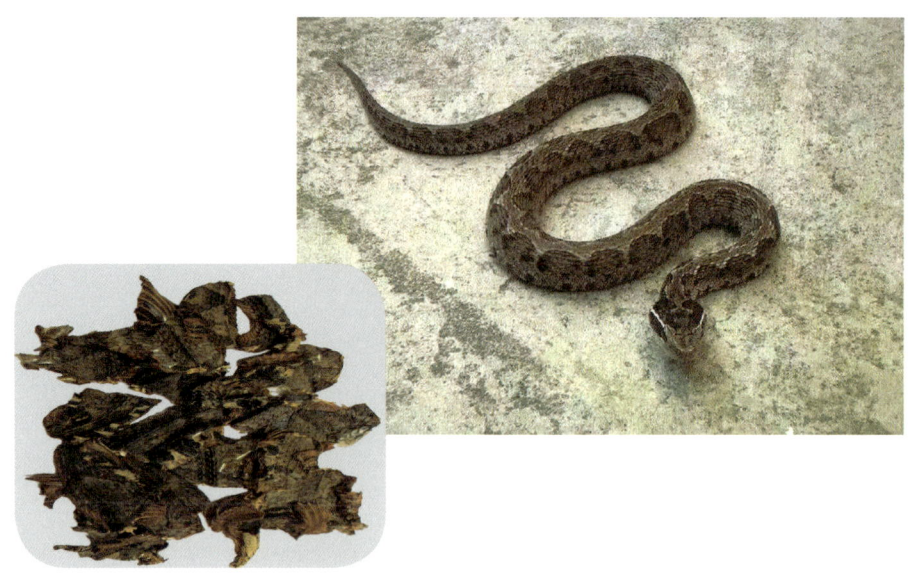

本品为有鳞目蝮蛇 *Agkistrodon halys* Pallas 除去内脏的干燥全体。

【品种出处】

浙江省中药材标准（2017年版第一册），《吉林省药标准》1977年版（药材部分）；《关于进一步规范保健食品原料管理的通知》（卫法监发〔2002〕51号）之《既是食品又是药品的物品名单》。

【性味归经】

性温，有毒，味甘，归肝、脾经。

【功效主治】

- 祛风除湿：适用于风寒湿邪引起的关节疼痛、麻木。
- 通络解毒：适用于经络不通引起的疼痛，以及肿胀、麻风疮疖、肿瘤。

【使用方法】

煎服：单味或者配伍其他药物一同煎服，一般用量为 10～15 克。

碾粉：将蝮蛇烘干或晒干，碾细粉。

泡酒：将蝮蛇浸入适量优质白酒中，浸泡数周后饮酒。

化学成分

蝮蛇含有胆固醇、牛磺酸、脂肪酸、脂质、挥发油等。其中，脂肪酸主要为油酸、亚油酸、花生四烯酸等不饱和脂肪酸。脂质以磷脂和胆固醇居多，内脏中以甘油三酯和胆固醇居多。同时在蛇体及内脏中发现有磷酸乙醇胺、磷酸胆碱、磷酸丝氨酸、磷酸肌醇、神经鞘磷脂等成分。

药理作用

蝮蛇能增强免疫力、抗炎、抗胃溃疡、降血脂；可治麻风病及麻风反应、浸润性肺结核等。

药食验方

1. 蝮蛇人参酒

组成：蝮蛇1条（约300克），人工种植5年内人参1支（约20克），50°白酒2000毫升。

制法：将蝮蛇、人参研成粗末，放入干净容器内，倒入白酒，密封，浸泡2个月。

用法：每次服用5~10毫升，每日2次，早、晚服用。

功效：祛风湿，通经络，止痹痛。

主治：适用于风寒湿痹痛。

2. 蝮蛇粉

组成：干蝮蛇2条（约500克），蜂蜜30克。

制法：将干蝮蛇煅烧存性，碾成细粉，瓶装备用。

用法：早、晚各用蜂蜜调服1克。

功效：祛风通络，宣痹止痛。

主治：适用于风寒湿痹痛。

3. 莲子黑豆蛇肉汤

组成：莲子30克，黑豆60克，陈皮10克，蝮蛇1条（约500克），精盐适量。

制法：将黑豆放入铁锅中，不必加油，炒至豆衣裂开，然后洗净，沥干水。将莲子、陈皮和蝮蛇分别洗干净，莲子保留红棕色莲子衣，蝮蛇切块。将原料一起放入瓦煲内，加适量清水，用大火煲至水沸后改中火继续煲3小时左右，加入少许精盐调味，即可食用。

用法：佐餐食用，每日1~3次。

功效：祛风通络，涩肠止泻。

主治：适用于风寒湿痹、滑肠泄泻。

《应用注意》

血虚生风者忌用。

 乌梢蛇

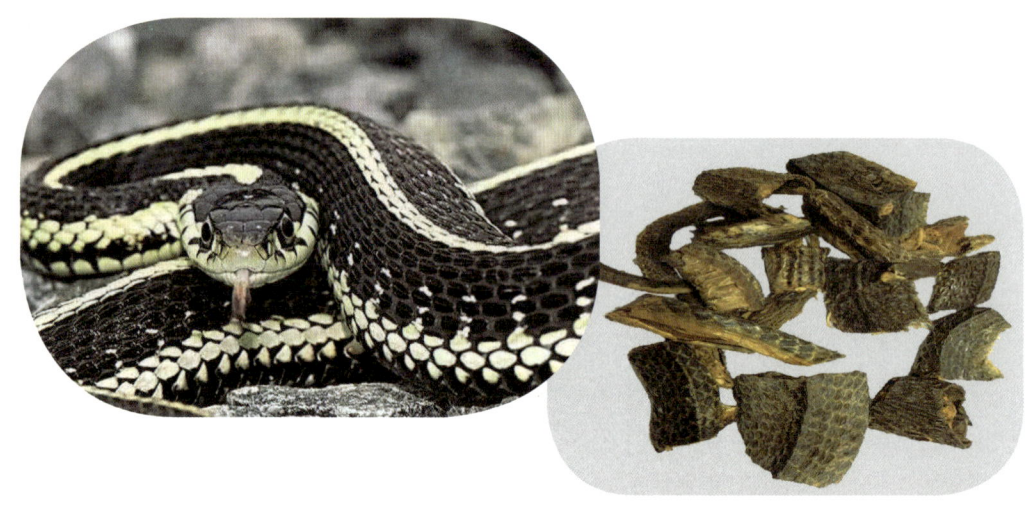

本品为游蛇科动物乌梢蛇 *Zaocys dhumnades*（Cantor）的干燥体。多于夏、秋二季捕捉，剖开腹部或先剥皮留头尾，除去内脏，盘成圆盘状，干燥。

《品种出处》

《中华人民共和国药典》（2020年版）；《关于进一步规范保健食品原料管理的通知》（卫法监发〔2002〕51号）之《既是食品又是药品的物品名单》。

《性味归经》

性平，味甘，归肝经。

《功效主治》

● **祛风通络**：适用于风湿痹症，尤宜于风湿顽痹日久不愈者及麻风、疥癣、瘰疬恶疮。

● **止痉**：适用于中风口眼歪斜、半身不遂、痉挛抽搐、小儿惊风、破伤风。

《使用方法》

煎服：单味或者配伍其他药物一同煎服，一般用量为 10～30 克。

碾粉：将乌梢蛇烘干或晒干，碾细粉。

泡酒：将乌梢蛇浸入适量优质白酒中，浸泡数周后饮酒。

《化学成分》

乌梢蛇含有蛋白质、17 种氨基酸、脂肪酸和多种矿物质。鲜肉含蛇肌果糖、蛇肌醛缩酶等。

《药理作用》

乌梢蛇具有抗炎、镇痛、抗惊厥、抗蛇毒等作用。

《药食验方》

1. 乌梢蛇黄芪酒

组成：乌梢蛇 1 条（约 300 克），黄芪 50 克，50°白酒 2000 毫升。

制法：将乌梢蛇、黄芪研成粗末，放入干净容器内，倒入白酒，密封，浸泡 2 个月。

用法：每次服用 5～10 毫升，每日 2 次，早、晚服用。

功效：祛风湿，通经络，止痹痛。

主治：适用于风寒湿痹痛。

2. 乌梢蛇粉

组成：干乌梢蛇 1 条（约 500 克），蜂蜜 30 克。

制法：将干乌梢蛇煅烧存性，碾成细粉，瓶装备用。

用法：早、晚各用蜂蜜调服 2 克。

功效：祛风通络，宣痹止痛。

主治：适用于风寒湿痹痛。

3. 蛇肉炖莲子

组成：乌梢蛇 1 条（约 500 克），莲子 50 克，百合 50 克，精盐 3 克，黄酒 10 克，味精 1 克，葱段、生姜片各适量。

制法：将乌梢蛇洗净后切块，莲子去心洗净，百合洗净，然后一同放入锅内，先加适量清水，再加入适量的葱段、生姜片、精盐、黄酒，用大火烧沸后转用小火煨烂，加入味精即成。

用法：佐餐食用。

功效：祛风通络，健脾利湿。

主治：适用于风寒湿痹、脾虚泄泻。

〈应用注意〉

血虚生风者忌用。孕产妇、婴幼儿、过敏体质者慎用。

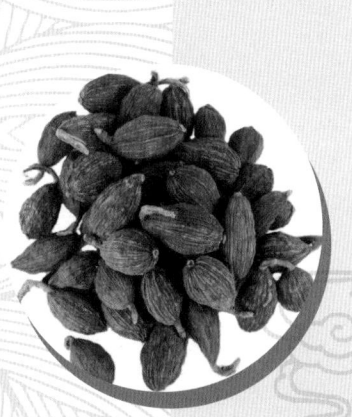

第六章

化湿类药食同源品种

一 藿 香

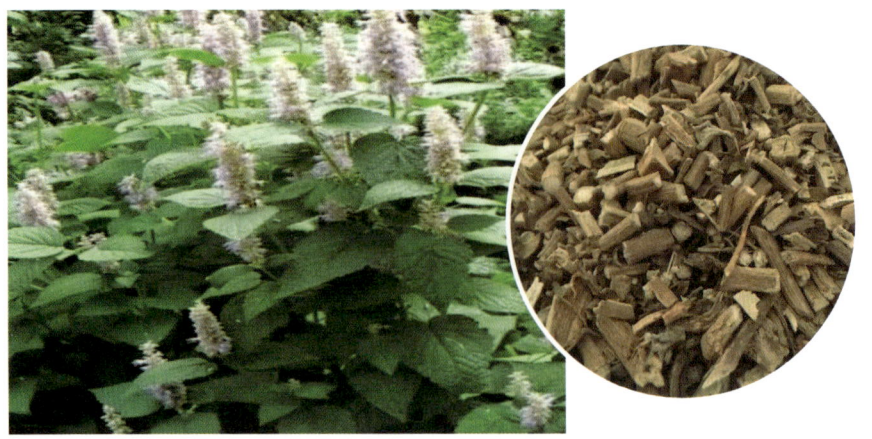

本品为唇形科植物广藿香 Pogostemon cablin（Blanco）Benth. 的干燥地上部分。枝叶茂盛时采割，日晒夜闷，反复至干。

【品种出处】

《中华人民共和国药典》（1977 年版）；《关于进一步规范保健食品原料管理的通知》（卫法监发〔2002〕51 号）之《既是食品又是药品的物品名单》。

【性味归经】

性微温，味辛，归脾、胃、肺经。

【功效主治】

- **芳香化湿**：适用于湿浊困脾，暑月外感风寒，内有湿滞之心烦身热，胸脘痞闷，呕恶吐泻之暑湿见证。
- **发汗解表**：适用于风寒感冒而兼脾胃湿困者。
- **和胃止呕**：适用于湿浊内阻、中气不运之脘痞食少呕吐，且能用治妇女妊娠呕吐。
- **温通利水**：适用于通利小便，用治水肿脚气。

【使用方法】

茶剂：单味或者配伍其他药物一起泡服。
煎服：单味或者配伍其他药物一同煎服，一般用量为 10～30 克。
鲜品捣汁：鲜品适量，捣汁服用。

【化学成分】

藿香含挥发油,油中主要成分为广藿香醇和广藿香酮,其他成分包括萜烯类化合物、丁香酚、桂枝醛等,另含有多种倍半萜类化合物、黄酮类化合物、三萜皂苷及少量生物碱。

【药理作用】

藿香挥发油能促进胃液分泌,增强消化力,对胃肠有解痉作用。藿香还有防腐和抗菌作用,此外有收敛止泻、扩张微血管而略有发汗等作用。

【药食验方】

1. 藿香汁

组成:新鲜藿香叶30克,蜂蜜15克。

制法:将新鲜藿香叶清洗干净放入搅拌机中,加适量水,打成鲜汁,调入蜂蜜即成。

用法:上午、下午分服。

功效:解表祛暑,化湿和胃。

主治:适用于暑月外感风寒,内有湿滞之心烦身热,胸脘痞闷,呕恶吐泻之暑湿见证。

2. 藿香砂仁饮

组成:藿香10克,砂仁3克,香薷5克,炙甘草3克,蜂蜜30克。

制法:将藿香、砂仁、香薷、炙甘草用清水浸泡后连浸泡液同入锅中,加适量水,煎煮30分钟,去渣取汁,调入蜂蜜即成。

用法:上午、下午分服。

功效:发汗解暑,和胃止吐。

主治:适用于夏月乘凉饮冷,阳气被阴气所遏,而见头痛发热、恶寒无汗、肢体酸痛、腹痛吐泻之阴暑证。

3. 藿香薄荷茶

组成:藿香10克,薄荷5克,甘草2克。

制法:将藿香、薄荷、甘草同入杯中,用沸水冲泡,加盖闷数分钟,可连续冲泡5次。

用法:代茶,频频饮用。

功效:芳化湿浊,解表和胃。

主治：适用于寒湿困脾之脾胃湿困、饮食不香，兼有风寒感冒者。

《应用注意》

阴虚火旺者不宜用。

二 砂 仁

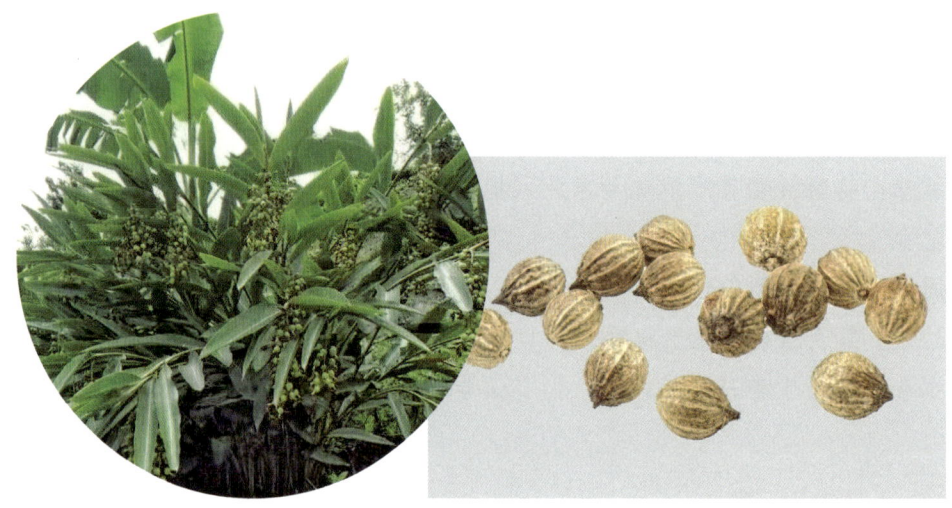

本品为姜科植物阳春砂 *Amomum villosum* Lour.、绿壳砂 *Amomum villosum* Lour. var. xanthioides T. L. Wu et Senjen 或海南砂 *Amomum longiligulare* T. L. Wu 的干燥成熟果实。夏、秋二季果实成熟时采收，晒干或低温干燥。

《品种出处》

《中华人民共和国药典》（2020年版）；《关于进一步规范保健食品原料管理的通知》（卫法监发〔2002〕51号）之《既是食品又是药品的物品名单》。

《性味归经》

性温，味辛，归脾、胃、肾经。

《功效主治》

- **醒脾调胃**：适用于湿阻中焦、脾胃气滞引起的脘腹胀痛、食欲不振。
- **温胃止泻**：适用于脾胃虚寒之呕吐泄泻。

- **理气安胎**：适用于妊娠恶阻、胎动不安。

《使用方法》

茶剂：单味或者配伍其他药物一起泡服。
煎服：单味或者配伍其他药物一同煎服，一般用量为 2～6 克（宜后下）。
碾粉：将砂仁烘干或晒干，碾细粉。
药膳：与排骨、鲫鱼、猪肚等菜品制成药膳。

《化学成分》

砂仁的种子中挥发油含量较高，主要成分为乙酸龙脑酯和 d-樟脑。次要成分包括萜烯类化合物以及芳樟醇、橙花叔醇等。其中，乙酸龙脑酯是核心活性成分。

《药理作用》

砂仁煎剂可增强胃的功能，促进消化液的分泌；可增进肠道运动，排出消化管内的积气；可起到帮助消化，消除肠胀气症状的作用。

《药食验方》

1. 砂仁粉

组成：砂仁 20 克。
制法：将砂仁碾成细粉，瓶装备用。
用法：上午、下午各 1 克，用温开水送服。
功效：醒脾开胃。
主治：适用于各种类型引起的食欲不振、食量减少。

2. 砂仁化橘红茶

组成：砂仁 2 克，化橘红 5 克。
制法：将砂仁、化橘红同入杯中，用沸水冲泡，加盖闷数分钟，可连续冲泡 5 次。
用法：代茶，频频饮用。
功效：芳化湿浊，燥湿和胃。
主治：适用于湿浊困脾引起的胃脘闷胀、饮食不香、咳嗽痰多。

3. 砂仁炖牛肉

组成：牛肉 1500 克，砂仁 5 克，肉桂 10 克，陈皮 5 克，葱、姜、胡椒粉、精盐、酱油、醋、麻油、卤汁各适量。
制法：将肉桂、陈皮洗去浮灰，瓣成小块，将砂仁打破，然后一同装入纱布袋内，备用。将牛肉洗净，切成15厘米见方的块。将锅置火上，注入水，在水烧沸后下入牛肉块煮5分钟，瓢去血沫，取出用冷水洗净。另起锅，放入牛肉块，加入卤汁，先用大火煮沸，撇去浮沫，加入适量的葱、姜、胡椒粉、精盐，投入药袋，改用小火炖至牛肉块熟烂，捞出，控干水，晾凉。将熟牛肉块切成3毫米的薄片、装盘，淋上适量的酱油、醋、麻油即可食用。

用法：佐餐食用。

功效：温中止痛，补虚。

主治：适用于身体虚弱、胃痛、呕吐、食欲不振、慢性胃肠炎、胃及十二指肠溃疡病、消化不良等。

《应用注意》

阴虚血燥者慎用。

三 草 果

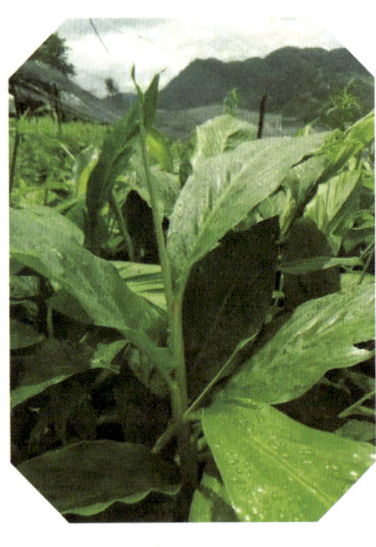
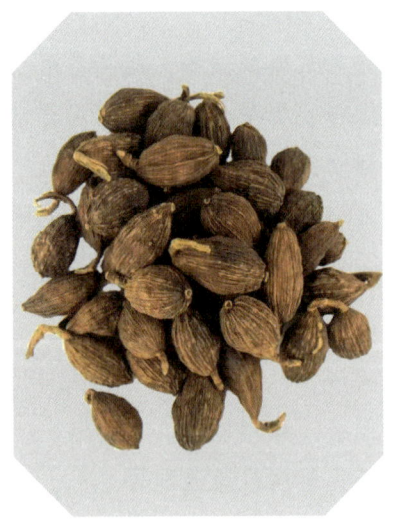

本品为姜科植物草果 *Amomum tsao-ko* Crevost et Lemaire 的干燥成熟果实。秋季果实成熟时采收，除去杂质，晒干或低温干燥。

《品种出处》

《中华人民共和国药典》（2020年版）；《关于当归等6种新增按照传统既是食

品又是中药材的物质公告》（2019年第8号）。

【性味归经】

性温，味辛，归脾、胃经。

【功效主治】

- **燥湿除寒**：适用于寒湿内阻、脘腹胀痛、痞满呕吐。
- **祛痰截疟**：适用于疟疾寒热、瘟疫发热。

【使用方法】

茶剂：单味或者配伍其他药物一起泡服。
煎服：单味或者配伍其他药物一同煎服，一般用量为2～6克（宜后下）。
碾粉：将草果烘干或晒干，碾细粉。
药膳：与排骨、鲫鱼、猪肚等菜品制成药膳。

【化学成分】

草果主要含挥发油，油中主要成分为1,8-桉叶素、α-蒎烯、β-蒎烯和对-聚伞花素等单萜类化合物；二芳基庚烷类化合物、黄烷醇衍生物、有机酸类化合物，以及其他营养成分〔淀粉、油脂（含亚油酸乙酯等）及16种游离氨基酸〕和矿物质（钙、铁等成分）。

【药理作用】

草果具有镇咳、祛痰、镇痛、解热、平喘、抗炎、抗真菌等作用。

【药食验方】

1. 草果粉

组成：草果20克。
制法：将草果碾成细粉，瓶装备用。
用法：上午、下午各1克，用温开水送服。
功效：醒脾开胃。
主治：适用于各种类型引起的食欲不振、食量减少。

2. 草果茶

组成：草果2克，干姜3克。
制法：将草果、干姜同入杯中，用沸水冲泡，加盖闷数分钟，可连续冲泡5次。

用法：代茶，频频饮用。

功效：燥湿和胃，温中散寒。

主治：适用于寒湿困脾引起的胃脘闷胀、饮食不香、腹部冷痛。

3. 草果羊肉甲鱼汤

组成：甲鱼 1000 克，羊肉 500 克，草果 3 克，精盐、姜末、胡椒粉各适量。

制法：在锅内烧水，把甲鱼放入煮死，剖腹洗净，去头、爪。将羊肉洗净，放开水内烫 2 分钟，然后取出待用。把甲鱼肉、羊肉切成小块放入锅内，加入适量的草果、姜末、水，用大火上烧开后改小火炖烂，再加精盐、胡椒粉调味即成。

用法：佐餐食用。

功效：温中暖下，益气补虚。

主治：适用于腹痛、性欲低下、食欲不振、大便溏薄、四肢不温等。

【应用注意】

阴虚血燥者慎用。

四 布渣叶

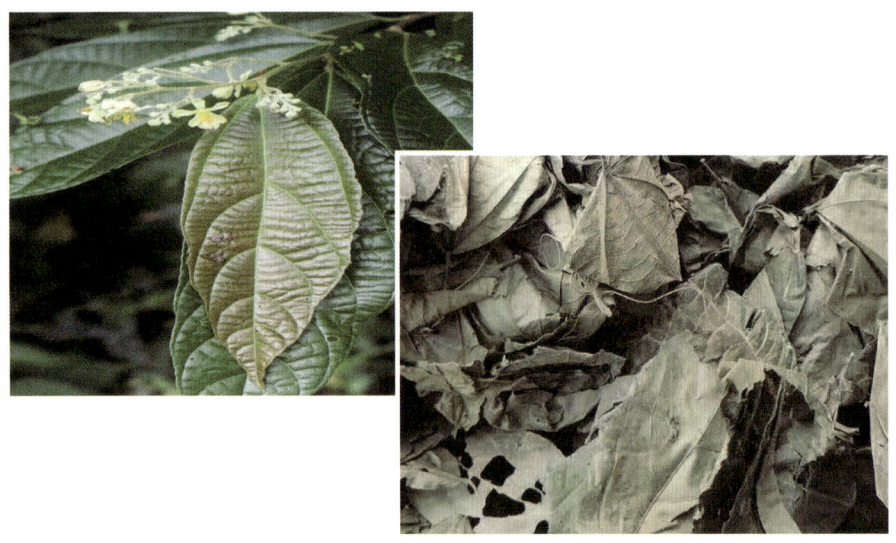

本品为椴树科植物破布叶 *Microcos paniculata* L. 的干燥叶。夏、秋二季采收，除去枝梗和杂质，阴干或晒干。

《品种出处》

《中华人民共和国药典》（2020年版）；2014年国家卫生和计划生育委员会公布新增15种药食同源名单的品种之一。

《性味归经》

性凉，味微酸，归脾、胃经。

《功效主治》

- **疏风解表**：适用于感冒。
- **清热利湿**：适用于肝炎、胆囊病引起的黄疸。
- **消食化滞**：适用于食欲不振、消化不良、脘腹胀满。
- **外用**：可外用治疗疮疡、蜈蚣咬伤。

《使用方法》

煎服：单味或者配伍其他药物一同煎服，一般用量为10～15克。
泡茶：单味或者配伍其他药物一起泡服。
鲜品外用：鲜品适量，捣汁外敷。

《化学成分》

布渣叶含黄酮类化合物，有异鼠李素、山柰素、槲皮素、牡荆苷、异牡荆苷、佛来心苷、水仙苷等；固醇类化合物，有木栓醇、豆固醇等；有机酸类化合物，有异香草酸、对香豆酸、阿魏酸、脱落酸等；还含挥发油、三萜类化合物、鞣质、酚类化合物及生物碱等。

《药理作用》

布渣叶具有解热、促进消化、退黄、抗炎、镇痛、降血压、抗衰老、杀虫等作用。

《药食验方》

1. 布渣叶凉茶

组成：布渣叶15克，薄荷6克，乌梅10克，山楂10克，陈皮5克，甘草3克。
制法：将布渣叶、薄荷、乌梅、山楂、陈皮、甘草同入锅中，加适量水，用大火烧开后改小火煎煮30分钟，去渣取汁，放入冰箱冷藏即成。
用法：代茶，频频饮用。
功效：清凉解暑，醒脾开胃。

主治：适用于夏季暑湿内困引起的头昏乏力、食欲不振。

2. 布渣叶茯苓饮

组成：布渣叶 10 克，茯苓 10 克，薏苡仁 10 克，炙甘草 3 克，蜂蜜适量。

制法：将布渣叶、茯苓、薏苡仁、炙甘草用清水浸泡后连浸泡液同入锅中，加适量水，煎煮 30 分钟，去渣取汁，调入蜂蜜即成。

用法：上午、下午分服。

功效：清热祛湿，健脾止泻。

主治：适用于大肠湿热所致的泄泻、便溏。

3. 鸭血布渣叶水

组成：布渣叶 60 克，鸭血 120 克。

制法：将布渣叶洗净，与鸭血同入锅中，加水煎煮 30 分钟，去渣取汁即成。

用法：上午、下午分服。

功效：清热解毒，利湿退黄。

主治：适用于黄疸型肝炎。

【应用注意】

脾虚泄泻者不宜使用。

第七章 利水渗湿类药食同源品种

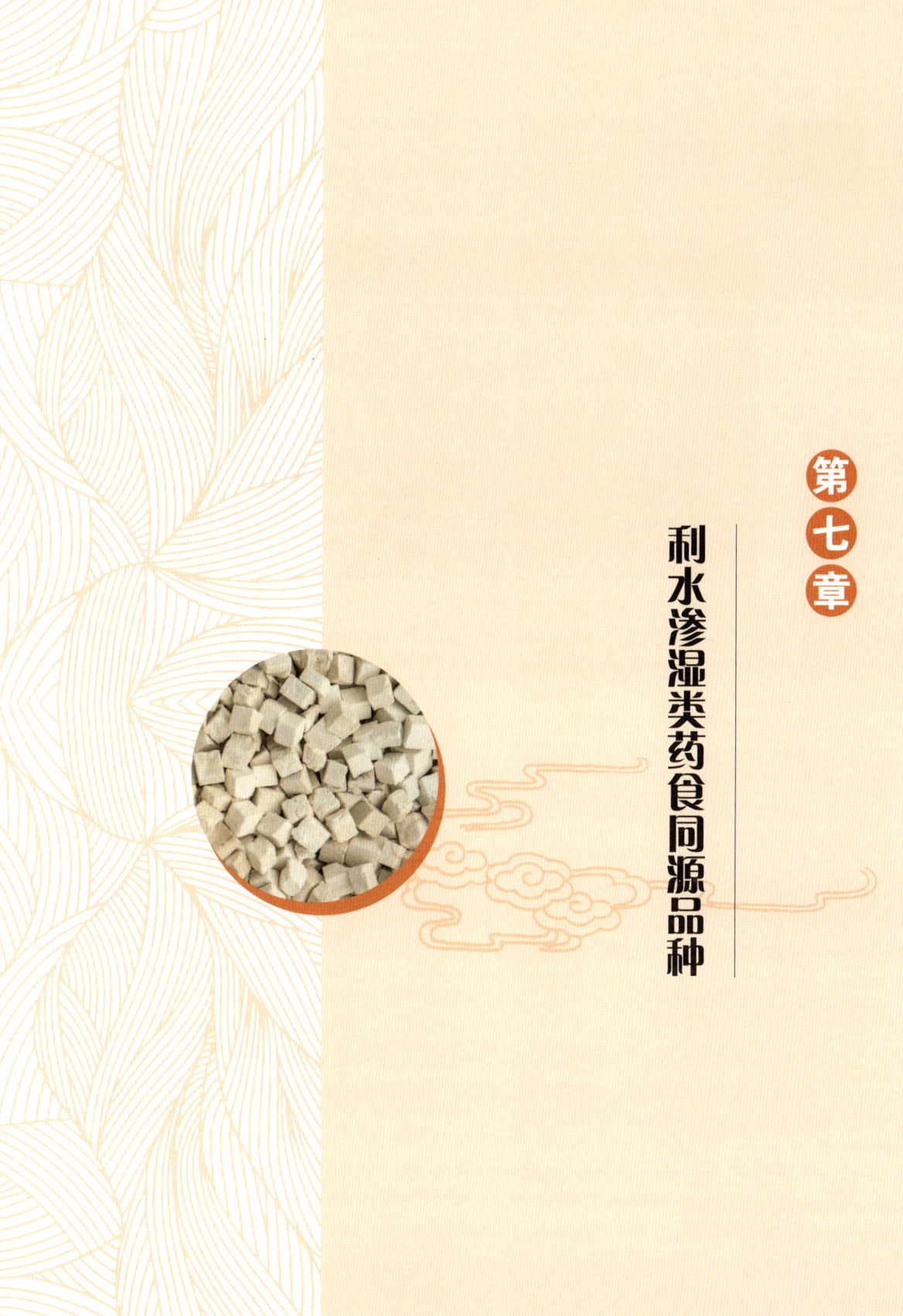

一 薏苡仁

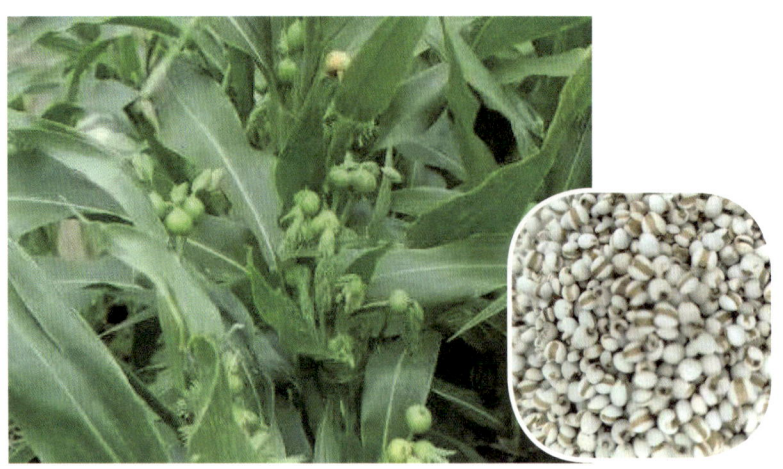

本品为禾本科植物薏米 Coix lacryma-jobi L. var. mayuen (Roman.) Stapf 的干燥成熟种仁。秋季果实成熟时采割植株,晒干,打下果实,再晒干,除去外壳、黄褐色种皮和杂质,收集种仁。

【品种出处】

《中华人民共和国药典》(2020年版);《关于进一步规范保健食品原料管理的通知》(卫法监发〔2002〕51号)之《既是食品又是药品的物品名单》。

【性味归经】

性凉,味甘、淡,归脾、胃、肺经。

【功效主治】

- **补气健脾**:适用于神疲乏力、食欲不振、面色少华、少气懒言等病症。
- **利水渗湿**:适用于水肿脚气、淋浊、白带量多质稀等病症。
- **清热排脓**:适用于肺痿、肠痈、痈疡破溃、脓出不畅等病症。
- **除痹止泻**:适用于泄泻、湿痹、筋脉拘挛、屈伸不利等病症。

【使用方法】

生用或炒用:熟薏苡仁是取拣净的薏苡仁置锅内用小火炒至微黄色,取出放凉即可,或用麸皮同炒也可。薏苡仁生用偏于清热利湿;炒用可健脾止泻。

煎服：与其他药物配伍使用，一般用量为 10～50 克。

药膳：可入菜肴食用，与其他食材如乌鱼、鲫鱼等煲汤，或者与粳米、大豆等同煮成粥，长期食用则补气健脾效果更加。

泡茶：薏苡仁 10～20 克/日，用沸水冲泡，加盖闷数分钟，趁热温服。

化学成分

薏苡仁含蛋白质、脂类、膳食纤维、碳水化合物及多种维生素和矿物质。

药理作用

薏苡仁是禾本科植物中是最富滋养、易于消化的谷物。所含的蛋白质、脂肪均较粳米为多。薏苡仁的抗癌有效成分为薏苡仁酯。薏苡仁酯能抑制艾氏腹水癌细胞的生长。薏苡仁能增加激素调节功能、促进免疫系统和酶系统功能，对于细胞免疫、体液免疫有促进作用。此外，薏苡仁具有降血糖、降血压、诱发排卵的作用。

药食验方

1. 薏苡仁麦麸莲枣羹

组成：薏苡仁 50 克，麦麸 50 克，莲子 20 克，大枣 12 枚。

制法：将麦麸放入炒锅内，微火反复炒香，研成细末。将薏苡仁、莲子、大枣用冷开水浸泡片刻，大枣去核后，一同入锅，加适量水，用大火煮沸后改小火煮莲子熟烂，薏苡仁、大枣呈羹糊状，调入麦麸末，搅拌均匀即成。

用法：早餐、晚餐分食。

功效：补气养血，健脾养胃。

主治：适用于动脉硬化、冠心病、慢性肠炎、神疲乏力、食欲不振等病症。

2. 薏苡仁冬瓜粥

组成：冬瓜（连皮）500 克，薏苡仁 100 克，精盐适量。

制法：将薏苡仁用清水浸泡 20 分钟；将冬瓜洗净，连皮切成块状；一同放砂锅内，加适量清水，煮至薏苡仁熟烂，加入适量的精盐，拌匀即成。

用法：上午、下午分食。

功效：清热解毒，健脾祛瘀。

主治：适用于单纯性肥胖、脂肪肝、血脂异常、冠心病、高血压、糖尿病等。

3. 薏苡仁香菇冬瓜脯

组成：冬瓜 1000 克，薏苡仁 30 克，香菇 30 克，鲜汤、植物油、葱花、生姜末、精盐、湿淀粉、味精各适量。

制法：将冬瓜洗净，刮去外皮，切成大块，除去瓤、子后，整块入沸水锅烫一下，捞起，沥干水分。将薏苡仁洗净，入锅，加水煮熟，盛入碗中，待用。将整块冬瓜放入蒸盆内，加薏苡仁淋入鲜汤适量，上笼蒸30分钟，取出待用。将香菇用温水浸发，洗后切成两半，加到植物油油锅，用大火爆炒，加葱花、生姜末、精盐、清水、湿淀粉、味精等勾兑成芡，淋在冬瓜脯上即成。

用法：佐餐食用。

功效：清热利尿，降脂减肥。

主治：适用于单纯性肥胖，对兼有高脂血症、浮肿者尤为适宜。

《应用注意》

津液不足者忌用薏苡仁。薏苡仁性较滑利，孕妇慎用。

茯　苓

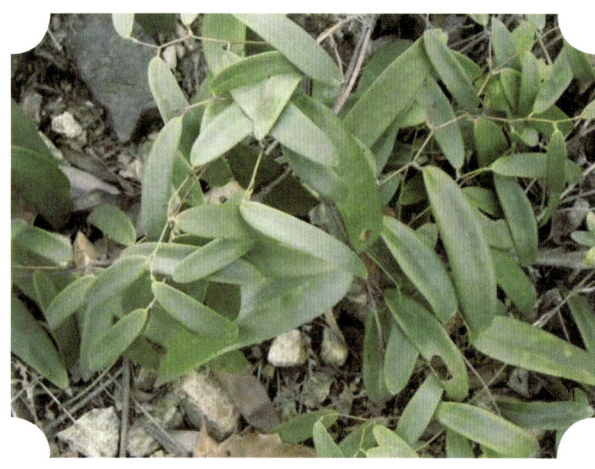
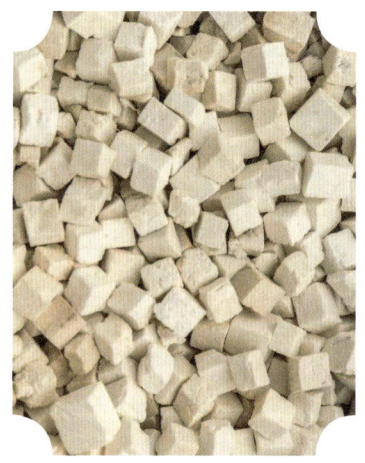

本品为多孔菌科真菌茯苓 *Poria cocos*（Schw.）Wolf 的干燥菌核。多于 7～9 月采挖，挖出后除去泥沙，堆置"发汗"后，摊开晾至表面干燥，再"发汗"，反复数次至现皱纹、内部水分大部分散失后，阴干，称为"茯苓个"；或将鲜茯苓按不同部位切制，阴干，分别称为"茯苓块"和"茯苓片"。

《品种出处》

《中华人民共和国药典》（2020年版）；《关于进一步规范保健食品原料管理的通知》（卫法监发〔2002〕51号）之《既是食品又是药品的物品名单》。

【性味归经】

性平,味甘、淡,归心、肺、脾、肾经。

【功效主治】

◉ **利水渗湿**:适用于寒热虚实各种水肿,痰饮停聚胸胁(悬饮)所致的胸胁胀满、咳唾引痛。

◉ **健脾宁心**:适用于脾虚湿盛之泄泻,心脾两虚之心悸、失眠。

【使用方法】

煎服:与其他药物配伍使用,一般用量为10～50克。

药膳:可入菜肴食用,与其他食材如乌鱼、鲫鱼等煲汤,或者与粳米、大豆等同煮成粥,长期食用则补气健脾效果更加。

泡茶:茯苓10～20克/日,用沸水冲泡,加盖闷数分钟,趁热温服。

碾粉:将茯苓适量烘干或晒干,碾细粉。

【化学成分】

茯苓含茯苓酸、层孔酸、松苓酸、茯苓糖、麦角固醇、胆碱、腺嘌呤、组氨酸、蛋白质、卵磷脂、脂肪、蔗糖、果糖、矿物质等成分。

【药理作用】

茯苓具有利尿、镇静、抗肿瘤、降血糖、增加心肌收缩力、增强免疫力、抗溃疡、护肝等作用。

【药食验方】

1. 茯苓赤小豆大枣粥

组成:茯苓粉25克,赤小豆50克,薏苡仁50克,山药粉25克,大枣12枚,白糖少许。

制法:将赤小豆水浸半日,与薏苡仁共煮粥,待豆熟烂后加入茯苓粉及山药粉,煮至粥成,加少许白糖即可。

用法:每日1剂,分早、晚温服。

功效:清热化湿,健脾合中。

主治:适用于湿热下注兼脾肾虚弱型不射精症。

2. 三仁茯苓饼

组成:小麦粉200克,核桃仁(研细)20克,花生仁(炒熟,去皮,研细)20克,松子仁（研细）5克，茯苓粉100克，发酵粉适量。

制法：将小麦粉、茯苓粉拌匀，加水调成糊状，再加入发酵粉，拌匀后将核桃仁粉、松子仁粉、花生仁粉撒于面团内，制成饼，入烤箱烤熟。

用法：随量食用。

功效：养血润燥，滋阴除湿，美肤容颜。

主治：适用于血虚所致皮肤无光泽、毛发干枯等。

3. 茯苓冬瓜皮汤

组成：茯苓30克，冬瓜皮30克，鲫鱼500克，生姜、精盐、味精适量。

制法：将鲫鱼活杀后去鳞、鳃、内脏，洗净。将茯苓、冬瓜皮、生姜洗净。将全部用料放于砂锅内，加清水适量，用大火烧沸后改小火煮2小时，加适量的精盐、味精后取出即可。

用法：饮汤食肉。

功效：健脾渗湿，利水通淋。

主治：适用于慢性前列腺炎等。

【应用注意】

虚寒精滑者忌服。

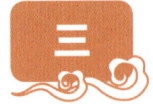

赤小豆

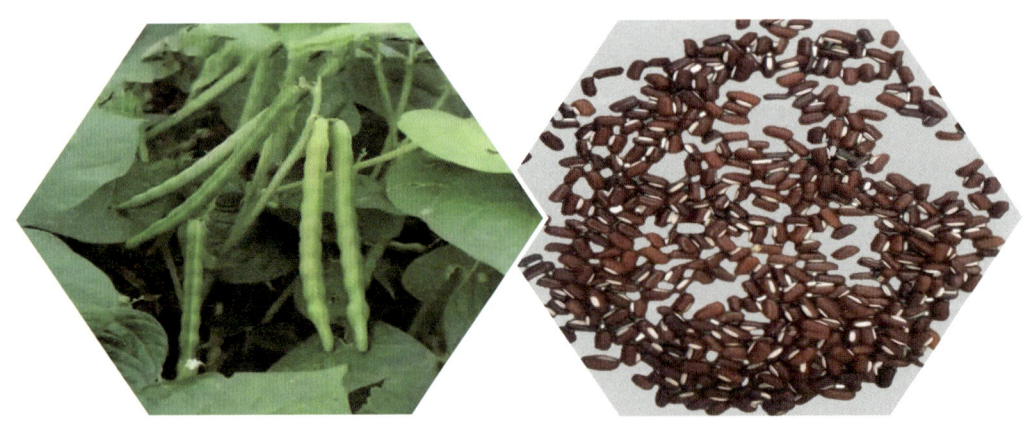

本品为豆科植物赤小豆 *Vigna umbellata* Ohwi et Ohashi 或赤小豆 *Vigna angularis* Ohwi et Ohashi 的干燥成熟种子。秋季果实成熟而未开裂时拔取全株，晒干，打下种子，

除去杂质，再晒干。

品种出处

《中华人民共和国药典》（2020 年版）；《关于进一步规范保健食品原料管理的通知》（卫法监发〔2002〕51 号）之《既是食品又是药品的物品名单》。

性味归经

性平，味甘、酸，归心、小肠经。

功效主治

- **利水消肿**：适用于水肿胀满、脚气浮肿、黄疸尿赤、风湿热痹。
- **解毒排脓**：适用于痈肿疮毒、肠痈腹痛。

使用方法

煎服：与其他药物配伍使用，一般用量为 10～50 克。

药膳：可入菜肴食用，与其他食材如乌鱼、鲫鱼等煲汤，或者与粳米、薏苡仁等同煮成粥，长期食用则补气健脾效果更加。

泡茶：赤小豆 10～20 克/日，用沸水冲泡，加盖闷数分钟，趁热温服。

碾粉：将赤小豆适量烘干或晒干，碾细粉。

化学成分

赤小豆主要含蛋白质、脂肪、碳水化合物、胡萝卜素、维生素 A、维生素 B、烟酰、多酚、皂苷类化合物、黄酮类化合物、鞣质和磷脂等成分。

药理作用

赤小豆具有利尿、免疫调节作用，也可治疗小儿急性淋巴结炎和痄腮、小儿化脓性脑膜炎并发硬脑膜下积液、脚癣等。

药食验方

1. 赤小豆粟米粥

组成：赤小豆芽 200 克，粟米 150 克。

制法：将粟米淘洗干净，放入锅内，加适量水，用小火煮至半熟时加入赤小豆芽，继续熬至粟米软烂，黏稠时即成。

用法：早餐、晚餐食用。

功效：健脾清热，利水减肥。

主治：适用尿路感染、高脂血症。

2. 赤小豆泥

组成：赤小豆 500 克，红糖 50 克，植物油适量。

制法：将赤小豆择洗干净，放入锅内加水，用大火烧开后改小火焖烂，搅碎成豆沙，待用。在锅内倒少量植物油，下入红糖炒至溶化，倒入豆沙，改用中火炒匀即成。

用法：当点心食用。

功效：健脾利水，解毒消肿，补充铁质。

主治：适用于脾肾不足引起的水肿、腹胀、腹泻、痈肿疮疡及流行性腮腺炎等。

3. 赤小豆米糕

组成：糯米粉 600 克，粳米粉 400 克，赤小豆 200 克。

制法：拣去赤小豆中的杂物，淘洗净后放入锅中，加清水煮熟，沥去水分。将粳米粉、糯米粉倒入缸里拌匀，取出 1/4 备用。将清水倒入米粉缸内，边倒边搅拌至米粉不干不湿后，用细箩边筛边用手搓擦成粗细均匀的细粉粒，再把熟赤小豆倒入拌匀。将笼屉内铺上一块纱布，把拌匀的粉料轻轻地铺上一层后，放在沸水锅上蒸至粉料呈玉色后，再铺上一层粉料，蒸至粉料呈玉色。这样不断地铺，不断地蒸，直至粉料全部铺完。最后一次将原先取出备用的粉料铺在糕面上，再蒸片刻即熟。取一块干净木板，上面放木框，将蒸熟的赤小豆粉料倒入，用手按平。再用一块干净木板盖在上面，木框连同糕翻个身后，去木板、木框，趁热切成长方块（每块 50 克）即成。

用法：当点心食用。

功效：益气健脾，利水减肥。

主治：适用于单纯性肥胖，对兼有慢性肠炎、浮肿者尤为适宜。

《应用注意》

外感恶寒及尿频者不可用。

第八章 温里类药食同源品种

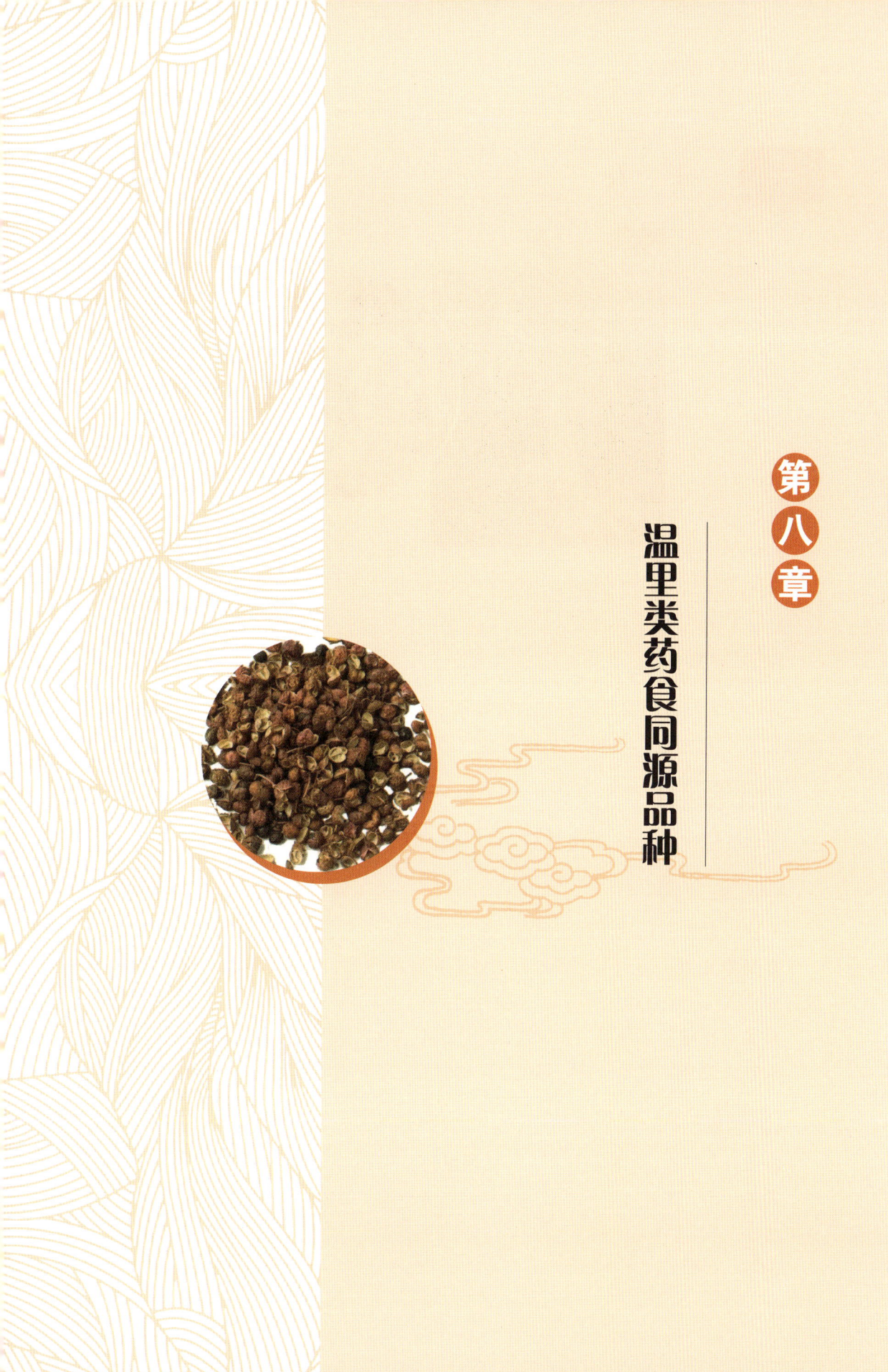

一 干 姜

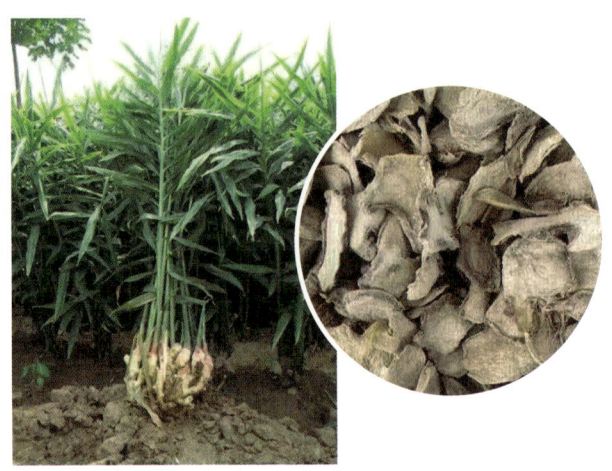

本品为姜科植物姜 Zingiber officinale Rosc. 的干燥根茎。冬季采挖，除去须根和泥沙，晒干或低温干燥。趁鲜切片晒干或低温干燥者称为"干姜片"。

【品种出处】

《中华人民共和国药典》（2020 年版）；《关于进一步规范保健食品原料管理的通知》（卫法监发〔2002〕51 号）之《既是食品又是药品的物品名单》。

【性味归经】

性热，味辛，归脾、胃、肾、心、肺经。

【功效主治】

- **补火助阳**：适用于脾肾阳虚、脘腹冷痛等。
- **散寒止痛**：适用于治寒邪直中脏腑所致的腹痛、寒凝血瘀、经闭痛经、阴疽流注等。
- **温中止呕**：适用于上热下寒、寒热格拒、食入即吐者。
- **引火归原**：适用于肾阳不足，阳痿宫冷，下元虚冷、虚阳上浮。

【使用方法】

煎服：与其他药物配伍使用，一般用量为 3～10 克。

药膳：可入菜肴食用，与其他食材如乌鱼、鲫鱼等煲汤，或者与粳米、薏苡仁等同煮成粥。

泡茶：干姜 1～3 克/日，用沸水冲泡，加盖焖数分钟，趁热温服。

碾粉：将干姜适量烘干或晒干，碾细粉。

化学成分

干姜含挥发油，主要成分为 α- 姜烯、β- 水芹烯、莰烯、6- 姜辣素、8- 姜酚、姜酮、龙脑、姜醇及柠檬醛等萜类化合物；非挥发性成分，包括树脂类化合物、淀粉及多种氨基酸（如天冬氨酸、谷氨酸等）。其中，姜辣素是其主要辛辣成分。

药理作用

干姜能刺激消化道而使肠张力、节律及蠕动增强，并具有止呕、兴奋神经中枢与心脏、抗真菌、杀灭阴道滴虫等作用。

药食验方

1. 干姜粥

组成：干姜 6 克，粳米（或糯米）100 克，大枣 2 枚。

制法：将干姜洗净，切成薄片，同粳米（或糯米）、大枣同煮为粥。

用法：早餐、晚餐食用。

功效：暖脾胃，散风寒，止咳喘。

主治：适用于慢性支气管炎。

2. 干姜豆腐羹

组成：鲜豆腐 250 克，干姜 10 克，陈皮 10 克，胡椒粉 3 克，精盐适量。

制法：将鲜豆腐切丁，将陈皮洗净，与干姜、胡椒粉一同装入布袋，扎紧袋口，与豆腐放入锅中，加水后置于火上，用小火煨熟，取出药袋，加适量的精盐调味即成。

用法：佐餐食用。

功效：温中散寒，健脾开胃。

主治：适用于脾胃虚寒、食少、乏力、水肿等。

3. 干姜粉

组成：干姜 20 克。

制法：将干姜碾成细粉，瓶装备用。

用法：上午、下午各 1 克，用温开水送服。

功效：温中散寒。

主治：适用于脾胃虚寒引起的胃痛、腹痛。

应用注意

阴虚火旺者慎用。

二 高良姜

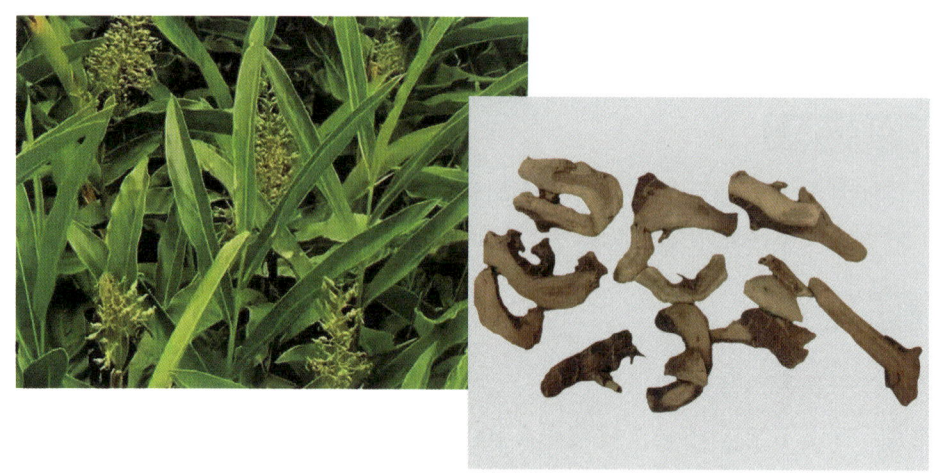

本品为姜科植物高良姜 *Alpinia officinarum* Hance 的干燥根茎。夏末秋初采挖，除去须根和残留的鳞片，洗净，切段，晒干。

【品种出处】

《中华人民共和国药典》（2020年版）；《关于进一步规范保健食品原料管理的通知》（卫法监发〔2002〕51号）之《既是食品又是药品的物品名单》。

【性味归经】

性热，味辛，归脾、胃经。

【功效主治】

- **温中止呕**：适用于胃寒呕吐、嗳气吞酸。
- **散寒止痛**：适用于脘腹冷痛，寒凝气滞之腹痛泄泻，烦闷不可忍者。

【使用方法】

煎服：与其他药物配伍使用，一般用量为3～10克。

药膳：可入菜肴食用，与其他食材如乌鱼、鲫鱼等煲汤，或者与粳米、薏苡仁等同煮成粥。

泡茶：高良姜1～3克/日，用沸水冲泡，加盖闷5分钟，趁热温服。

碾粉：将高良姜适量烘干或晒干，碾细粉。

化学成分

高良姜含桉叶素、桂皮酸甲酯、丁香油酚、荜澄茄烯、澄茄烯、高良姜素等成分。

药理作用

高良姜有抑制溶血性链球菌、葡萄球菌、炭疽杆菌、白喉杆菌、枯草杆菌、结核分枝杆菌等作用。

药食验方

1. 高良姜醋炖牛肚

组成：牛肚1个，食醋、黄酒、精盐、味精、葱花、高良姜末、麻油、鲜汤各适量。

制法：先将牛肚开口端对准水龙头冲洗表面黏液，然后用手抓住牛肚一端，从开口处缓慢向另一端翻卷，以全部翻转，将内壁冲洗干净，然后翻转过来，用精盐或白矾反复搓擦牛肚的外壁，擦后用清水洗净。将牛肚铺开，在光滑的一面每隔0.5厘米划上刀痕，深度为牛肚的2/3，并切成条块，用清水漂洗。将炒锅上火，放入麻油，烧热，放入葱花、高良姜末炝锅，然后下肚块翻炒，再加食醋、黄酒、精盐、鲜汤，用大火烧开，再用小火炖至牛肚熟烂，加入味精调味即成。

用法：佐餐食用。

功效：健脾养胃，补养元气，强壮身体。

主治：适用于消化不良、脱肛、贫血、糖尿病、水肿、腰膝酸软等。

2. 高良姜兔肉

组成：兔肉500克，鲜高良姜30克，陈皮10克，精盐、酱油、黄酒、植物油、干辣椒、花椒、葱段、白糖、醋、味精、麻油各适量。

制法：将兔肉洗净切成块，加入精盐、酱油、黄酒，将鲜高良姜切片，一同放入盘中，腌一段时间，放入植物油油锅中炸上色，捞出沥油。将锅内留适量油，烧热，放干辣椒、花椒、陈皮、葱段炸成金黄色，随后倒入兔肉，加适量的白糖、醋、酱油和清水，用大火烧热后改小火炖至肉熟，放入味精，淋上麻油即成。

用法：佐餐食用。

功效：补益脾胃，健脑益智。

主治：适用于糖尿病、高血压、冠心病、单纯性肥胖等。

3. 高良姜粉

组成：高良姜20克。

制法：将高良姜碾成细粉，瓶装备用。

用法：上午、下午各 2 克，用温开水送服。

功效：温中散寒。

主治：适用于脾胃虚寒引起的胃痛、腹痛。

【应用注意】

体虚者不宜单用。

三 肉 桂

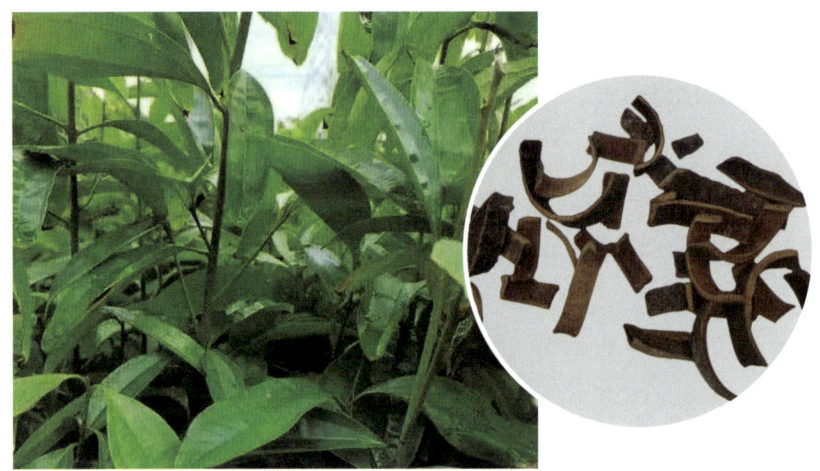

本品为樟科植物肉桂 *Cinnamomum cassia* Presl 的干燥树皮。多于秋季剥取，阴干。

【品种出处】

《中华人民共和国药典》（2020 年版）；《关于进一步规范保健食品原料管理的通知》（卫法监发〔2002〕51 号）之《既是食品又是药品的物品名单》。

【性味归经】

性大热，味辛、甘，归肾、脾、心、肝经。

【功效主治】

● **补火助阳**：适用于肾阳不足、命门火衰之胃寒肢冷、腰膝冷痛、夜尿频多、阳痿、遗精早泄、宫寒等。

- **散寒止痛**：适用于寒邪内侵或脾胃虚寒之寒凝诸痛证。
- **温经通脉**：适用于风寒湿痹阻经脉之寒湿腰痛、关节疼痛、阴疽流注等。
- **引火归原**：适用于下元虚衰、虚阳上浮之面赤，咽痛，虚喘、脉微或浮大无根者。

使用方法

煎服：与其他药物配伍使用，一般用量为3～5克。

药膳：可入菜肴食用，与其他食材如乌鱼、鲫鱼等煲汤，或者与粳米、薏苡仁等同煮成粥。

泡茶：肉桂1～2克/日，用沸水冲泡，加盖闷5分钟，趁热温服。

碾粉：将肉桂适量烘干或晒干，碾细粉。

化学成分

肉桂含挥发油，油中主要为桂皮醛、桂皮乙酸酯等，并含鞣质、黏液质、树脂。

药理作用

肉桂具有镇静、镇痛、解热、促进唾液及胃液分泌、增强消化功能、解除内脏平滑肌痉挛、缓解肠道痉挛性疼痛、抑制刺激性胃溃疡形成、抗心肌缺血、抗菌、引起子宫充血、升高白细胞及抗辐射等作用。

药食验方

1. 肉桂山楂饮

组成：肉桂5克，山楂肉15克，红糖40克。

制法：将肉桂打碎，与山楂肉、红糖同入锅中，加入适量水，用大火边加热边用筷子搅拌，煮沸后滤取药汁即成。

用法：每日1剂，可随时温饮，连服7日，以月经来潮前5日饮用最宜。

功效：温经散寒，活血止痛。

主治：适用于血寒所致的痛经。

2. 肉桂烧鹌鹑

组成：肉桂2克，鹌鹑5只，鲜汤500毫升，麻油5克，黄酒、精盐、植物油、葱段、生姜片、白糖、胡椒粉、湿淀粉各适量。

制法：将鹌鹑杀死剥皮，去内脏和脚爪，洗净沥干，用黄酒和精盐腌渍入味。将炒锅上火，放植物油，烧热，下鹌鹑炸至金黄色，捞出。将锅内留适量油，下葱段、生姜片煸出香味，倒入鲜汤烧沸，放入炸好的鹌鹑，撇去浮沫，加入肉桂、黄酒、精盐、白糖、胡椒粉,改用小火炖至汤汁收浓,即可将鹌鹑捞出放在盘内,拣去葱、姜、肉桂,放入味精,用湿淀粉勾芡,淋上麻油即成。

用法:佐餐食用。

功效:双补气血。

主治:适用于贫血、体虚乏力等。

3. 肉桂香酥鸡

组成:净肉鸡1只(重约1000克),肉桂15克,精盐4克,味精3克,黄酒15克,植物油500克(实耗约50克),大茴香2克,花椒盐10克,葱花、生姜丝各适量。

制法:将净肉鸡洗净,从中剖开,用精盐、黄酒、葱花、生姜丝、味精、肉桂(拍碎)、大茴香(拍碎),腌制2小时后上笼蒸熟取出。将炒锅上火,放植物油,烧至五成热,放入蒸好的鸡,小火炸酥至金黄色捞出,改刀装盘,随花椒盐味碟一同上桌即成。

用法:佐餐食用。

功效:暖脾健胃,温中益气,补精填髓。

主治:适用于勃起功能障碍、遗精等。

【应用注意】

阴虚火旺、内有湿热郁火、血热出血者忌用。孕妇慎用。

四 丁 香

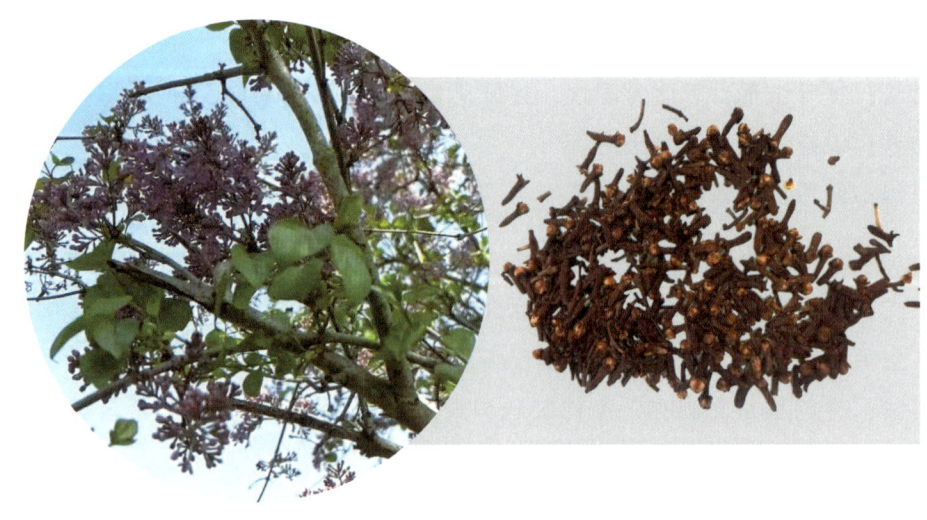

本品为桃金娘科植物丁香 Eugenia caryophyllata Thunb. 的干燥花蕾。当花蕾由绿色转红时采摘,晒干。

【品种出处】

《中华人民共和国药典》(2020年版);《关于进一步规范保健食品原料管理的通知》(卫法监发〔2002〕51号)之《既是食品又是药品的物品名单》。

【性味归经】

性温,味辛,归脾、胃、肺、肾经。

【功效主治】

- **温中降逆**:适用于脾胃虚寒、呃逆呕吐、食少吐泻等。
- **补肾助阳**:适用于脘腹冷痛、肾虚阳痿等。

【使用方法】

煎服:与其他药物配伍使用,一般用量为1～3克。

药膳:可入菜肴食用,与其他食材如乌鱼、鲫鱼等煲汤。

泡茶:丁香1～2克/日,用沸水冲泡,加盖闷5分钟,趁热温服。

碾粉:将丁香适量烘干或晒干,碾细粉。

【化学成分】

丁香的化学成分以丁香油酚和乙酸丁香酚酯为核心,辅以 $β-$ 石竹烯、$α-$ 葎草烯等萜类化合物,以及苯甲醛、苄醇等芳香族化合物。

【药理作用】

丁香具有促进胃液分泌、增强消化力、减轻恶心呕吐、缓解腹部气胀、抗腹泻、镇痛、抗炎、抗血小板聚集、抗凝血、抗血栓形成、利胆、抗缺氧、抗菌、杀虫等作用。

【药食验方】

1. 丁香茶

组成:丁香2克,陈皮5克,炙甘草2克。

制法：将丁香、陈皮、炙甘草同入杯中，用沸水冲泡，加盖闷5分钟，可连续冲泡5次。

用法：代茶，频频饮用。

功效：理气消胀，止呕。

主治：适用于消化不良、恶心呕吐、脘腹胀满。

2. 丁香人参饮

组成：丁香2克，人工种植5年内人参薄片3克，蜂蜜20克。

制法：将丁香、人工种植5年内人参薄片同入锅中，加入适量水，用大火烧开后改小火煎煮10分钟，去渣取汁，调入蜂蜜即成（人参片可嚼服）。

用法：上午、下午分服。

功效：益气健脾，温中止吐。

主治：适用于脾胃虚弱型呃逆。

3. 丁香生姜炖牛肚

组成：丁香2克，牛肚1个，食醋、黄酒、精盐、白矾、味精、葱花、生姜末、麻油、鲜汤各适量。

制法：先将牛肚开口端对准水龙头冲洗表面黏液，然后用手抓住牛肚一端，从开口处缓慢向另一端翻卷，直至内壁完全外翻，将内壁冲洗干净，然后翻转过来，用精盐或白矾反复搓擦牛肚的外壁，擦后用清水洗净。将牛肚铺开，在光滑的一面每隔0.5厘米划上刀痕，深度为牛肚的2/3，并切成条块，用清水漂洗。将炒锅上火，放入麻油，烧热，放入丁香、葱花、生姜末炝锅，然后下肚块翻炒，再加食醋、黄酒、精盐、鲜汤，用大火烧开，再用小火炖至牛肚熟烂，加入味精调味即成。

用法：佐餐食用。

功效：健脾养胃，强壮身体。

主治：适用于消化不良、贫血、糖尿病、水肿等。

【应用注意】

热证及阴虚内热者忌用。不宜与郁金同用。

五　八角茴香

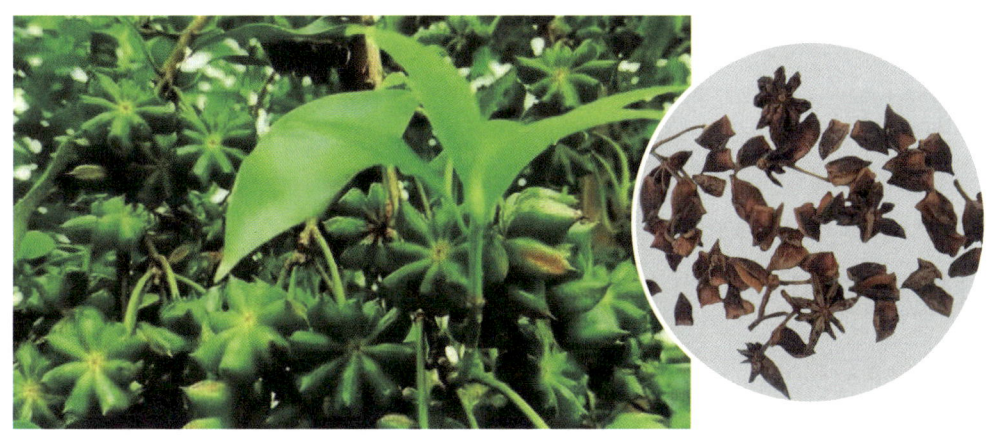

本品为木兰科植物八角茴香 *Illicium verum* Hook. f. 的干燥成熟果实。秋、冬二季果实由绿变黄时采摘，置沸水中略烫后干燥或直接干燥。

《品种出处》

《中华人民共和国药典》（2020 年版）；《关于进一步规范保健食品原料管理的通知》（卫法监发〔2002〕51 号）之《既是食品又是药品的物品名单》。

《性味归经》

性温，味辛，归肝、肾、脾、胃经。

《功效主治》

- **散寒止痛**：适用于寒疝腹痛、少腹冷痛，以及寒凝气滞之痛经。
- **理气和胃**：适用于胃寒气滞之脘腹胀痛，脾胃虚寒之脘腹胀痛、呕吐食少，腹部手术后腹胀，睾丸鞘膜积液等。
- **矫味**：烹调荤食时用于增香。

《使用方法》

煎服：与其他药物入锅煎煮，每次 3～6 克。

研粉：每次吞服 1 克。

药膳： 与其他食材制成药膳，每次 1～2 克。

【化学成分】

八角茴香的挥发油主要含反式茴香脑，另含松油烯、α-蒎烯、月桂烯及少量香桧烯、茴香醛等。脂肪酸以岩芹酸为主，其余包括油酸、亚油酸、棕榈酸、花生酸和山萮酸等。

【药理作用】

八角茴香具有广谱抗菌作用，对霉菌的抑菌作用较强，另有镇痛、抗氧化、抗病毒、升高白细胞、抗疲劳、抗癌等作用。

【药食验方】

1. 五香兔肉

组成：八角茴香 2 个，兔肉 1000 克，鲜汤 2000 毫升，酱油 15 克，葱段 20 克，生姜片 10 克，黄酒 25 克，麻油 15 克，花椒、肉桂、大茴香、白糖、精盐、味精各适量。

制法：将兔肉切成 4 块。将八角茴香、花椒、肉桂、精盐、葱段、生姜片用少量水熬成至五香水，倒入兔肉腌一夜，下锅前用红酱油拌匀。将砂锅加兔肉和鲜汤，再加酱油、白糖、精盐、大茴香、花椒、葱段、生姜片、黄酒，用大火煮沸后转用小火炖约 1 小时，加入味精，用中火收汤，淋少量麻油，起锅切小块即成。

用法：佐餐食用。

功效：补脾胃，益气血。

主治：适用于贫血、脾胃虚弱等。

2. 八角茴香牛肉

组成：八角茴香 2 个，牛肉 500 克，香菜 30 克，精盐、味精、黄酒、花椒、葱段、生姜块各适量。

制法：将牛肉切成 3 厘米见方的块，下沸水锅中烫透捞出，用温水洗净。将香菜切末。将花椒、八角茴香装入干净的纱布袋中，扎紧袋口备用。将主料放入锅中，加入黄酒、葱段、生姜块、花椒八角茴香袋和适量清水。将砂锅上大火烧沸，撇去浮沫，再转小火炖至酥烂，拣除葱、姜和花椒八角茴香袋，最后放精盐、味精调味，撒上香菜末，出锅装碗即成。

用法：佐餐食用。

功效：健脾益肾，补气养血，强筋健骨。

主治：适用于骨质疏松症。

3. 八角茴香豆

组成：八角茴香 20 克，蚕豆 1000 克，肉桂 20 克，精盐 25 克。

制法：将蚕豆洗净，水泡后放入锅中，加入八角茴香、肉桂、精盐和 500 毫升水，用大火煮开后转用小火煮，至豆熟即成。

用法：当零食食用。

功效：益气健脾。

主治：适用于消化不良、食欲不振等。

【应用注意】

阴虚火旺者慎用。烹饪食物时不宜用量过大。

六 小茴香

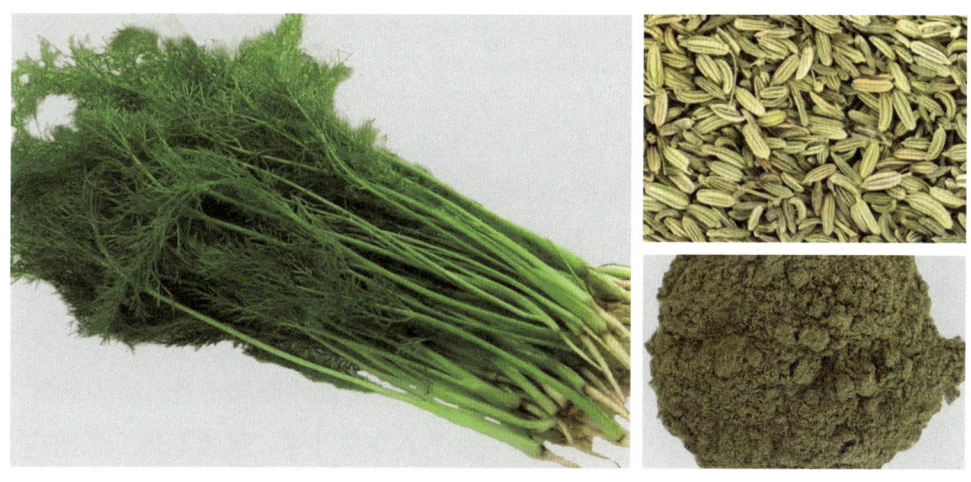

本品为伞形科植物茴香 *Foeniculum vulgare* Mill. 的干燥成熟果实。秋季果实初熟时采割植株，晒干，打下果实，除去杂质。

【品种出处】

《中华人民共和国药典》（2020 年版）；《关于进一步规范保健食品原料管理的通知》（卫法监发〔2002〕51 号）之《既是食品又是药品的物品名单》。

【性味归经】

性温，味辛，归肝、肾、脾、胃经。

【功效主治】

- **散寒止痛**：适用于寒疝腹痛、睾丸偏坠、痛经、少腹冷痛等。
- **理气和胃**：适用于脘腹胀痛、食少吐泻、睾丸鞘膜积液。

【使用方法】

煎服：与其他药物入锅煎煮，每次 3～6 克。

研粉：每次吞服 1 克。

药膳：与其他食材制成药膳，每次 1～2 克。

【化学成分】

小茴香含挥发油，主要成分为茴香脑、柠檬烯、葑酮、爱草脑、γ-松油烯、α-蒎烯、月桂烯等。

【药理作用】

小茴香能兴奋肠收缩、利胆、抗溃疡、抗菌、抗癌、松弛豚鼠气管平滑肌、促进肝组织再生、镇痛，并有己烯雌酚样作用等。

【药食验方】

1. 小茴香水饺

组成：小茴香嫩叶 200 克，面粉 500 克，猪五花肉 300 克，葱花 50 克，麻油 40 克，酱油 50 克，生姜末 10 克，精盐、味精各适量。

制法：将小茴香嫩叶择洗干净，剁成末。将猪五花肉剔去筋膜，洗净，剁成泥放入盆内，加葱花、生姜末、酱油、精盐、味精、麻油拌匀，再分次加水，并顺着一个方向搅动，搅至呈浓稠状，加入小茴香末搅拌均匀，即成馅料。将面粉放入精盐、清水拌匀，和成冷水面团，揉匀揉透，盖上湿布饧片刻，放在案板上稍揉几下，搓成长条，揪成 120 个小面剂，再擀成中间稍厚的圆形面皮，打入馅料，包捏成饺子生坯。将锅置大火上，加入清水，烧沸后下入饺子生坯，用手勺沿锅底轻轻推动，待煮至坯饺上浮水面，煮两开即熟。

用法：当主食食用。

功效：健脾，开胃，行气。

主治：适用于食欲不振。

2. 小茴香粥

组成：小茴香 3 克，粳米 50 克。

制法：将小茴香去净杂质，研为细末。将粳米淘洗干净入锅。加500毫升水，用大火烧开后改小火熬煮成稀粥，待粥临熟时加入小茴香，稍煮即成。

用法：日服2～3次，温热空腹食用。

功效：温肾散寒，和胃理气。

主治：适用于小儿胃寒呕吐。阴虚火旺者不宜服用。

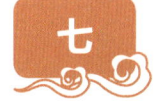
3. 茴香猪腰

组成：猪腰1个，小茴香6克，卤汁适量。

制法：将小茴香炒脆，打成细末。将猪腰撕去皮膜，用尖刀从侧面切一条长约4厘米的口子，掏出臊筋，再向里扩展成三角形，然后塞入茴香末，并用麻绳将开口处缠紧。将炒锅上中火，倒入卤汁调好味，放入猪腰煮沸后约30分钟，起锅取出，解开绳子剖成两瓣，装盘即成。

用法：佐餐食用。

功效：散寒止痛，补肾强腰。

主治：适用于腰腿疼痛、遗精、盗汗、耳鸣耳聋等。

《应用注意》

热盛及阴虚火旺者忌用。

七、胡 椒

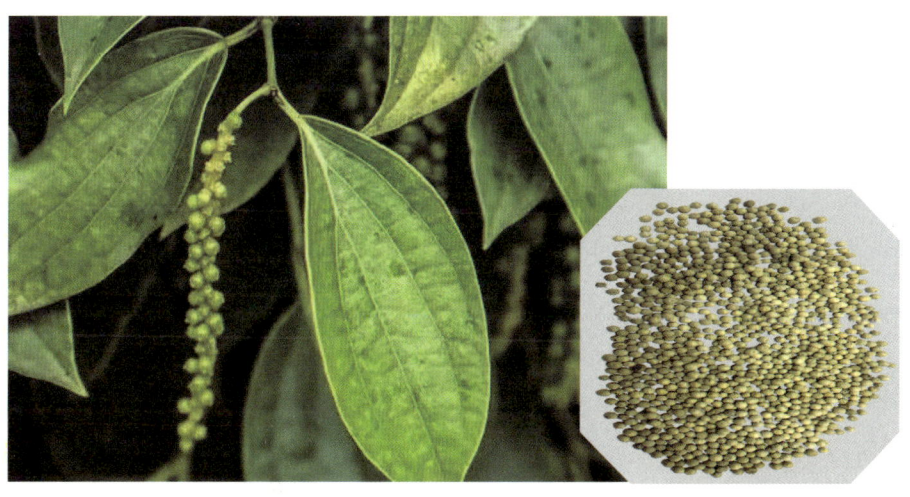

本品为胡椒科植物胡椒 *Piper nigrum* L. 的干燥近成熟或成熟果实。秋末至次春果实呈暗绿色时采收，晒干，为黑胡椒；果实变红时采收，用水浸渍数日，擦去果肉，晒干，为白胡椒。

【品种出处】

《中华人民共和国药典》（2020 年版）；《关于进一步规范保健食品原料管理的通知》（卫法监发〔2002〕51 号）之《既是食品又是药品的物品名单》。

【性味归经】

性热，味辛，归胃、大肠经。

【功效主治】

- **温胃散寒**：适用于治胃寒脘腹冷痛、呕吐、虚寒之泄泻。
- **下气消痰**：适用于痰气郁滞、蒙蔽清窍的癫痫痰多。
- **醒脾开胃**：可作为烹调食物之调味品。

【使用方法】

泡服：每次 0.6～1 克。

研粉：研粉吞服，每次 0.5～1 克。

药膳：每次用 1.5 克左右。

【化学成分】

胡椒含挥发油，油中主要成分为胡椒醛、二氢香芹醇、氧化石竹烯等，还含有胡椒碱、胡椒林碱、胡椒油、胡椒新碱等。

【药理作用】

胡椒碱是胡椒所含的含量最高、活性最广的一种酰胺类生物碱，即挥发油，具有较强的抗菌作用。胡椒碱可抗炎、调节免疫力，另有抗氧化、调节保护中枢神经系统、降血糖、调节血脂、杀虫等作用。

【药食验方】

1. 胡椒乌梅茶

组成：胡椒 10 粒，乌梅 5 个，茶叶 5 克。

制法：将胡椒、乌梅、茶叶共研为细末，用沸水冲泡。

用法：代茶饮，每日2次，连服6日。

功效：温补肾阳，涩肠固脱。

主治：适用于慢性腹泻。

2. 胡椒海参汤

组成：水发海参750克，鸡汤750毫升，香菜20克，黄酒15克，葱花20克，生姜末5克，猪油25克，酱油、精盐、味精、胡椒粉、麻油各适量。

制法：将水发海参放入清水中，轻轻抠掉肚内黑膜，洗净，再把海参片成大抹刀片，在开水锅中烫透，捞出控去水分。将香菜洗净，切段。将炒锅上中火，放猪油，烧热，放入葱花、生姜末、胡椒粉稍煸，烹入黄酒，加入鸡汤、精盐、酱油、味精，把海参片放入汤内，汤开撇去浮沫，调好口味，淋入麻油，盛入大碗中，撒入葱花与香菜段即成。

用法：佐餐食用。

功效：滋补肝肾，益精养血。

主治：适用于精血亏损、虚弱、勃起功能障碍、梦遗、小便频数、肠燥便秘等。

3. 胡椒肚片

组成：猪肚500克，胡椒10克，精盐10克，味精3克，黄酒15克，醋20克，葱15克，姜15克，麻油10克。

制法：将猪肚加精盐清洗干净，烫水除异味，葱、姜拍松。将炒锅上火，加入清水，放入猪肚、胡椒、精盐、味精、黄酒、醋、葱、姜，先用大火烧开，再用小火炖至猪肚熟烂，晾凉捞出，片成薄片。码入盘肉，淋入麻油即成。

用法：佐餐食用。

功效：健脾暖胃，温中扶寒，消食化积。

主治：适用于泄泻、糖尿病、遗精、带下、小儿营养不良等。

【应用注意】

阴虚有火者忌服。

八 花 椒

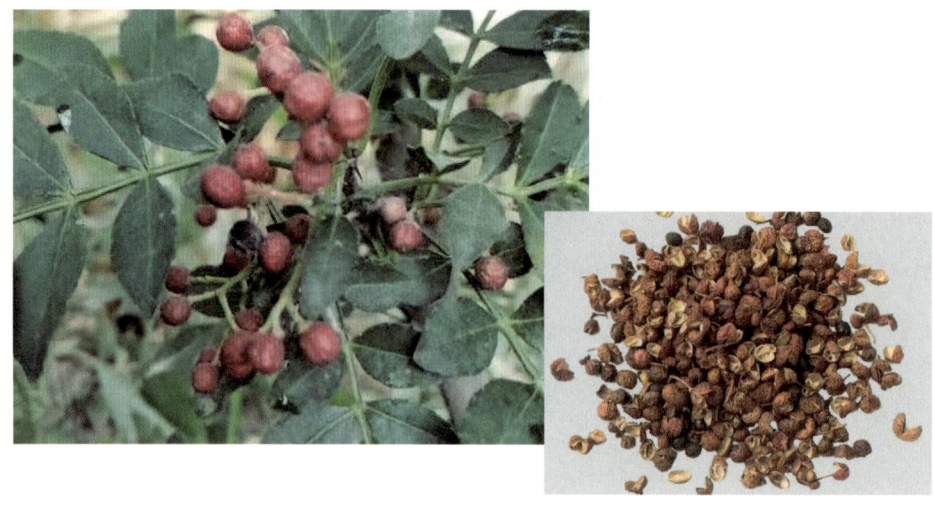

本品为芸香科植物青椒 Zanthoxylum schinifolium Sieb. et Zucc. 或花椒 Zanthoxylum bungeanum Maxim. 的干燥成熟果皮。秋季采收成熟果实，晒干，除去种子和杂质。

【品种出处】

《中华人民共和国药典》（2020年版）；《关于进一步规范保健食品原料管理的通知》（卫法监发〔2002〕51号）之《既是食品又是药品的物品名单》。

【性味归经】

性温，味辛，归脾、胃、肾经。

【功效主治】

- **温胃散寒**：适用于中寒腹痛、呕吐泄泻。
- **燥湿止痒**：适用于湿疹瘙痒、阴道瘙痒。

【使用方法】

泡服：每次 0.6～1 克。

研粉：研粉吞服，每次 0.5～1 克。

药膳：每次用 1.5 克左右。

外用：与其他药物配伍可制作泡脚方。

【化学成分】

花椒主要含有挥发油、生物碱、酰胺类化合物（如山椒素）、香豆素、木脂素、黄酮类化合物、三萜类化合物、固醇类化合物、脂肪酸及烃类化合物等成分。

【药理作用】

花椒对多种肿瘤有抑制作用，对消化系统有抗溃疡、调节胃肠平滑肌、抗腹泻和保肝作用，对心血管系统有抑制血栓作用，还有镇痛、抗菌杀虫、抗氧化、调血脂等作用。

【药食验方】

1. 花椒大枣生姜茶

组成：大枣15克，花椒10克，生姜5克。

制法：将大枣、花椒、生姜加水浸泡30分钟，煎煮10分钟，去渣取汁。

用法：代茶，温饮。

功效：散寒下气，温中养血。

主治：适用于胃虚食少、脾弱便溏、气血津液不足、营卫不和、心悸怔忡、妇人脏躁等。

2. 花椒子鹅

组成：光子鹅1只（重约2000克），荷叶夹10个，花椒3克，葱、生姜、黄酒、精盐、花椒盐、植物油各适量。

制法：将光子鹅从背部剖开，斩去翅、脚，洗净，内膛、外皮抹少许精盐，装到汤盆，放入葱、生姜、黄酒、花椒，上笼蒸约1小时，肉熟取出，拣出葱、姜、花椒。将炒锅上中火，放植物油，烧至七成热，将鹅下锅炸至皮脆，倒入漏勺沥油，改刀切成骨牌块，按鹅的原形整齐地码在盘里。将荷叶夹摆在鹅的四周，花椒盐同时上桌。

用法：佐餐食用。

功效：滋阴补肾，清暑和胃。

主治：适用于月经不调、贫血、勃起功能障碍、早泄、糖尿病等。

3. 花椒炖梨

组成：雪梨1个，花椒10粒，面粉、冰糖各适量。

制法：将雪梨洗净，去皮，用竹尖在雪梨上均匀地戳 10 个孔，将花椒塞入洞孔。将面粉加水揉成面团，擀成皮，包住梨，放入烘箱烘熟，取出稍凉，剥去面皮，去花椒，放入盘内。将锅上火，放入清水，加入冰糖，熬成糖汁，浇在梨上即成。

用法：每日早、晚分食。

功效：化痰止咳，温胃止吐。

主治：适用于慢性支气管炎、慢性胃炎等。

《应用注意》

阴虚火旺者忌服。孕妇慎用。

九 山　奈

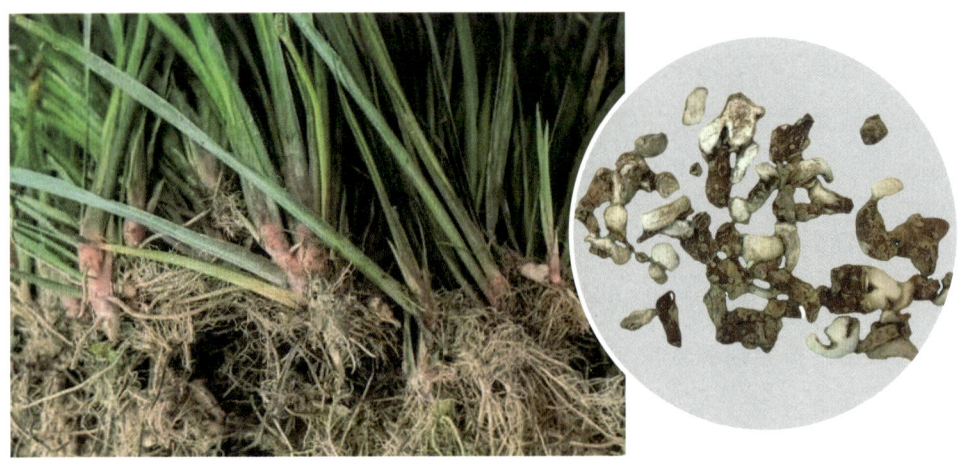

本品为姜科植物山奈 *Kaempferia galanga* L. 的干燥根茎。冬季采挖，洗净，除去须根，切片，晒干。

《品种出处》

《中华人民共和国药典》（2020 年版）；《关于当归等 6 种新增按照传统既是食品又是中药材的物质公告》（2019 年第 8 号）。

《性味归经》

性温，味辛，归胃经。

《功效主治》

- **行气温中止痛**：适用于胸膈胀满、脘腹冷痛。
- **帮助消化**：适用于饮食停滞。

《使用方法》

煎服：单味或者与其他药物配合使用，每次 6～10 克。
研粉：研成细粉，每次 3 克。

《化学成分》

山柰主要含挥发油成分对甲氧基肉桂酸乙酯、肉桂酸乙酯、正十四烷、龙脑等。

《药理作用》

山柰具有抗微生物作用，以及抗氧化、抗炎、抗癌、镇痛、调血脂、抗血栓形成等作用。

《药食验方》

1. 山柰烧豆腐

组成：山柰 3 克，豆腐 250 克，精盐、味精、葱花、植物油、鲜汤各适量。

制法：将豆腐切成小块。将炒锅上火，加植物油，烧热，下葱花煸香，放入豆腐、精盐、味精和适量的鲜汤，烧至入味，加山柰烧至入味，出锅即成。

用法：佐餐食用。

功效：益气和中，滋阴润燥。

主治：适用于胃寒腹胀等。

2. 山柰青椒炒蚌肉

组成：河蚌肉 300 克，山柰 3 克，青椒 150 克，黄酒、精盐、味精、葱花、生姜丝、植物油各适量。

制法：将河蚌肉去杂，洗净，切片。将青椒去蒂、籽，洗净，切丝。将植物油油锅烧热，入葱花、山柰、生姜丝煸香，倒入河蚌肉爆炒，加入黄酒、精盐和少量水炒至入味，投入青椒丝炒至入味，点入味精，出锅装盘即成。

用法：佐餐食用。

功效：滋阴，明目，开胃。

主治：适用于烦热、糖尿病、目赤、食欲不振、消化不良等。

3. 山柰枸杞子炖牛肉

组成：牛腿肉 250 克，山柰 3 克，枸杞子 20 克，龙眼肉 6 克，黄酒、精盐、味精、葱段、生姜片、花生油、白开水各适量。

制法：将山柰、枸杞子、龙眼肉洗净，放入盅内。将牛肉放入沸水锅中约 3 分钟捞起，洗后切成直径约 4 厘米的肉片。将铁锅烧热，加入花生油，倒入牛肉片爆炒，烹黄酒，炒匀后放进盅内，把生姜片、葱段放在上面。将白开水、精盐、黄酒共倒入盅内，隔水蒸 2 小时，至牛肉软烂取出，去掉姜、葱，加入味精即成。

用法：佐餐食用。

功效：补肾益精，益气养血，补肝明目。

主治：适用于适于贫血、腰膝酸软等。

《应用注意》

阴虚血亏、胃有郁火者忌服。

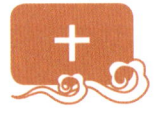

荜茇

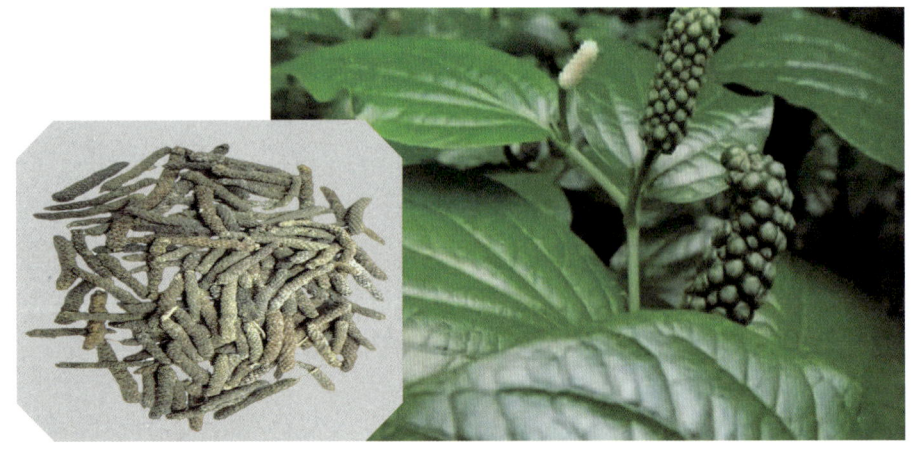

本品为胡椒科植物荜茇 *Piper longum* L. 的干燥近成熟或成熟果穗。果穗由绿变黑时采收，除去杂质，晒干。

《品种出处》

《中华人民共和国药典》（2020 年版）；《关于当归等 6 种新增按照传统既是食

品又是中药材的物质公告》（2019年第8号）。

《性味归经》

性热，味辛，归胃、大肠经。

《功效主治》

- **理气温中**：适用于胃寒、脘腹冷痛、呕吐泄泻。
- **散寒止痛**：适用于寒凝气滞、胸痹心痛、头痛、牙痛。

《使用方法》

煎服：单味或者与其他药物一同煎服，每次1～3克。

研粉：研成细粉，吞服或塞龋齿孔中。

《化学成分》

荜茇的果实含胡椒碱、棕榈酸、四氢胡椒酸、挥发油等。

《药理作用》

荜茇具有调节血脂、抗肿瘤、抗胃溃疡、抑制胃酸、抗炎、抗菌、护肝、保护神经等作用。

《药食验方》

1. 荜茇芡实煮牛肝

组成：荜茇2克，芡实30克，牛肝300克，青菜叶100克，黄酒10克，生姜5克，葱5克，精盐10克，鸡精3克，鸡油30克，胡椒粉3克。

制法：将芡实去杂质洗净。将牛肝洗净，切成3厘米见方的薄片。将青菜叶去黄叶，洗净。将生姜切片、葱切段。将荜茇装入玉米纤维袋中，与芡实、生姜片、葱段、黄酒同放炖锅内，加1200毫升水，置大火上烧沸，再用小火煮35分钟，加入牛肝、黄酒，煮熟，加入青菜叶、精盐、鸡精、鸡油、胡椒粉即成。

用法：佐餐食用。

功效：补肝明目，温肾固精，抗骨质疏松。

主治：适用于贫血、夜盲症、骨折、骨质疏松症等。

2. 荜茇葱爆羊肉丁

组成：羊肉250克，荜茇2克，鸡蛋清40克，植物油250克（实耗约30克），大葱25克，湿淀粉、精盐、酱油、黄酒、味精、麻油各适量。

制法：将羊肉洗净，切成约1厘米的方丁，放入碗中，加入鸡蛋清、湿淀粉、精盐，拌匀。将大葱洗净劈为两半，切成1厘米长的段。将炒锅上火，放入植物油，烧至六成热。将羊肉丁放入，划散，再放入荜茇、葱段搅散，迅速倒入漏勺。将锅内留余油适量，将羊肉丁、大葱、精盐、酱油、黄酒、味精入锅，在大火上翻炒，用湿淀粉勾芡，淋上麻油，装盘出锅即成。

用法：佐餐食用。

功效：益气补虚，温中暖下，补肾壮阳。

主治：适用于勃起功能障碍、产后贫血、产后缺乳、腹痛、寒疝等。

3. 荜茇葱爆腰花

组成：猪腰子100克，荜茇2克，水发黑木耳15克，笋片15克，菜心15克，黄酒、精盐、味精、酱油、葱花、生姜末、蒜蓉、植物油、鲜汤、湿淀粉、花椒油各适量。

制法：将猪腰子去腰腺洗净，均由中间切断，先反刀每隔6毫米推切一刀，再直刀斜切，深度均为原料的2/3，直刀每隔3刀切断1次，然后放入八成热的油锅里过一下捞出，即成腰花。将炒锅上火，放入植物油，烧热，放入荜茇、葱花、生姜末、蒜蓉爆香，再放入黄酒、酱油、水发黑木耳、笋片、菜心煸炒，加入鲜汤、味精烧沸，放入腰花炒几下，用精盐调好口味，用湿淀粉勾芡，淋上花椒油，出锅装盘即成。

用法：佐餐食用。

功效：滋阴养血，补虚益肾。

主治：适用于腰腿疼痛、遗精、盗汗、耳鸣耳聋等。

《应用注意》

实热郁火、阴虚火旺者均忌服。

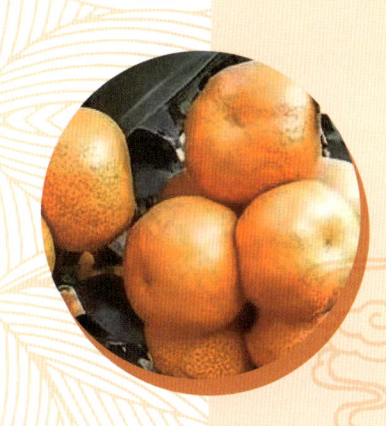

第九章 理气类药食同源品种

一　橘　皮

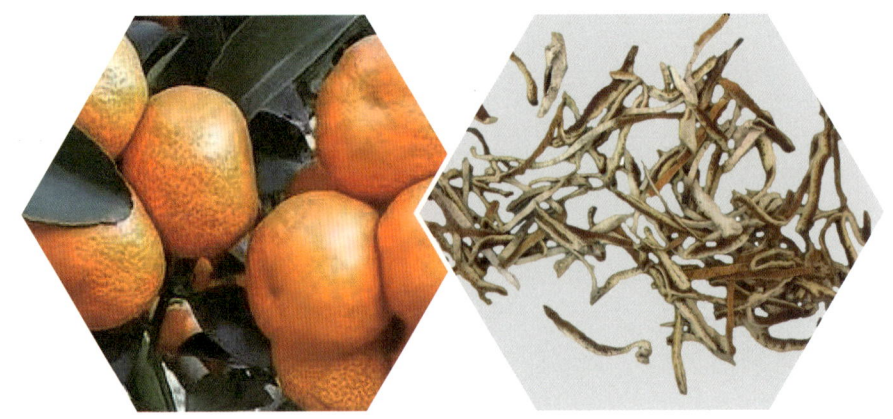

本品为芸香科植物橘 *Citrus reticulata* Blanco 及其栽培变种的干燥成熟果皮。橘皮以陈旧者为佳，又称为陈皮。药材分为"陈皮"和"广陈皮"。采摘成熟果实，剥取果皮，晒干或低温干燥。

《品种出处》

《中华人民共和国药典》（2020年版）；《关于进一步规范保健食品原料管理的通知》（卫法监发〔2002〕51号）之《既是食品又是药品的物品名单》。

《性味归经》

性温，味苦、辛，归肺、脾经。

《功效主治》

- **理气健脾**：适用于胸脘胀满、食少吐泻、和胃止吐。
- **燥湿化痰**：适用于咳嗽痰多、痰吐白黏。

《使用方法》

泡服：每次3～6克。

煎服：单味或者与其他药物同煎服，每次5～10克。

研粉：研粉吞服，每次1～3克。

药膳：可入菜肴食用，与其他食材如鸡、鸭、鲫鱼等煲汤，或者与粳米、薏苡仁等同煮成粥。

【化学成分】

橘皮含挥发油,并含橙皮苷、新橙皮苷、柑橘素、川陈皮素、维生素 B_1 等。

【药理作用】

橘皮具有促进胃液分泌、助消化、松弛胃肠平滑肌、解痉、祛痰、平喘、抗炎、抗溃疡、强心、升压、抗菌、抗过敏、利胆、抑制子宫平滑肌及治疗脚气病等作用。

【药食验方】

1. 鲜橘皮凉茶

组成:鲜橘皮20克。

制法:将鲜橘皮洗净,撕成小块,放入茶杯内,倒入开水,盖严盖子,待杯内水温降至可饮用时,饮汁。夏季,可将鲜橘皮汁加上糖,置于冰箱内。

用法:冰凉后当饮料饮用。

功效:行气健脾,燥湿化痰,顺气止咳。

主治:适用于痰湿内聚型慢性支气管炎。

2. 橘皮干丝

组成:干丝400克,橘皮15克,红干辣椒12克,生姜10克,花椒油40克,酱油5克,黄酒25克,白糖8克,植物油50克,精盐、味精各适量。

制法:将橘皮用温水洗净,放碗内,加少量温水泡软,切成细丝。将红干辣椒洗净、去蒂、籽,切成细丝,生姜去皮并切成细丝。将炒锅上大火,放植物油,烧至八成热,捞出,控净油。将炒锅内放油,烧至五成热,放入辣椒丝、橘皮丝、生姜丝,煸出香味,随即烹上酱油、黄酒,加入泡橘皮的水和白糖、精盐、味精,烧沸撇沫,放入干丝,用小火慢烧至汤将尽时装入盘中即成。

用法:佐餐食用。

功效:开胃消食,温中散寒。

主治:适用于脾胃虚弱型消化不良、风寒型咳嗽初起、糖尿病、产后缺乳等。

3. 橘皮炖鸭

组成:橘皮25克,净鸭1只(重约1500克),植物油1000克(实耗约75克),生姜片、葱结、精盐、白糖、酱油、湿淀粉、黄酒各适量。

制法:将橘皮洗净。将净鸭放入沸水锅内,略烫后捞出,沥干水分,用酱油抹遍鸭身。将炒锅上火,放植物油,烧至七成热,把鸭子放入,炸至金黄色时捞出控油。取砂锅1个,放入竹垫,鸭腹朝下放入,加入橘皮、生姜片、葱结、精盐、白糖、酱油、黄酒及清水（加入清水应滗过鸭身），上大火烧沸，撇去浮沫，加盖，改用小火焖约2小时，至鸭子酥烂时离火。将砂锅内的鸭子翻身，拣去姜、葱，除去竹垫，再上火略焖，用湿淀粉勾芡，起锅即成。

用法：佐餐食用。

功效：止咳化痰，滋阴补血，开胃健脾。

主治：适用于脾肺两虚型慢性支气管炎。

【应用注意】

有干咳无痰、口干舌燥等症状的阴虚体质者不宜多食。

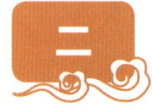 刀 豆

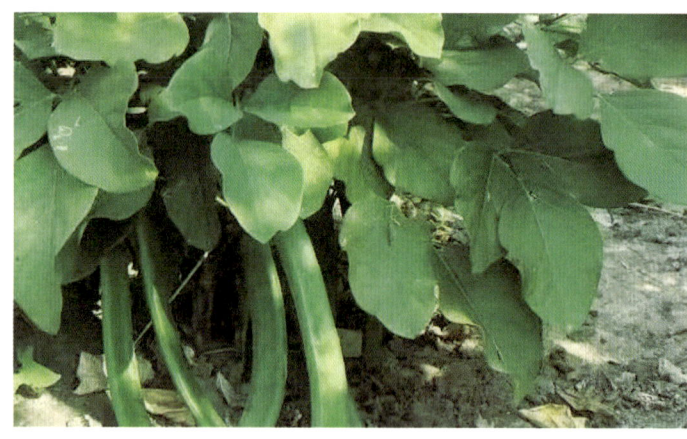
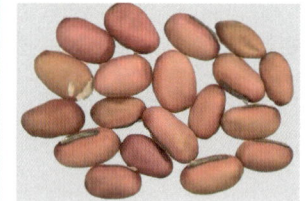

本品为豆科植物刀豆 Canavalia gladiata （Jacq.）DC. 的干燥成熟种子。秋季采收成熟果实，剥取种子，晒干。

【品种出处】

《中华人民共和国药典》（2020年版）；《关于进一步规范保健食品原料管理的通知》（卫法监发〔2002〕51号）之《既是食品又是药品的物品名单》。

【性味归经】

性温，味甘，归胃、肾经。

【功效主治】

◉ **降气温中止呃：** 适用于虚寒呃逆、腹胀呕吐。

- **补肾下气**：适用于肾虚腰痛、虚喘痰多。

〖使用方法〗

煎服：单味或者与其他药物同煎服，每次 5～10 克。

研粉：研粉吞服，每次 1～3 克。

药膳：可入菜肴食用，与其他食材如鸡、鸭、鲫鱼等煲汤，或者与粳米、薏苡仁等同煮成粥。

〖化学成分〗

刀豆含尿素酶、血球凝集素、刀豆氨酸、赤霉素、淀粉、蛋白质、脂肪等。

〖药理作用〗

刀豆具有抗心律失常、镇静及抗生育等作用。

〖药食验方〗

1. 肉丝炒刀豆

组成：猪肉丝 100 克，鲜嫩刀豆 300 克，精盐 2 克，葱花 1 克，生姜末 1 克，麻油 2 克，味精、植物油各适量。

制法：将鲜嫩刀豆两边的老筋撕去洗净切丝，用开水稍煮，放凉水中过凉，沥干。将炒锅上火，加植物油适量，烧热，放猪肉丝、葱花、生姜末，翻炒至熟，加入刀豆丝、精盐、味精，再淋上麻油即成。

用法：佐餐食用。

功效：补益气血，健脾和胃，消暑化湿。

主治：适用于贫血、眩晕、便秘、产后缺乳等。

2. 刀豆鲤鱼煲

组成：干刀豆 100 克，鲤鱼 200 克，陈皮 10 克，生姜 8 克，麻油、精盐、味精、黄酒、酱油各适量。

制法：将干刀豆用温水泡软后拣去杂质，用清水洗净。将陈皮、生姜一起放入清水中洗净，陈皮切成细丝，生姜切成片。将鲤鱼去鳃及内脏，用清水洗净。将炒锅刷洗净，置大火上，起油锅，投入鲤鱼，稍煎，捞出。将刀豆、陈皮、鲤鱼、生姜一同放入瓦煲内，加适量清水，用大火煮沸，放入麻油、精盐、黄酒、酱油，转用小火煮 1 小时，加入味精调味即成。

用法：佐餐食用。

功效：健脾养胃，利水消肿。

主治：适用于肾炎水肿、脚气、咳嗽、气逆、产后缺乳等。

3. 炒刀豆泥

组成：刀豆250克，核桃仁20克，白糖100克，猪油10克，葡萄干、京糕各适量。

制法：将刀豆洗净，放入锅中，加清水适量煮烂，搓揉，去皮，倒在纱布上滤去水分，制作成豆泥，待用。将炒锅置大火上，放猪油，烧热，加入核桃仁、白糖、葡萄干、刀豆泥同炒，待水分炒干后装盘，并将京糕剁成末撒在上面即成。

用法：佐餐食用。

功效：健脾益气，渗湿利尿。

主治：适用于子宫癌，症见湿浊性带下过多、体倦乏力。

《应用注意》

胃热盛者慎服。

三　佛　手

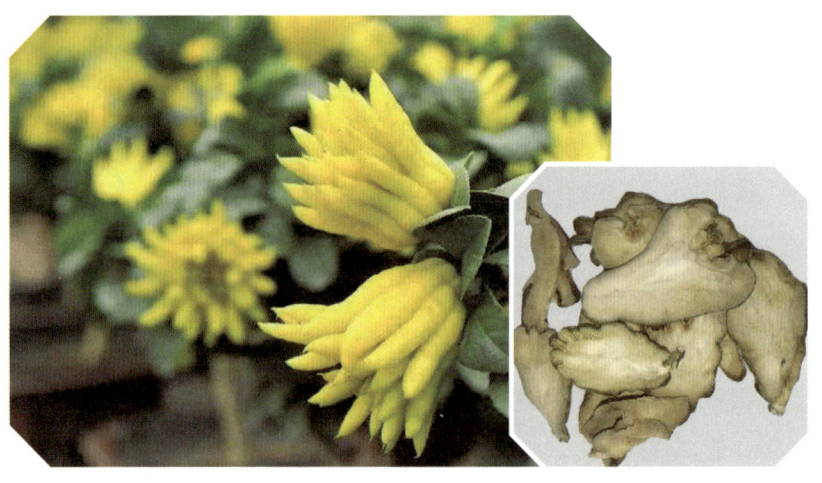

本品为芸香科植物佛手 *Citrus medica* L. var. sarcodactylis Swingle 的干燥果实。秋季果实尚未变黄或变黄时采收，纵切成薄片，晒干或低温干燥。

《品种出处》

《中华人民共和国药典》（2020年版）；《关于进一步规范保健食品原料管理的通知》（卫法监发〔2002〕51号）之《既是食品又是药品的物品名单》。

性味归经

性温,味辛、苦、酸,归肝、脾、胃、肺经。

功效主治

- **舒肝理气**:适用于肝胃气滞、胃脘痞满。
- **和胃止痛**:适用于胸胁胀痛、食少呕吐。

使用方法

煎服:单味或者与其他药物一同煎服,每次5～10克。

研粉:研粉吞服,每次1～3克。

药膳:可入菜肴食用,与其他食材如鸡、鸭、鲫鱼等煲汤,或者与粳米、薏苡仁等同煮成粥。

化学成分

佛手含挥发油、香豆精类化合物,主要成分有佛手内酯、柠檬内酯、橙皮苷、布枯叶苷(地奥明)等。

药理作用

佛手具有调节肠道平滑肌、扩张冠状血管、抗心肌缺血、抗心律失常、降血压、增强免疫功能、平喘、祛痰等作用。

药食验方

1. 佛手莲心茶

组成:佛手10克,莲子心3克。

制法:将佛手、莲子心同入杯中,用沸水冲泡,加盖焖10分钟即成。

用法:当茶,频频饮服,可冲泡3～5次。

功效:疏肝和胃,清心泻火。

主治:适用于肝郁化火型失眠症。

2. 三鲜佛手丸

组成:猪瘦肉60克,鲜鱼肉60克,嫩豆腐2块,佛手3克,鲜菠菜10克,生姜末10克,葱末10克,精盐、酱油、黄酒、生粉、面粉各少许。

制法:将猪瘦肉洗净,绞酱。将鲜鱼肉去骨,绞酱。将嫩豆腐压成豆腐泥。将佛手研粉。将鲜菠菜放至开水中略烫。将豆腐泥、猪肉酱、鱼肉酱分别加精盐、酱油、佛手粉、生姜末、葱末调匀,再加入生粉、面粉,各分别和成面团状,备用。

将汤锅加水烧沸,用汤匙取豆腐泥1匙,在手心中揉动,成汤团状,然后将汤团下锅,煮3分钟即可捞取,再用同法把猪肉酱、鱼肉酱分别制作成丸子。加水、黄酒,将3种丸子焖煮5分钟,再加入菠菜煮沸,捞取铺在盘底,然后把3种丸子分别铺在菜上即成。

用法:佐餐食用。

功效:理气,健脾,补胃。

主治:适用于脾胃虚弱型子宫肌瘤。

3. 佛手茯苓牛肉汤

组成:佛手10克,茯苓25克,白芍15克,陈皮5克,牛肉150克,生姜10克,大枣10枚,精盐适量。

制法:将牛肉洗净,斩成小块。将其余用料洗净,生姜拍烂,备用。将全部用料放入锅内,加适量水,用小火煮3小时,加适量的精盐调味即成。

用法:随量饮用,当日饮完。

功效:补脾柔肝,祛湿止泻。

主治:适用于肝脾不调型急性无黄疸型肝炎。

【应用注意】

阴虚有火、无气滞症状者慎服。

四 香 橼

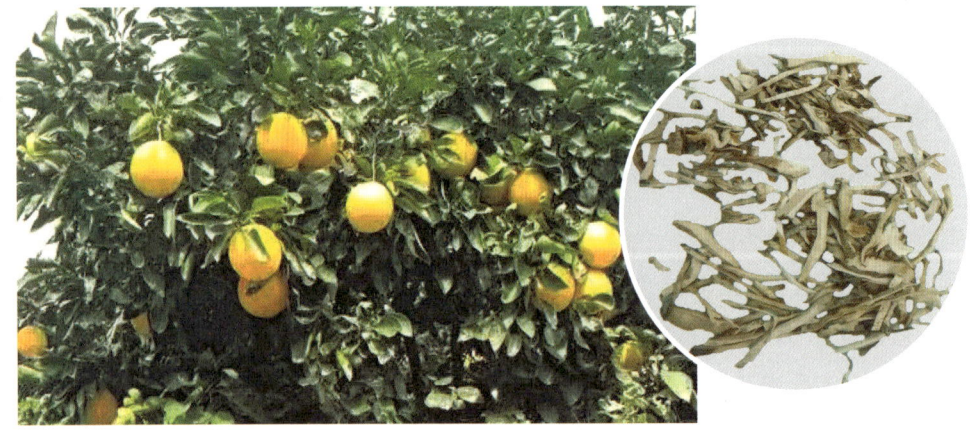

本品为芸香科植物枸橼 *Citrus medica* L. 或香圆 *Citrus wilsonii* Tanaka 的干燥成熟

果实。秋季果实成熟时采收，趁鲜切片，晒干或低温干燥。香圆亦可整个或对剖两半后，晒干或低温干燥。

《品种出处》

《中华人民共和国药典》（2020年版）；《关于进一步规范保健食品原料管理的通知》（卫法监发〔2002〕51号）之《既是食品又是药品的物品名单》。

《性味归经》

性温，味辛、苦、酸，归肝、脾、肺经。

《功效主治》

- **疏肝理气止痛**：适用于肝郁胸胁胀痛。
- **行气宽中**：用治脾胃气滞之脘腹胀痛、嗳气吞酸、呕恶食少。

《使用方法》

煎服：单味或者与其他药物一同煎服，每次5～10克。

研粉：研粉吞服，每次1～3克。

药膳：可入菜肴食用，与其他食材如鸡、鸭、鲫鱼等煲汤，或者与粳米、薏苡仁等同煮成粥。

《化学成分》

香橼含橙皮苷、柠檬酸、苹果酸、维生素C及挥发油等成分。

《药理作用》

香橼具有抗炎作用；能降低马血细胞的凝集；有抗病毒作用；有促进胃肠蠕动、健胃及祛痰作用。

《药食验方》

1. 香橼炖橄榄

组成：香橼15克，橄榄30克，白糖适量。

制法：将香橼洗净，切碎，放入砂锅内，加入适量水，置火上煮开，再放入橄榄煮开，加白糖煮熟即成。

用法：佐餐食用。

功效：止呕吐，安胎。

主治：适用于妊娠呕吐。

2. 香橼炖鸡

组成：雄鸡1只（约1000克），香橼15克，米酒、生姜片、葱白、精盐各适量。

制法：将雄鸡宰杀，去毛及内脏，洗净。将香橼洗净备用。将香橼纳入鸡腹内，然后将鸡放入搪瓷锅中，加入适量的米酒、生姜片、葱白、精盐及清水，入锅隔水炖熟即可。

用法：每周1剂，分2～3次食完，连食3周。

功效：理气补虚，消食祛痰。

主治：适用于原发性支气管肺癌气喘、寒咳者。

3. 香橼佛手茶

组成：香橼5克，佛手6克，陈皮6克，甘草2克。

制法：将香橼、佛手、陈皮、甘草同入杯中，用沸水冲泡，加盖闷10分钟即成。

用法：当茶，频频饮服，可冲泡3～5次。

功效：疏肝解郁，理气。

主治：适用于肝郁胸胁胀痛、脘腹痞闷、恶心食少。

【应用注意】

阴虚血燥，孕妇忌用。

五 玫瑰花

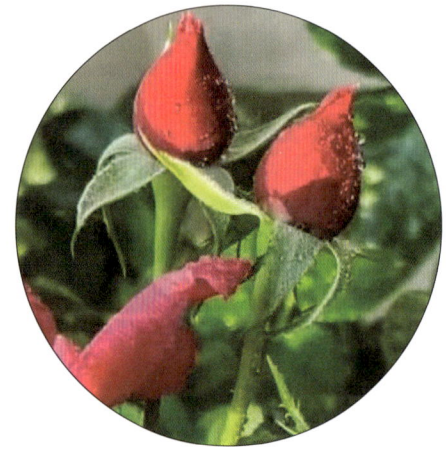
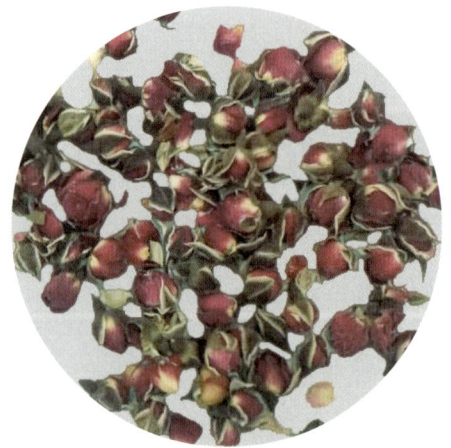

本品为蔷薇科植物玫瑰 *Rosa rugosa* Thunb. 的干燥花蕾。春末夏初花将开放时分批采摘，及时低温干燥。

【品种出处】

《中华人民共和国药典》（2020 年版）；2014 年国家卫生和计划生育委员会公布新增 15 种药食同源名单的品种之一。

【性味归经】

性温，味甘、微苦，归肝、脾经。

【功效主治】

- **疏肝解郁**：适用于治肝郁犯胃之胸胁脘腹胀痛。
- **醒脾和胃**：适用于脾胃不和之呕恶食少。
- **行气止痛**：用治肝气郁滞之月经不调、经前乳房胀痛。

【使用方法】

泡服：单味或者与其他药物一同泡服，每次 3 克左右。

煎服：单味或者与其他药物一同煎服，每次 5～10 克。

药膳：可入菜肴食用，与其他食材如鸡、鸭、鲫鱼等煲汤，或者与粳米、薏苡仁等同煮成粥。

【化学成分】

玫瑰花含挥发油，其主要成分为香茅醇、牻牛儿醇（香叶醇）、橙花醇、丁香酚及苯乙醇，另含有黄酮类化合物如槲皮苷、鞣质、脂肪酸（主要为亚油酸和亚麻酸）、有机酸（包括柠檬酸和苹果酸）等。

【药理作用】

玫瑰油对大鼠有促进胆汁分泌作用；玫瑰花对实验性动物心肌缺血有一定的保护作用。

【药食验方】

1. 玫瑰花当归饮

组成：玫瑰花 6 克，当归 10 克，红糖 15 克。

制法：将玫瑰花、当归、红糖同入锅中，加入适量水，用大火边加热边用筷子搅拌，煮沸后滤取药汁即成。

用法：每日 1 剂，可随时温饮，连服 7 日，以月经来潮前 5 日饮用最宜。

功效：疏肝理气，活血调经。

主治：适用于肝郁气滞引起的月经不调、经前乳房胀痛。

2. 玫瑰花砂仁茶

组成：玫瑰花6克，砂仁3克，甘草2克。

制法：将玫瑰花、砂仁、甘草同入杯中，用沸水冲泡，加盖闷10分钟即成。

用法：当茶，频频饮服，可冲泡3~5次。

功效：疏肝解郁，理气开胃。

主治：适用于肝胃不和之胸胁脘腹胀痛、食欲不振。

3. 玫瑰花百合蜜饮

组成：玫瑰花6克，百合20克，蜂蜜20克。

制法：将玫瑰花、百合同入锅中，加适量水，用大火烧开后改小火煎煮20分钟，滤取药汁，调入蜂蜜即成。

用法：上午、下午分服。

功效：养颜美容，润泽皮肤。

主治：适用于面容憔悴、皮肤干枯。

《应用注意》

阴虚有火者忌服。

六 代代花

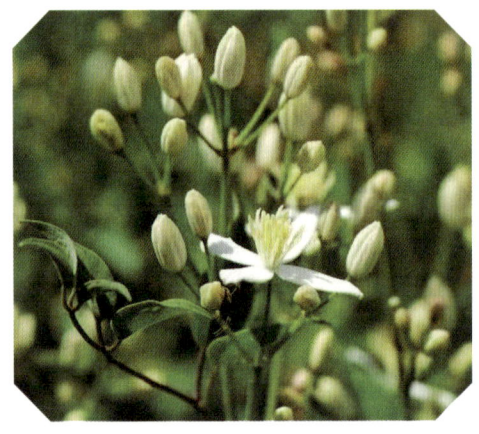
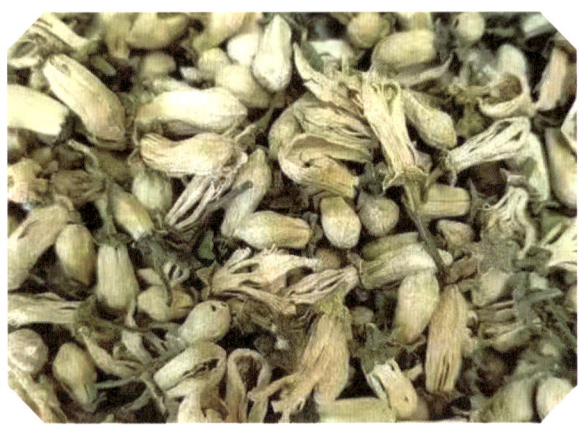

本品为芸香科植物代代花 Citrus aurantium 'Daidai' 的花蕾。

品种出处

《中药大辞典》第二版（2014 年修订版）；《关于进一步规范保健食品原料管理的通知》（卫法监发〔2002〕51 号）之《既是食品又是药品的物品名单》。

性味归经

性平，味甘、微苦，归肝、胃经。

功效主治

- **理气宽中：** 适用于胸腹满闷胀痛。
- **开胃止吐：** 适用于饮食内停、消化不良、恶心呕吐。

使用方法

泡茶： 单味泡服，每次 5 ～ 10 克。
煎服： 单味或者配伍煎服，每次 10 ～ 15 克。
研粉： 研成细粉，每次吞服 2 ～ 3 克。

化学成分

代代花主要含有挥发油（萜品醇、柠檬烯、芳樟醇、乙酸芳樟酯等）、黄酮类化合物（柚皮苷、新橙皮苷、橙皮苷、酸橙素等）、生物碱（辛弗林、N- 甲基酪胺）以及有机酸类化合物（棕榈酸、癸酸等）等成分。

药理作用

代代花具有抗炎、抗菌、抗肿瘤、调血脂、抗氧化、调节胃肠功能等作用。

药食验方

1. 代代花化橘红茶

组成：代代花 5 克，化橘红 6 克，甘草 3 克。
制法：将代代花、化橘红、甘草同入杯中，用沸水冲泡，加盖闷 10 分钟即成。
用法：当茶，频频饮服，可冲泡 3 ～ 5 次。
功效：理气宽中，开胃止吐。
主治：适用于胸腹满闷胀痛、恶心呕吐、饮食不香。

2. 二花饮

组成：代代花 6 克，玫瑰花 6 克。

制法：将代代花、玫瑰花同入杯中，用沸水冲泡，加盖闷10分钟即成。

用法：当茶，频频饮服，可冲泡3～5次。

功效：疏肝调经。

主治：适用于胸闷不舒、梅核气、两乳发胀、月经不调。

3. 代代花山楂羹

组成：代代花6克，山楂（去核）15克，粳米60克。

制法：将代代花、去核山楂洗净，与淘洗干净的粳米同入锅中大火烧开，转小火熬煮成稠粥。

用法：早、晚分食。

功效：理气开胃，助消化。

主治：适用于腹部胀痛、食积不化。

【应用注意】

孕妇慎用。

七 薤 白

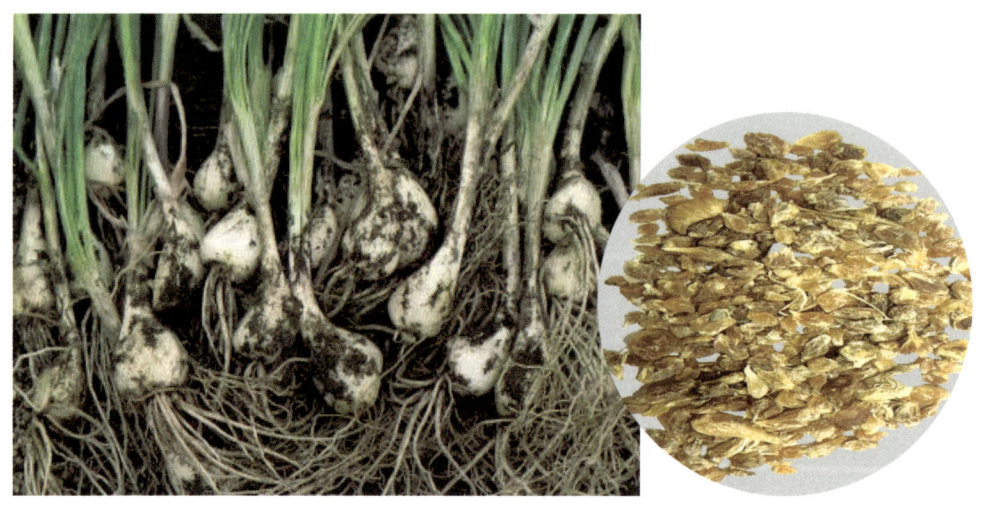

本品为百合科植物小根蒜 *Allium macrostemon* Bge. 或薤 *Allium chinense* G. Don 的干燥鳞茎。夏、秋二季采挖，洗净，除去须根，蒸透或置沸水中烫透，晒干。

《品种出处》

《中华人民共和国药典》（2020 年版）；《关于进一步规范保健食品原料管理的通知》（卫法监发〔2002〕51 号）之《既是食品又是药品的物品名单》。

《性味归经》

性温，味辛、苦，归心、肺、胃、大肠经。

《功效主治》

- **通阳散结**：适用于寒痰阻滞、胸阳不振所致胸痹证。
- **行气导滞**：适用于痰饮咳喘、泻痢后重。

《使用方法》

煎服：单味或者配伍煎服，每次 6～10 克。
药膳：可入菜肴食用，与其他食材如鸡、鸭、鲫鱼等煲汤。

《化学成分》

薤白含大蒜氨酸、甲基大蒜氨酸、大蒜糖等，醇提取物含有前列腺素 $α_1$ 和前列腺素 $β_1$ 等。

《药理作用》

薤白具有降血脂、抗动脉粥样硬化、抑制血小板聚集、抗氧化、抗心肌缺氧、镇痛、抗高血压、抗癌、抗菌等作用。

《药食验方》

1. 蒜酱冬瓜块

组成：冬瓜 500 克，鲜薤白末、酱油、豆瓣酱、精盐、味精各适量。

制法：将冬瓜洗净，去皮，去瓤，切成 1 厘米见方的小块状，用沸水烫一下，取出，沥干水分，放在盘内；在冬瓜块上，放入鲜薤白末、酱油、豆瓣酱、精盐、味精，充分拌匀即可食用。

用法：佐餐食用。

功效：清热解毒，利尿减肥，化痰解渴。

主治：适用于水肿、小便不利、高血压、肥胖症。

2. 大蒜黑木耳鲫鱼汤

组成：鲫鱼 1 条，大蒜瓣 50 克，黑木耳 25 克，香菇 25 克，薤白、植物油、精盐、葱、姜、醋、麻油、黄酒、味精各适量。

制法：将鲫鱼去鳞，开膛，去内脏，去鳃，洗净。将葱、姜分别洗净，葱切段，姜切丝。将香菇、黑木耳分别泡发，择洗干净，均切成丝，泡香菇水留用。起油锅，加入植物油，将鲫鱼稍过油，加入适量水煮沸，加大蒜瓣，待汤呈乳白色时，加薤白、黄酒、葱段、姜丝、精盐，再加黑木耳、香菇及泡香菇的水，开锅后加味精、醋及麻油即可。

用法：佐餐食用。

功效：滋润肌肤，强身美容。

主治：适用于气血不足、机体虚弱、皮肤失养等。

3. 薤白沙棘肉桂蜜饮

组成：薤白6克，沙棘10克，肉桂3克，蜂蜜20克。

制法：将薤白、沙棘、肉桂同入锅中，加适量水，用大火烧开后改小火煎煮20分钟，滤取药汁，调入蜂蜜即成。

用法：上午、下午分服。

功效：温阳散寒，通痹止痛。

主治：适用于胸阳不振、寒痰阻滞之胸痹疼痛（冠心病）。

【应用注意】

气虚者慎用。

第十章 消食类药食同源品种

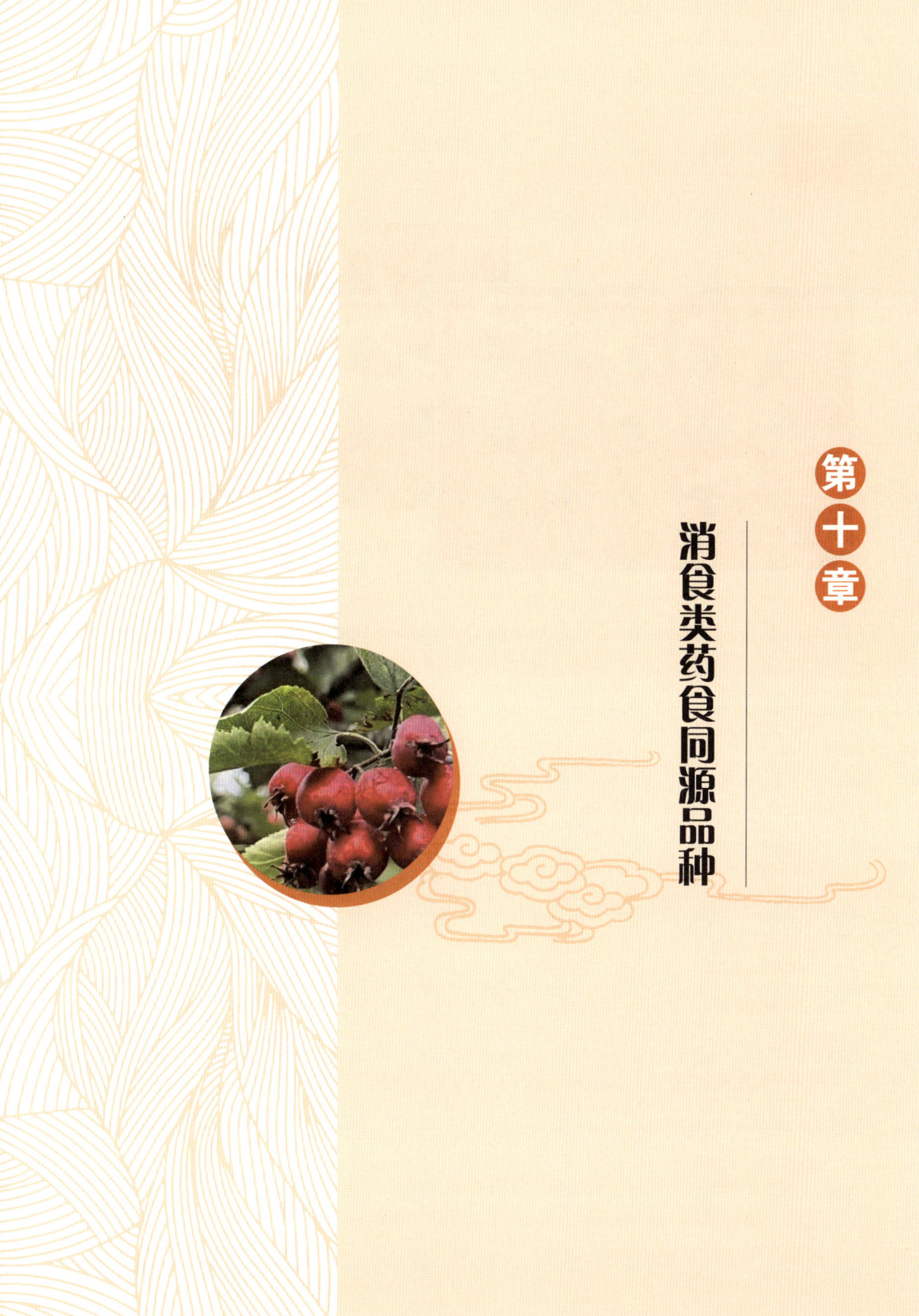

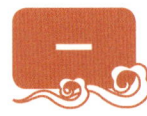

一 山 楂

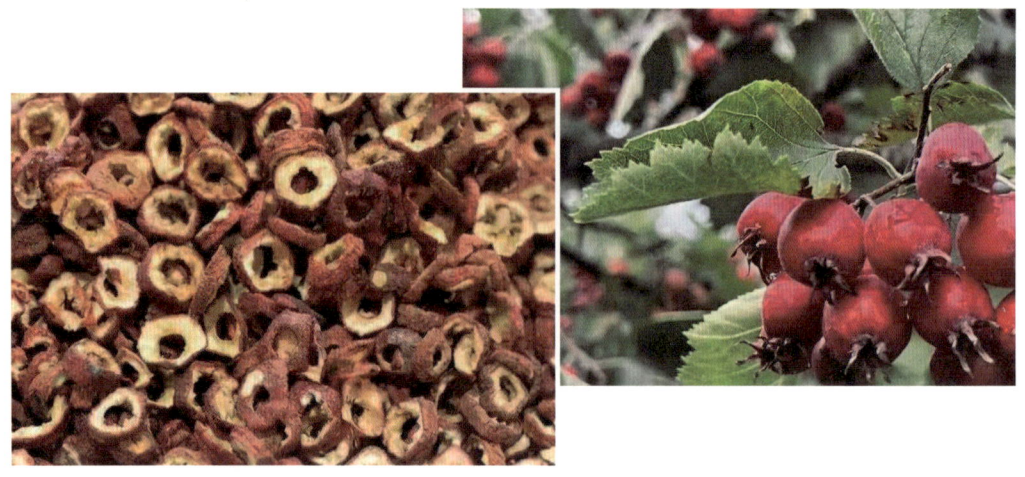

本品为蔷薇科植物山里红 *Crataegus pinnatifida* Bge. var. major N. E. Br. 或山楂 *Crataegus pinnatifida* Bge. 的干燥成熟果实。秋季果实成熟时采收,切片,干燥。

【品种出处】

《中华人民共和国药典》(2020 年版);《关于进一步规范保健食品原料管理的通知》(卫法监发〔2002〕51 号)之《既是食品又是药品的物品名单》。

【性味归经】

性微温,味酸、甘,归脾、胃、肝经。

【功效主治】

● **消食健胃**:适用于胃脘胀满、肉食积滞,为消化食积停滞常用要药,尤能消化油腻肉积。

● **行气散瘀**:能行气散结止痛,可用于瘀血经闭、疝气疼痛、高脂血症,炒用又能止泻止痢。

【使用方法】

泡服:单味或者与其他药物一同泡服,每次 10 克左右。
煎服:单味或者配伍煎服,每次 10 ~ 30 克。
药膳:可入菜肴食用,与其他食材如鸡、鸭、鲫鱼等煲汤。

碾粉：将山楂烘干或晒干，碾细粉。

泡酒：将山楂浸入适量优质白酒中，浸泡数周后饮酒。

化学成分

山楂含黄酮类化合物、三萜皂苷类化合物，以及皂苷、鞣质、游离酸、脂肪酸、维生素C、矿物质、红色素等成分。

药理作用

山楂能促进消化液分泌而助消化、扩张冠状动脉、保护心肌、强心、降血压、抗心律失常、调血脂、抗动脉粥样硬化、抗血小板聚集、抗氧化、增强免疫力、利尿、镇静、收缩子宫、抑菌等。

药食验方

1. 山楂鱼球

组成：山楂50克，鳜鱼1500克，胡萝卜150克，菠萝250克，青椒150克，香菇100克，白糖150克，精盐、黄酒、胡椒粉、葱、生姜、大蒜、番茄酱、醋精、淀粉、玉米粉、花生油各适量。

制法：将山楂加水，上笼蒸软。将鳜鱼刮鳞，去内脏，洗净，去头尾，一劈两开，剔去大骨及腹刺，先用坡刀法再用立刀法交叉剞出均匀的刀口（不要将鱼皮剞透），再加工成4厘米宽的菱形块，用精盐、黄酒、胡椒粉、葱、生姜渍好。将鱼头、鱼尾修整后，备用。将胡萝卜、菠萝、青椒、香菇切成小丁，出水待用（菠萝不可出水）。用番茄酱、精盐、白糖水、醋精、大蒜对汁。将加工好的鱼块和头尾用水淀粉裹匀后再用干玉米粉裹匀（刀口之间不要粘连），下锅炸透捞出，将鱼块刀口朝上整齐地摆放在盘中，并放好头、尾。将锅上火，注入花生油，下入兑好的汁及山楂，再下入配料丁，待开后用淀粉勾芡，冲入沸油，用手勺推匀，浇在鱼上即成。

用法：当菜佐餐，随量食用。

功效：健脾利水，活血消食。

主治：适用于气血虚弱、脾虚湿重、食积不化。

2. 山楂栗子莲子汤

组成：山楂50克，栗子150克，莲子100克，白糖适量。

制法：将栗子用刀切开一个口，放入温水中浸泡，去壳及皮，洗净，切成小块。将莲子泡发。将山楂洗净，切片。将栗子、莲子、山楂入锅内，加适量清水，用大火煮沸后改小火煮50分钟，加入适量的白糖搅匀。

用法：代茶，频频饮用。

功效：健脾消食，补肾减肥。

主治：适用于消化不良、单纯性肥胖、血脂异常等。

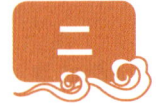

3. 山楂粥

组成：山楂 10～15 克，粳米 50 克，白糖适量。

制法：将山楂放入炒锅中炒至棕黄色，与淘洗干净的粳米同放入砂锅中，加适量清水，煮成稠粥，食时加入白糖调味即可。

用法：每日早上趁温热食用，可常食。

功效：散食化积，行气散瘀，调节血脂。

主治：适用于油腻肉食积滞、脂肪超标、血脂异常、动脉粥样硬化。

《应用注意》

脾胃虚弱者慎用。

二　麦　芽

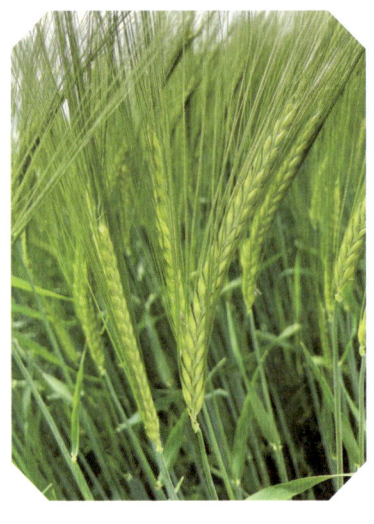
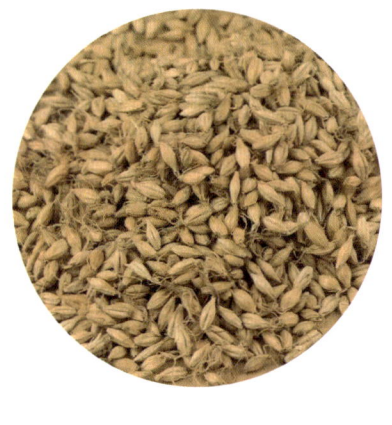

本品为禾本科植物大麦 *Hordeum vulgare* L. 的成熟果实经发芽干燥的炮制加工品。将麦粒用水浸泡后，保持适宜温、湿度，待幼芽长至约 5mm 时，晒干或低温干燥。

《品种出处》

《中华人民共和国药典》（2020 年版）；《关于进一步规范保健食品原料管理

的通知》（卫法监发〔2002〕51号）之《既是食品又是药品的物品名单》。

《性味归经》

性平，味甘，归脾、胃经。

《功效主治》

- **行气消食**：适用于食积不消、脘腹胀痛。
- **健脾开胃**：适用于脾虚食少、饮食不香。
- **退乳消胀**：适用于乳汁郁积、乳房胀痛、妇女断乳。

《使用方法》

泡服：单味或者与其他药物一同泡服，每次10克左右。
煎服：单味或者配伍煎服，每次10～30克。
药膳：可入菜肴食用，与其他食材如鸡、鸭、鲫鱼等煲汤，与粳米同煮成粥。
碾粉：将麦芽烘干或晒干，碾细粉。
酿酒：麦芽与其他粮食经发酵并提取有效成分，可酿取优质白酒。
制糖：麦芽与糯米经发酵并过滤、熬煮，提取有效成分，可制成麦芽糖。

《化学成分》

麦芽含淀粉酶、转化糖酶、蛋白酶、B族维生素、麦芽糖、葡萄糖和大麦芽碱类化合物等成分。

《药理作用》

麦芽具有助消化、降血糖、回乳、催乳、抗真菌等作用。

《药食验方》

1. 麦芽炖牛肉

组成：麦芽30克，牛肉300克，精盐、味精、胡椒粉、辣椒丝、葱花、生姜丝、麻油各适量。

制法：将牛肉切小块。将麦芽去杂，洗净。在锅内放入牛肉和适量水，加入麦芽，炖至肉烂，放入适量的精盐、味精、胡椒粉、辣椒丝、葱花、生姜丝、麻油即成。

用法：当菜佐餐，随量食用。

功效：补益气血，和胃消积。

主治：适用于身体亏虚、气血不足，防止食物难以消化。

2. 麦芽回乳饮

组成：炒麦芽60克。

制法：将炒麦芽入锅加水煎煮40分钟，去渣取汁即成。

用法：上午、下午分服。

功效：行气，消食，回乳。

主治：适用于食积不消、妇女断乳。

3. 麦芽山楂粥

组成：麦芽30克，山楂15克，鸡内金粉2克，粳米30克，红糖少许。

制法：将麦芽、山楂淘洗干净，装入玉米纤维袋中，与淘洗干净的粳米同入锅中，加适量水，用大火烧开后改小火熬煮至米烂粥稠，调入鸡内金粉和红糖即成。

用法：每日早、晚分食。

功效：促进淀粉类食物的消化。

主治：适用于脾虚食少、食后胃脘饱胀、小儿乳食停滞。

【应用注意】

哺乳期妇女不宜使用。

三 鸡内金

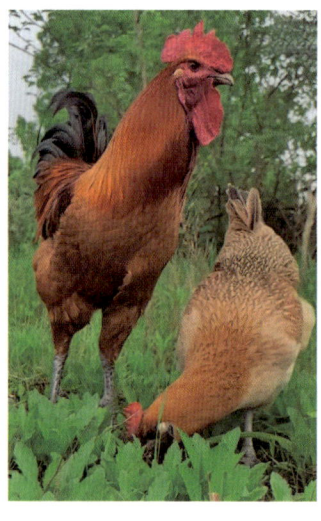
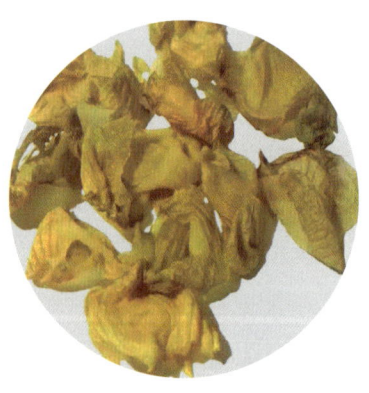

本品为雉科动物家鸡 *Gallus gallus domesticus* Brisson 的干燥沙囊内壁。杀鸡后，取出鸡肫，立即剥下内壁，洗净，干燥。

【品种出处】

《中华人民共和国药典》（2020年版）；《关于进一步规范保健食品原料管理的通知》（卫法监发〔2002〕51号）之《既是食品又是药品的物品名单》。

【性味归经】

性平，味甘，归脾、胃、小肠、膀胱经。

【功效主治】

- **健胃消食**：适用于食积不消、小儿疳积。
- **涩精止遗**：适用于遗尿、遗精。
- **通淋化石**：适用于小便淋沥，以及泌尿系结石、胆石症。

【使用方法】

碾粉：将鸡内金烘干或晒干，碾细粉。

煎服：单味或者配伍煎服，每次10～30克。

药膳：可入菜肴食用，与其他食材如鸡、鸭、鲫鱼等煲汤，与粳米同煮成粥。

【化学成分】

鸡内金含胃激素、角蛋白、微量胃蛋白酶、淀粉酶、多种维生素与矿物质，以及18种氨基酸等成分。

【药理作用】

鸡内金具有增加胃酸分泌、促进消化、增加膀胱括约肌收缩等作用。

【药食验方】

1. 鸡内金粉

组成：鸡内金30克。

制法：将鸡内金碾成细粉，瓶装备用。

用法：上午、下午各1.5克，用温开水送服。

功效：健脾消食。

主治：适用于食积不消、小儿疳积。

2. 鸡内金覆盆子粉

组成：鸡内金10克，覆盆子20克。

制法：将鸡内金、覆盆子碾成细粉，瓶装备用。

用法：上午、下午各2克，用温开水送服。

功效：摄精止遗。

主治：适用于遗精、遗尿、夜尿增多。

3. 鸡内金金银花饮

组成：鸡内金10克，金银花15克，蜂蜜20克。

制法：将鸡内金、金银花同入锅中，加适量水，用大火烧开后改小火煎煮20分钟，滤取药汁，调入蜂蜜即成。

用法：上午、下午分服。

功效：溶石化石。

主治：适用于泌尿系、胆囊微小结石。

【应用注意】

脾虚无积滞者慎用。

四、莱菔子

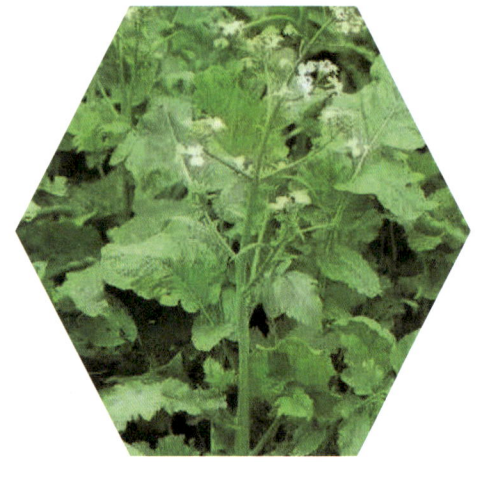
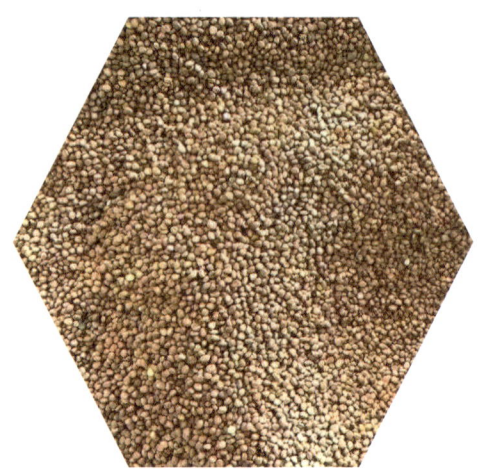

本品为十字花科植物萝卜 Raphanus sativus L. 的干燥成熟种子。夏季果实成熟时采割植株，晒干，搓出种子，除去杂质，再晒干。

【品种出处】

《中华人民共和国药典》（2020年版）；《关于进一步规范保健食品原料管理

的通知》（卫法监发〔2002〕51号）之《既是食品又是药品的物品名单》。

【性味归经】

性平，味辛、甘，归肺、脾、胃经。

【功效主治】

- **消食除胀**：适用于饮食积滞、脘腹胀痛、大便秘结。
- **降气化痰**：适用于痰壅喘咳、胸闷不舒。

【使用方法】

泡服：单味或者与其他药物一同泡服，每次10克左右。
煎服：单味或者配伍煎服，每次6～12克。
药膳：可入菜肴食用，与其他食材如鸡、鸭、鲫鱼等煲汤，与粳米同煮成粥。
碾粉：将莱菔子烘干或晒干，碾细粉。

【化学成分】

莱菔子主要含莱菔素、芥子碱等生物活性成分，其脂肪油含量为30%～45%，油中主要含芥酸、亚油酸、亚麻酸等不饱和脂肪酸，另含有β-谷固醇、多糖类成分及18种氨基酸（含7种必需氨基酸），并富含维生素B_1、维生素B_2、维生素E等维生素类物质。

【药理作用】

莱菔子具有降压、抗菌、降血脂、祛痰、镇咳、平喘、抗细菌毒素等作用。

【药食验方】

1. 莱菔子火麻仁粉

组成：莱菔子30克，火麻仁50克。
制法：将莱菔子、火麻仁碾成细粉，瓶装备用。
用法：上午、下午各6克，用温开水送服。
功效：下气宽胀，行气通便。
主治：适用于腹部胀气、大便秘结。

2. 莱菔子苦杏仁陈皮饮

组成：莱菔子10克，苦杏仁10克，陈皮6克，蜂蜜20克。
制法：将莱菔子、苦杏仁、陈皮同入锅中，加适量水，用大火烧开后改小火煎煮 20 分钟，滤取药汁，调入蜂蜜即成。

用法：上午、下午分服。

功效：化痰，降逆，平喘。

主治：适用于痰壅气逆之喘咳痰多、胸闷不舒。

3. 莱菔子山楂粥

组成：莱菔子 10 克，山楂 15 克，粳米 100 克。

制法：将莱菔子、山楂淘洗干净，装入玉米纤维袋中，与淘洗干净的粳米同入锅中，加适量水，用大火烧开后改小火熬煮，至米烂粥稠即成。

用法：每日早、晚分食。

功效：消食化积。

主治：适用于脾虚食少、食后胃脘饱胀。

【应用注意】

气虚及无饮食积滞、痰饮停结者慎用。

第十一章 驱虫类药食同源品种

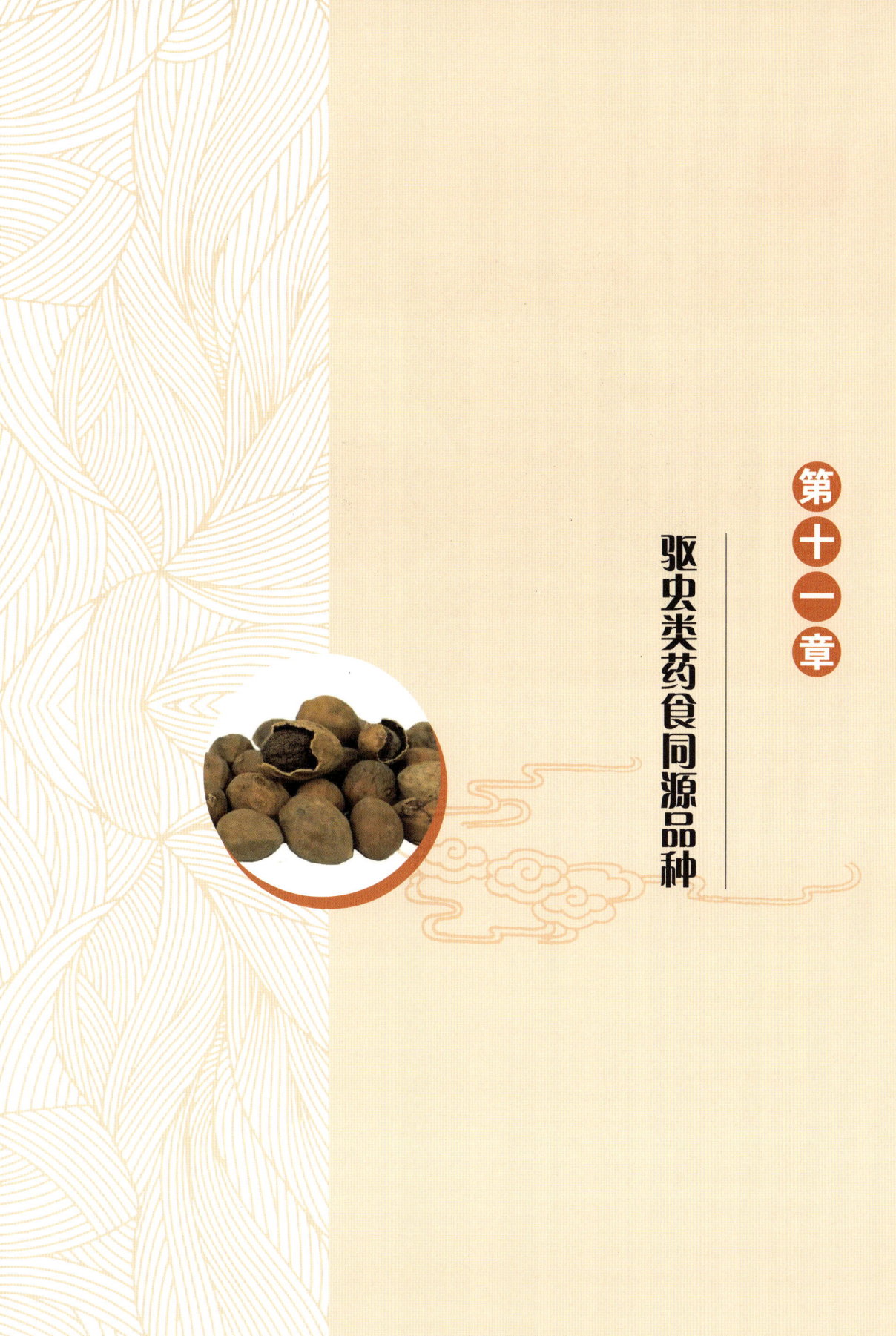

榧 子

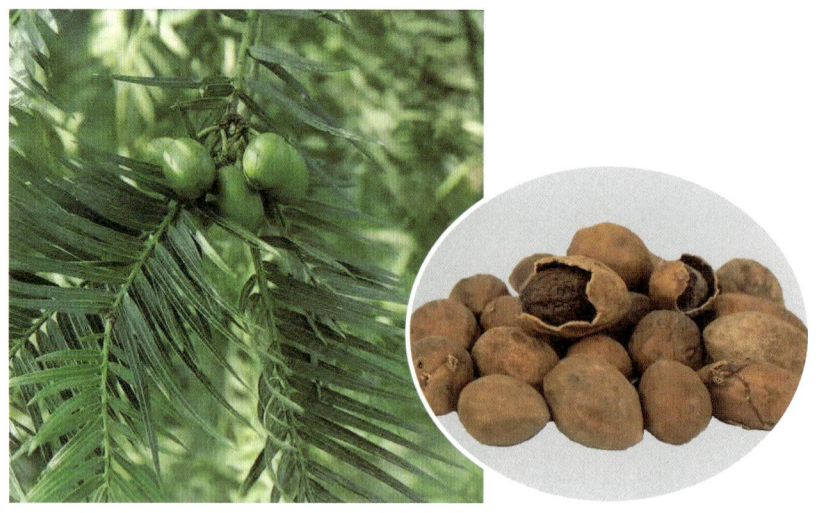

本品为红豆杉科植物榧 *Torreya grandis* Fort. 的干燥成熟种子。秋季种子成熟时采收，除去肉质假种皮，洗净，晒干。

【品种出处】

《中华人民共和国药典》（2020 年版）；《关于进一步规范保健食品原料管理的通知》（卫法监发〔2002〕51 号）之《既是食品又是药品的物品名单》。

【性味归经】

性平，味甘，归肺、胃、大肠经。

【功效主治】

- **养心安神**：适用于虚烦不眠、惊悸多梦。
- **益气固表止汗**：适用于体虚自汗、盗汗。
- **生津止渴**：适用于津伤口渴。

【使用方法】

嚼服：炒熟后去壳，适量嚼服。

煎服：每次 10～15 克。

碾粉：将榧子烘干或晒干，碾细粉，每次吞服 10 克。

【化学成分】

榧子的种子含油量为52.6%~58.4%,其中不饱和脂肪酸占总脂肪酸含量的72.3%~76.5%。油脂主要成分为亚油酸、油酸及硬脂酸。此外,榧子含有麦朊、β-谷固醇、草酸钙结晶、还原糖、多糖及微量挥发油成分。

【药理作用】

榧子具有驱虫、灭虱、抗氧气、抗病毒等作用。

【药食验方】

1. 椒盐香榧

组成:榧子500克,粗黄砂500克,精盐50克。

制法:将500克米粒大小的洁净粗黄砂倒入烫炒锅中用大火烧热,然后投入500克晒干的榧子,并不断地用锅铲上下翻炒。经10分钟炒制后,榧子外壳灼手、子仁两头微黄,即可断火出锅,并筛去粗黄砂,待用。将炒制好的榧子装入布袋内,浸入盐水中,浸泡10分钟后取出,沥干水分。再将粗黄砂炒至烫手,接着把榧子倒入锅内再炒制,炒到仁呈米黄色时取出。炒制时火力要均匀,不能过猛,以免外壳焦化。将炒制好的榧子冷却后,应放入密封的容器内,减少与空气的接触,避免受潮。榧子一经受潮,便失去香脆特色,而且种衣(仁皮)很难去掉,吃时就感到涩口。

用法:当零食食用。

功效:消积杀虫。

主治:适用于小儿疳积、腹中有虫等。

2. 奶油香榧

组成:榧子500克,白糖75克,粗白砂500克,食用香草香精0.5克。

制法:将无虫蛀、饱满的榧子用清水冲洗干净后,捞出沥干水分,待用。将炒锅上大火烧热,倒入粗白砂炒至烫手后,将榧子倒入,改用小火迅速翻炒10分钟,壳面变色时即可离火,用筛子筛去粗白砂待用。将筛净砂的榧子倒入装有白糖水的盆或容器中拌匀,浸泡2小时后,捞出沥干水分。将新粗白砂放入锅中,置于中火上炒烫,再倒入晾干的榧子不断翻炒,15分钟后离火,筛去新粗白砂。将食用香草香精趁其余热喷上,稍加拌匀,晾凉冷却后即为成品。

用法:当零食食用。

功效:消疳积。

主治:适用于小儿疳积、面色萎黄、形瘦腹大、腹痛有虫。

3. 榧子火麻仁粉

组成：榧子 50 克，火麻仁 60 克。

制法：将榧子、火麻仁碾成细粉，瓶装备用。

用法：上午、下午各 15 克，用温开水送服。

功效：润肠通便。

主治：适用于习惯性便秘、痔疮便秘。

【应用注意】

大便稀溏者忌用。

第十二章 止血类药食同源品种

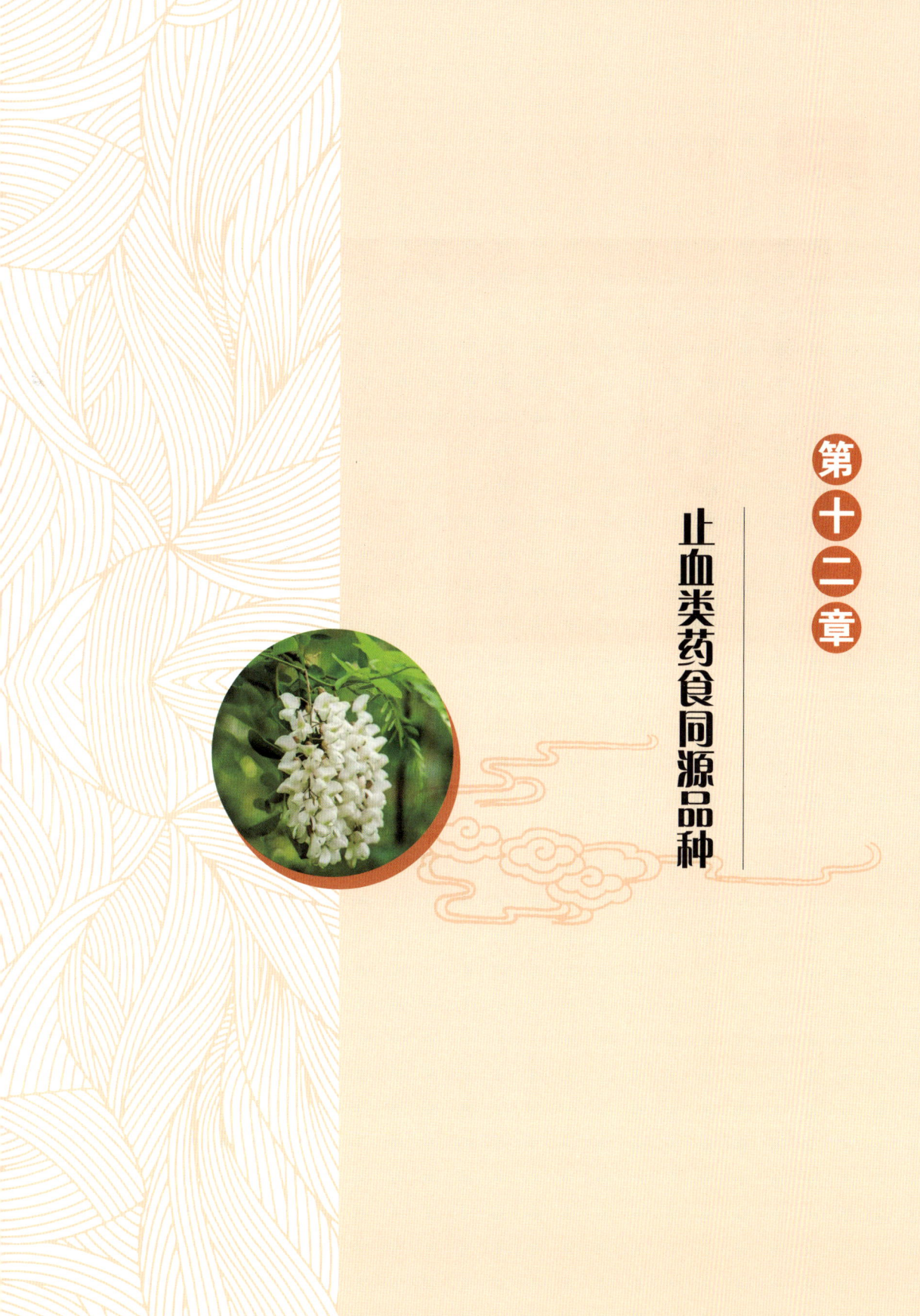

一 槐花（槐米）

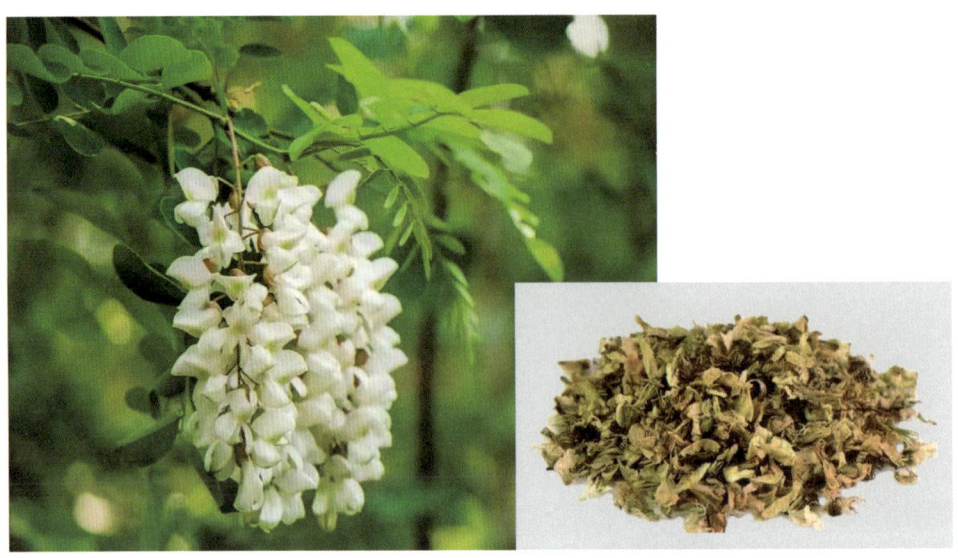

本品为豆科植物槐 Sophora japonica L. 的干燥花及花蕾。夏季花开放或花蕾形成时采收，及时干燥，除去枝、梗及杂质。前者习称"槐花"，后者习称"槐米"。

【品种出处】

《中华人民共和国药典》（2020年版）；《关于进一步规范保健食品原料管理的通知》（卫法监发〔2002〕51号）之《既是食品又是药品的物品名单》。

【性味归经】

性微寒，味苦，归肝、大肠经。

【功效主治】

- **凉血止血**：适用于便血、痔血、血痢、崩漏、吐血、衄血。
- **清肝泻火**：适用于肝热目赤、头痛眩晕。

【使用方法】

泡服：单味或者与其他药物一同泡服，每次10克左右。
煎服：单味或者配伍煎服，每次6～12克。

药膳： 可入菜肴食用，与其他食材如鸡、鸭、鲫鱼等煲汤，与粳米同煮成粥。

化学成分

槐花含芸香苷、槲皮素、鞣质。

药理作用

槐花能促进凝血、减少心肌耗氧量、保护心功能、抑制真菌、降血脂、解痉、缓泻等。

药食验方

1. 槐花生地黄饮

组成：槐花15克，生地黄20克，甘草3克。

制法：将槐花、生地黄、甘草同入锅中，加适量水，用大火烧开后改小火煎煮20分钟，滤取药汁即成。

用法：上午、下午分服。

功效：清肠，凉血，止血。

主治：适用于大肠火旺引起的便血、痔血、血痢。

2. 槐花夏枯草茶

组成：槐花10克，夏枯草15克，菊花6克，甘草3克。

制法：将槐花、夏枯草、菊花、甘草同入锅中，加适量水，用大火烧开后改小火煎煮30分钟，滤取药汁即成。

用法：代茶，频频饮用，当日饮完。

功效：清肝泻火。

主治：适用于肝火上炎之目赤肿痛、眩晕头痛。

3. 槐花炒鸡蛋

组成：鲜槐花15克，鸡蛋3枚，植物油、精盐各适量。

制法：将鲜槐花洗净，备用。将鸡蛋去壳打散成蛋液，与槐花搅拌均匀。将锅加热，放入植物油，倒入搅拌好的槐花蛋液，煎至两面金黄即成。

用法：当菜佐餐，随量食用。

功效：清肝泻火，补益气血。

主治：适用于体虚火旺之人群。

《应用注意》

脾胃虚寒及阴虚发热而无实火者慎用。

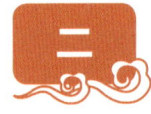

小 蓟

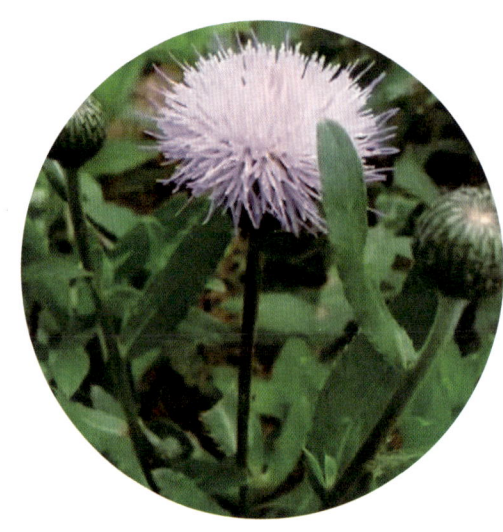
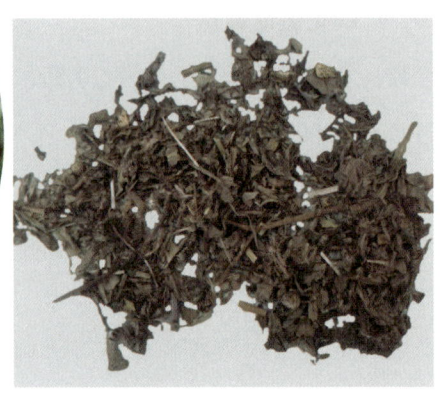

本品为菊科植物刺儿菜 *Cirsium setosum*（Willd.）MB. 的干燥地上部分。夏、秋二季花开时采割，除去杂质，晒干。

《品种出处》

《中华人民共和国药典》（2020年版）；《关于进一步规范保健食品原料管理的通知》（卫法监发〔2002〕51号）之《既是食品又是药品的物品名单》。

《性味归经》

性凉，味甘、苦，归心、肝经。

《功效主治》

- **凉血止血**：适用于衄血、吐血、尿血、便血、崩漏下血、外伤出血。
- **祛瘀消肿**：适用于痈肿疮毒等化脓性感染。

《使用方法》

泡服：单味或者与其他药物一同泡服，每次10克左右。

煎服：单味或者配伍煎服，每次 10～15 克，不宜久煮。

药膳：可入菜肴凉拌食用，与粳米同煮成粥。

外敷：将鲜品捣烂，外敷，100～200 克。

化学成分

小蓟主要含有黄酮类化合物、有机酸类化合物、固醇类化合物及挥发油等成分。

药理作用

小蓟能收缩血管，升高血小板数目，促进血小板聚集及增高凝血酶活性，抑制纤溶，从而加速止血，还可降脂、利胆、利尿、强心、升压等。

药食验方

1. 小蓟生地饮

组成：小蓟 15 克，生地黄 20 克，白茅根 30 克，蜂蜜 20 克。

制法：将小蓟、生地黄、白茅根同入锅中，加适量水，用大火烧开转小火煎煮 25 分钟，滤取药汁，调入蜂蜜即成。

用法：上午、下午分服。

功效：凉血止血，解毒消痈。

主治：适用于血热引起的多种出血症、热毒疮肿，以及高血压、胆囊炎、黄疸型肝炎。

2. 小蓟鲜汁

组成：新鲜小蓟 150 克，冰糖末 20 克。

制法：将新鲜小蓟洗净后，放入搅拌机中搅拌取汁，加入冰糖末即成。

用法：上午、下午分服。

功效：凉血止血，解毒消痈。

主治：适用于血热引起的多种出血症、高血压。

3. 凉拌小蓟

组成：新鲜小蓟 250 克，精盐、味精、醋、白糖、香油各适量。

制法：将新鲜小蓟择去老叶，用清水洗净，放入开水锅内烫一下，待叶子萎蔫即捞出挤去水分，用刀切碎。放在碗中，加入适量的精盐、味精、醋、白糖，拌匀，淋上香油即成。

用法：佐餐食用。

功效：清热凉血，降低血压，利胆退黄。

主治：适用于热毒疮疡初起肿痛之证，以及高血压、胆囊炎、黄疸型肝炎。

【应用注意】

脾胃虚寒而无瘀滞者忌服。

三 白茅根

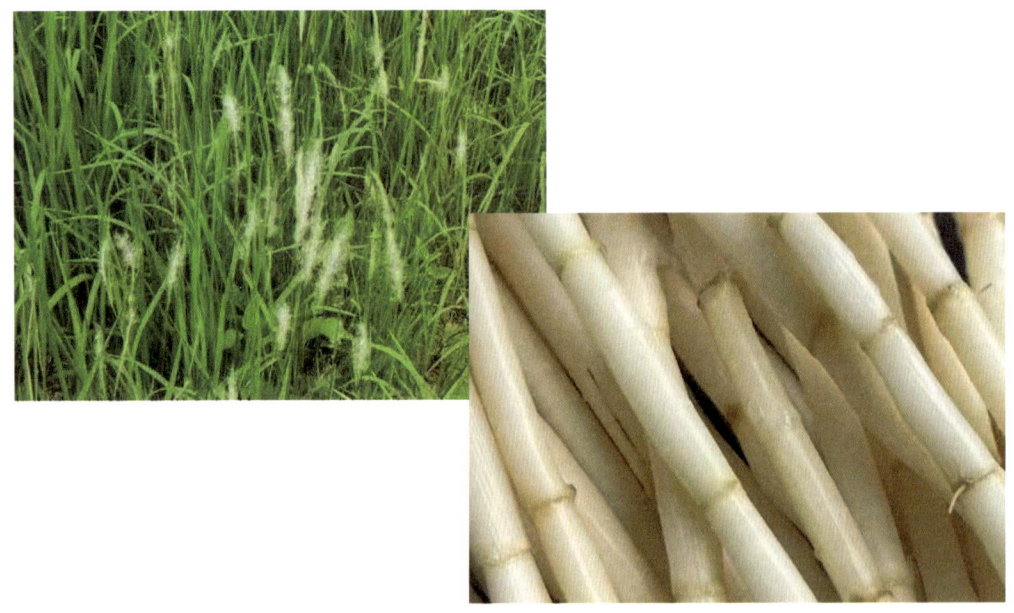

本品为禾本科植物白茅 Imperata cylindrica Beauv. var. major（Nees）C. E. Hubb. 的干燥根茎。春、秋二季采挖，洗净，晒干，除去须根和膜质叶鞘，捆成小把。

【品种出处】

《中华人民共和国药典》（2020年版）；《关于进一步规范保健食品原料管理的通知》（卫法监发〔2002〕51号）之《既是食品又是药品的物品名单》。

【性味归经】

性寒，味甘，归肺、胃、膀胱经。

〖功效主治〗

● **凉血止血**：适用于血热引起的吐血、衄血、尿血。

● **清热利尿**：适用于热病烦渴、黄疸、水肿、热淋涩痛、急性肾炎水肿、急性尿路感染。

〖使用方法〗

泡服：单味或者与其他药物一同泡服，每次10克左右。

煎服：单味或者配伍煎服，每次15～30克。

捣汁：将鲜品捣汁内服，200～300克。

〖化学成分〗

白茅根含碳水化合物，葡萄糖、蔗糖、果糖、木糖等及淀粉；简单酸类化合物及钾盐，柠檬酸、苹果酸、草酸等；三萜烯类化合物，白茅素、芦竹素、羊齿醇等；5-羟色胺等。其他尚含类胡萝卜素类化合物及叶绿素、维生素等成分。

〖药理作用〗

白茅根具有显著缩短出血时间及凝血时间、利尿、抑制肺炎链球菌和金黄色葡萄球菌、镇咳、祛痰等作用。

〖药食验方〗

1. 白茅根小蓟饮

组成：白茅根30克，小蓟15克，槐花10克，蜂蜜20克。

制法：将白茅根、小蓟、槐花同入锅中，加适量水，用大火烧开后改小火煎煮25分钟，滤取药汁，调入蜂蜜即成。

用法：上午、下午分服。

功效：凉血止血，解毒消痈。

主治：适用于血热引起的多种出血症。

2. 白茅根鲜汁

组成：新鲜白茅根150克，冰糖末20克。

制法：将新鲜白茅根洗净后，放入搅拌机中搅拌取汁，加入冰糖末即成。

用法：上午、下午分服。

功效：凉血止血，利尿通淋。

主治：适用于血热引起的多种出血症、急性尿路感染。

3. 白茅根赤小豆粥

组成：白茅根 30 克，赤小豆 50 克，粳米 50 克。

制法：将白茅根装入玉米纤维袋中，与淘洗干净的赤小豆、粳米同入锅中，加适量水，用大火烧开后改小火熬煮，至米烂粥稠即成。

用法：每日早、晚分食。

功效：清热利尿。

主治：适用于肾炎水肿、红细胞增多。

【应用注意】

脾胃虚寒、溲多不渴者忌服。

四　松花粉

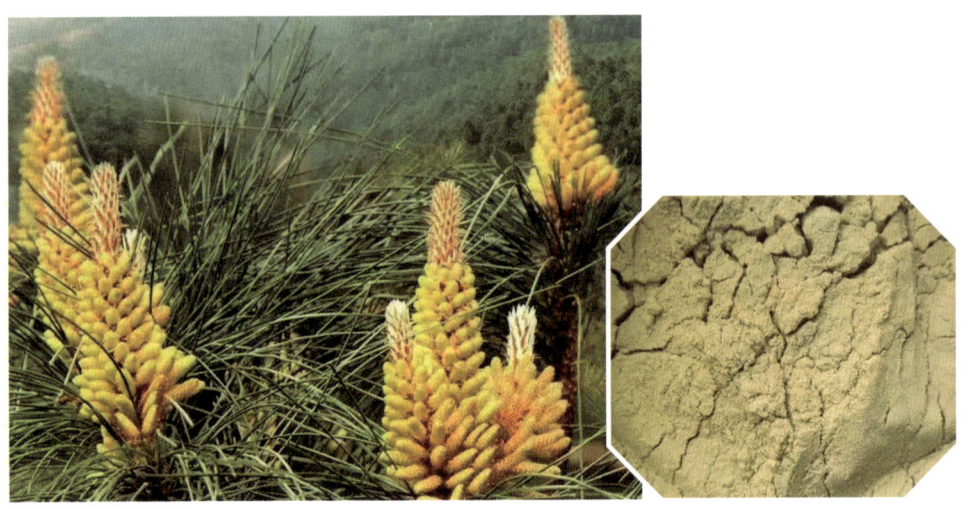

本品为松科植物马尾松 *Pinus massoniana* Lamb.、油松 *Pinus tabulieformis* Carr. 或同属数种植物的干燥花粉。春季花刚开时，采摘花穗，晒干，收集花粉，除去杂质。

【品种出处】

《中华人民共和国药典》（2020 年版）；2014 年国家卫生和计划生育委员会公

布新增 15 种药食同源名单的品种之一。

性味归经

性温，味甘，归肝、脾经。

功效主治

- **收敛止血**：适用于外伤出血。
- **燥湿敛疮**：适用于湿疹、黄水疮、皮肤糜烂、脓水增多。

使用方法

吞服：1～2 克。

外敷：适量，撒敷患处。

化学成分

松花粉主要含挥发油、氨基酸、维生素、微量元素、蛋白酶、黄酮类化合物等成分。

药理作用

松花粉具有抗疲劳、降低血糖、调节血脂、保护肝脏、调节激素水平、增强免疫力、抗癌等作用。

药食验方

1. 松花粉吞服方

组成：松花粉 100 克。

制法：瓶装备用。

用法：每次吞服 1.5 克，每日 2 次。

功效：对抗疲劳，调节血脂血糖，保护肝脏。

主治：适用于疲劳综合征、血脂异常、肝炎恢复期。

2. 松花粉外用方

组成：松花粉 100 克。

制法：瓶装备用。

用法：适量，撒敷患处。

功效：燥湿敛疮。

主治：适用于复发性口腔溃疡、新生儿皮肤湿疹。

3. 松花粉外敷方

组成：松花粉 15 克，鸡蛋清少许，蜂蜜 10 克。

制法：将松花粉、鸡蛋清、蜂蜜搅拌均匀，备用。

用法：外敷面部。

功效：美容养颜，祛痘敛疮。

主治：适用于面部痘疹、痤疮、皮肤糜烂。

【应用注意】

阴虚血燥者慎用。皮肤过敏者忌用。

第十三章 活血化瘀类药食同源品种

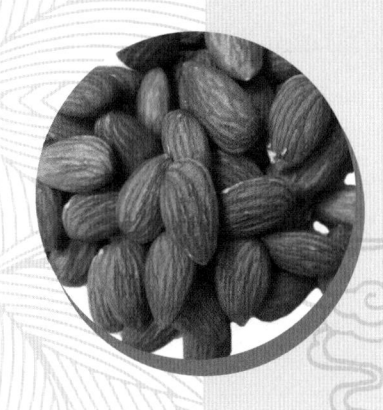

一 桃 仁

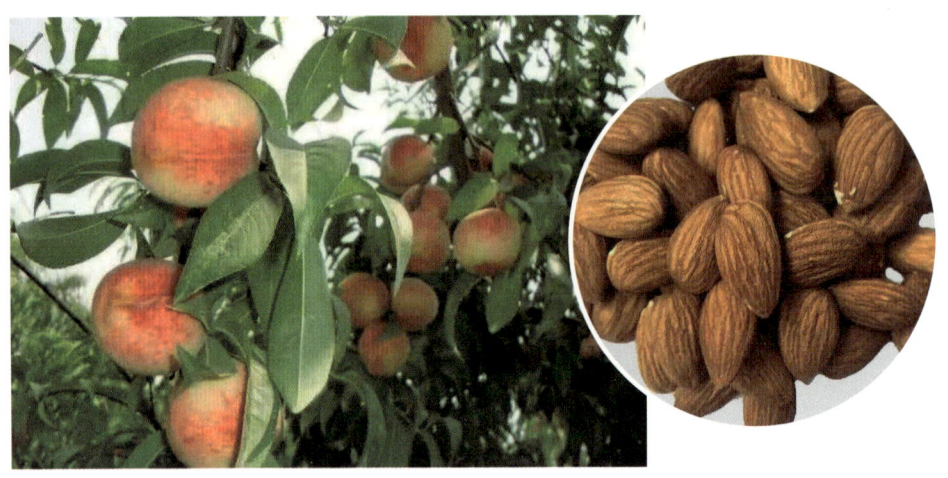

本品为蔷薇科植物桃 *Prunus persica*（L.）Batsch 或山桃 *Prunus davidiana*（Carr.）Franch. 的干燥成熟种子。果实成熟后采收，除去果肉和核壳，取出种子，晒干。

【品种出处】

《中华人民共和国药典》（2020年版）；《关于进一步规范保健食品原料管理的通知》（卫法监发〔2002〕51号）之《既是食品又是药品的物品名单》。

【性味归经】

性平，味苦、甘，有小毒，归心、肝、大肠经。

【功效主治】

- **活血祛瘀**：适用于瘀血阻滞的经闭、痛经、月经不调、产后瘀滞腹痛、癥瘕积聚、跌打损伤。
- **润肠通便**：适用于血虚津亏的肠燥便秘。
- **止咳平喘**：适用于肺气上逆、咳嗽气喘等。
- **清热解毒**：适用于热毒壅聚的肺痈肠痈。

【使用方法】

煎服：每次6～10克。

碾粉：将桃仁烘干或晒干，碾细粉，每次吞服 5 克。

泡酒：单味或配伍后，泡酒饮用。

《化学成分》

桃仁含苦杏仁苷、苦杏仁酶、挥发油、脂肪，油中主要含有油酸、甘油酯和少量亚油酸甘油酯。

《药理作用》

桃仁具有抗凝血、抗血栓、收缩子宫、抗炎、增强脑血流量、降低脑血管阻力、镇静、镇咳、润肠等作用。

《药食验方》

1. 桃仁当归饮

组成：桃仁 10 克，当归 15 克，蜂蜜 20 克。

制法：将桃仁、当归同入锅中，加适量水，用大火烧开后改小火煎煮 25 分钟，滤取药汁，调入蜂蜜即成。

用法：上午、下午分服。

功效：活血祛瘀。

主治：适用于淤血阻滞引起的闭经、痛经、月经延后、血块增多。

2. 桃仁火麻仁蜜饮

组成：桃仁 10 克，火麻仁 20 克，蜂蜜 30 克。

制法：将桃仁、火麻仁同入锅中，加适量水，用大火烧开后改小火煎煮 25 分钟，滤取药汁，调入蜂蜜即成。

用法：上午、下午分服。

功效：润肠通便。

主治：适用于肠燥便秘，对于兼有血瘀证者尤为适宜。

3. 桃仁桔梗粥

组成：桃仁 10 克，桔梗 10 克，紫苏子 6 克，粳米 50 克。

制法：将桃仁、桔梗、紫苏子装入玉米纤维袋中，与淘洗干净的粳米同入锅中，加适量水，用大火烧开后改小火熬煮，至米烂粥稠即成。

用法：每日早、晚分食。

功效：止咳平喘。

主治：适用于咳嗽气喘。

【应用注意】

津液亏虚者慎用。

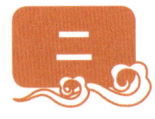 **姜 黄**

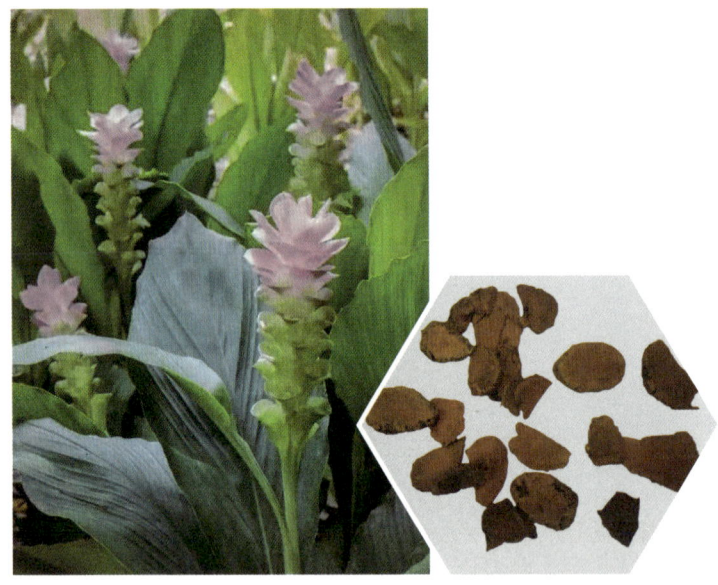

本品为姜科植物姜黄 *Curcuma Longa* L. 的干燥根茎。冬季茎叶枯萎时采挖，洗净，煮或蒸至透心，晒干，除去须根。

【品种出处】

《中华人民共和国药典》（2020年版）；《关于当归等6种新增按照传统既是食品又是中药材的物质公告》（2019年第8号）。

【性味归经】

性温，味辛、苦，归脾、肝经。

【功效主治】

● **行气祛瘀**：适用于胸闷疼痛、胆囊炎、胆石症，以及经血不通、心腹胀痛、胃痛、风痹肩臂疼痛、产后血肿。

● **健胃止血**：适用于消化不良、多种胃炎、脂肪肝、肝硬化等。

《使用方法》

泡服：单味或配伍其他药物，每次用量6～10克。

煎服：单味或配伍其他药物，每次用量10～15克。

碾粉：将姜黄烘干或晒干，碾细粉，用于适量外敷。

泡酒：单味或配伍后，泡酒饮用。

《化学成分》

姜黄含有挥发油，油中成分为姜黄酮、姜烯，并含姜黄素、脂肪油、淀粉等成分。

《药理作用》

姜黄有兴奋子宫的作用，使子宫产生阵发性收缩；有镇痛作用；能促进胆汁分泌；对肝炎病毒素有抑制作用，能改善肝脏实质的病损；对金黄色葡萄球菌及常见皮肤真菌有抑制作用。姜黄在临床上常被用于各型脂肪肝。

《药食验方》

1. 姜黄陈皮饮

组成：姜黄10克，陈皮10克，薤白6克，蜂蜜20克。

制法：将姜黄、陈皮、薤白同入锅中，加适量水，用大火烧开后改小火煎煮25分钟，滤取药汁，调入蜂蜜即成。

用法：上午、下午分服。

功效：活血，行气，止痛。

主治：适用于胸阳不振、心脉痹阻之心胸疼痛。

2. 姜黄白芷当归饮

组成：姜黄10克，白芷6克，当归10克，蜂蜜20克。

制法：将姜黄、白芷、当归同入锅中，加适量水，用大火烧开后改小火煎煮25分钟，滤取药汁，调入蜂蜜即成。

用法：上午、下午分服。

功效：活血行气，通痹止痛。

主治：适用于肢臂疼痛、腰背疼痛。

3. 姜黄粉

组成：姜黄 30 克，白芷 15 克。

制法：将姜黄、白芷碾成细粉，瓶装备用。

用法：外敷适量。

功效：行气，活血，止痛。

主治：适用于皮癣痛痒、牙龈肿胀。

【应用注意】

血虚无气滞血瘀者慎用，孕妇忌用。

第十四章 化痰止咳平喘类药食同源品种

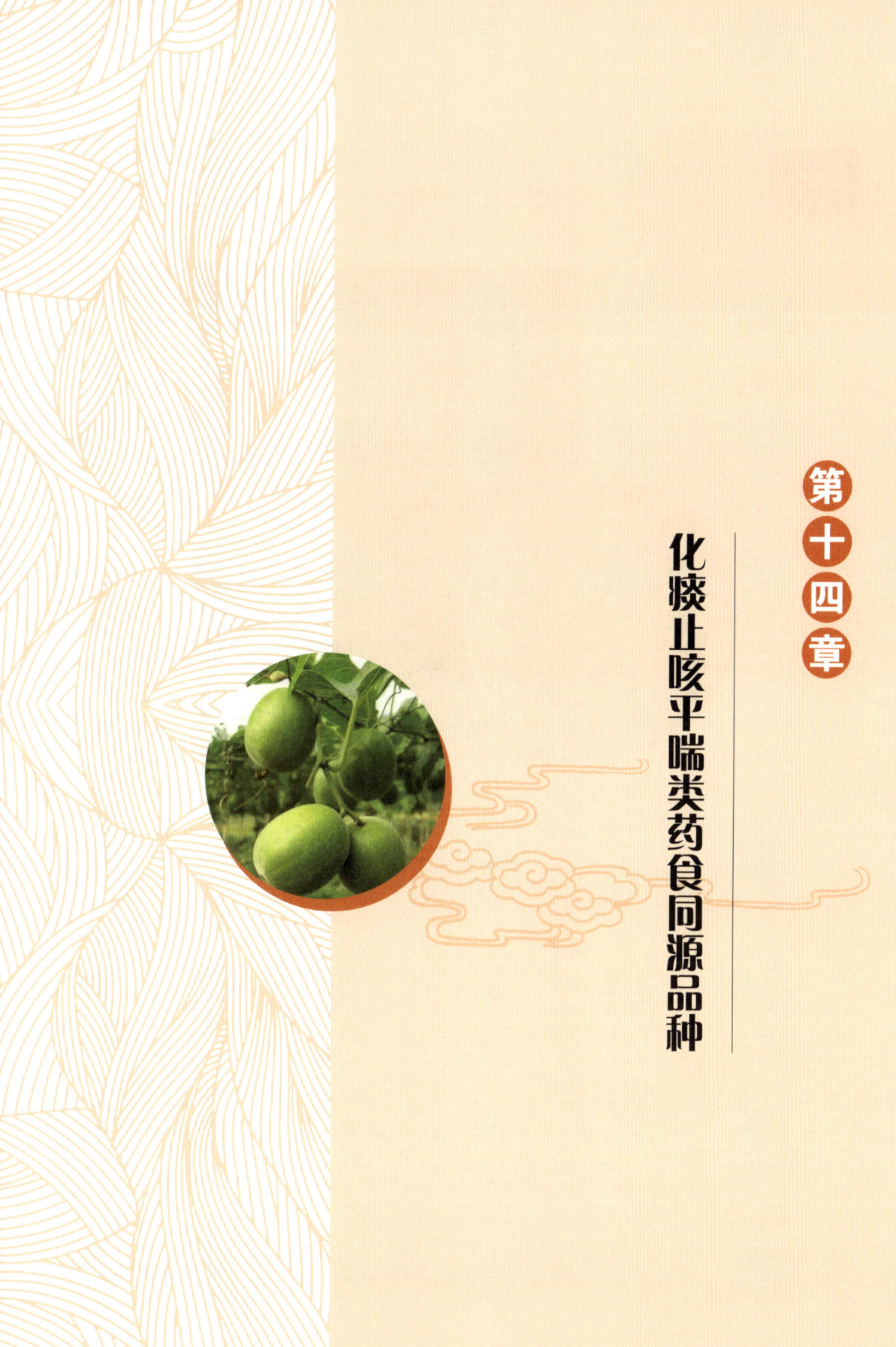

一 桔 梗

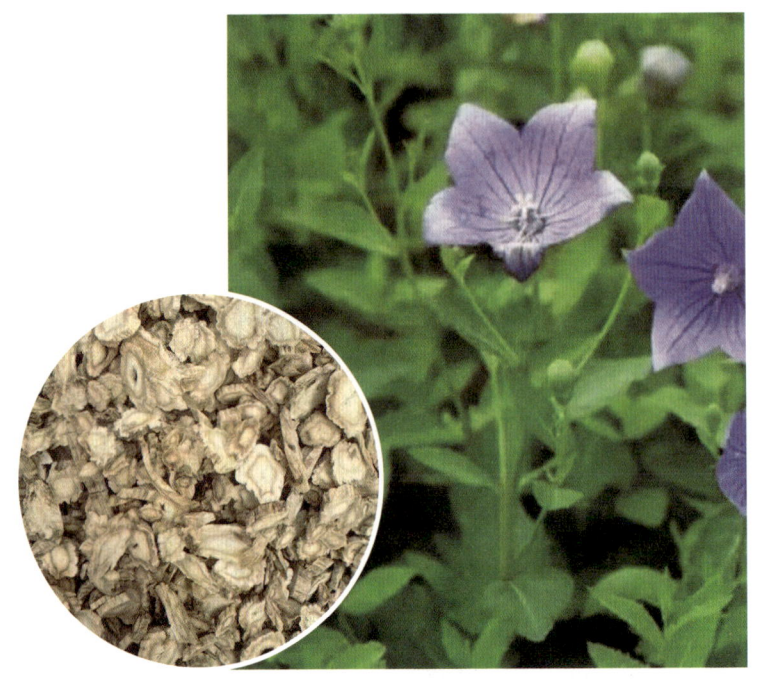

本品为桔梗科植物桔梗 *Platycodon grandiflorum* （Jacq.）A. DC. 的干燥根。春、秋二季采挖，洗净，除去须根，趁鲜剥去外皮或不去外皮，干燥。

【品种出处】

《中华人民共和国药典》（2020 年版）；《关于进一步规范保健食品原料管理的通知》（卫法监发〔2002〕51 号）之《既是食品又是药品的物品名单》。

【性味归经】

性平，味苦、辛，归肺经。

【功效主治】

- **宣肺祛痰**：适用于咳嗽痰多、胸闷不畅。
- **利咽**：适用于咽痛声哑。
- **清肺排脓**：适用于肺痈吐脓、疮疡脓成不溃。

【使用方法】

泡服：单味或配伍其他药物，每次用量6～10克。

煎服：单味或配伍其他药物，每次用量10～15克。

碾粉：将桔梗烘干或晒干，碾细粉，配伍制成丸散剂。

泡酒：单味或配伍后，泡酒饮用。

熬膏：配伍后熬制膏方饮用，每次10～15克。

【化学成分】

桔梗含多种皂苷，主要为桔梗皂苷，还含菊糖、植物固醇等成分。

【药理作用】

桔梗具有祛痰、镇咳、镇静、镇痛、降低体温、扩张冠状动脉、抗炎、抑制胃液分泌、抗消化性溃疡、降血糖、降血脂等作用。

【药食验方】

1. 甘桔茶

组成：桔梗10克，生甘草3克。

制法：将桔梗、生甘草同入杯中，用沸水冲泡，加盖闷5分钟即成。

用法：代茶，频频饮用，当日饮完。

功效：清热利咽。

主治：适用于咽喉肿痛、失音。

2. 桔梗金银花蜜饮

组成：桔梗10克，金银花12克，苦杏仁10克，炙甘草3克，蜂蜜20克。

制法：将桔梗、金银花、苦杏仁、炙甘草入锅，加适量水，煎煮30分钟，去渣取汁，放入蜂蜜，拌匀即成。

用法：上午、下午分服。

功效：宣肺，止咳，化痰。

主治：适用于支气管炎、咳嗽、痰多、肺痈吐脓。

3. 桔梗冬瓜汤

组成：鲜桔梗10克，冬瓜250克，精盐、鸡精、麻油各适量。

制法：将鲜桔梗洗净切片，与去皮洗净的冬瓜片同入锅中，加适量水，用大火烧开后改小火炖煮30分钟,加入精盐、鸡精,淋入麻油即成。

用法:当菜作汤,适量食用。

功效:宣肺祛痰,健脾利湿。

主治:适用于单纯性肥胖、脾虚湿重之浮肿。

《应用注意》

凡气机上逆、呕吐、呛咳、眩晕、阴虚火旺咳血等均不宜用。胃、十二指肠溃疡者慎服。

二 苦杏仁(【附】甜杏仁)

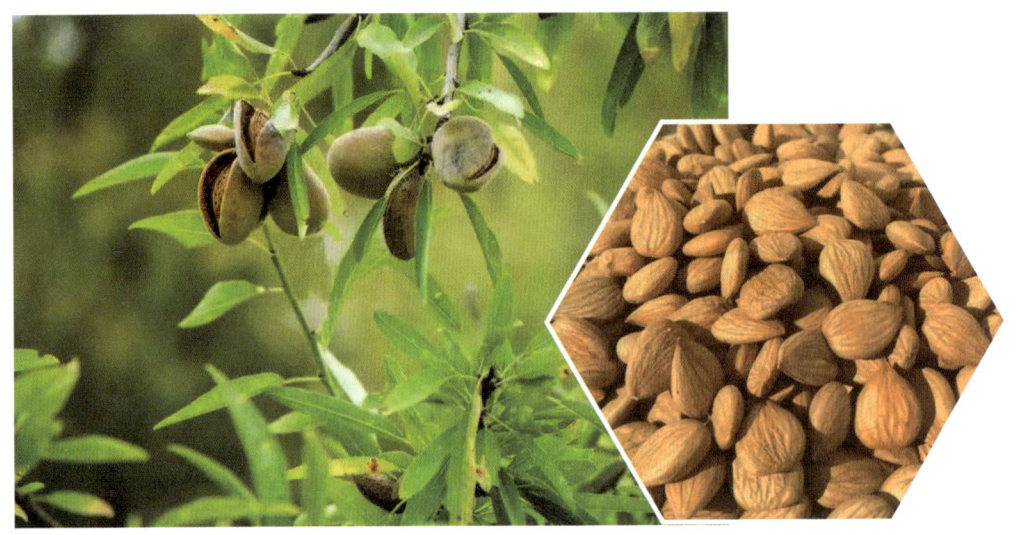

本品为蔷薇科植物山杏 Prunus armeniaca L. var. ansu Maxim.、西伯利亚杏 Prunus sibirica L.、东北杏 Prunus mandshurica(Maxim.)Koehne 或杏 Prunus armeniaca L. 的干燥成熟种子。夏季采收成熟果实,除去果肉和核壳,取出种子,晒干。

《品种出处》

《中华人民共和国药典》(2020年版);《关于进一步规范保健食品原料管理的通知》(卫法监发〔2002〕51号)之《既是食品又是药品的物品名单》。

【性味归经】

性微温,味苦,有小毒,归肺、大肠经。

【功效主治】

- **止咳平喘**:适用于咳嗽气喘、胸满痰多。
- **润肠通便**:适用于肠燥便秘等。

【使用方法】

泡服:单味或配伍其他药物,每次用量5～10克。

煎服:单味或配伍其他药物,每次用量6～10克,以打碎入煎。

碾粉:将苦杏仁烘干或晒干,碾细粉,配伍制成丸散剂。

熬膏:配伍后熬制膏方饮用。

【化学成分】

苦杏仁含苦杏仁苷及脂肪油、蛋白质、各种游离氨基酸,还含苦杏仁酶、苦杏仁苷酶、绿原酸、肌醇、苯甲醛、芳樟醇等成分。

【药理作用】

苦杏仁具有止咳、平喘、通便、降血糖、降血脂、抗突变、抗肿瘤、杀蛔虫和钩虫等作用,并能抑制胃蛋白酶活性、伤寒杆菌、副伤寒杆菌等。

【药食验方】

1. 苦杏仁金银花饮

组成:苦杏仁10克,金银花15克,炙甘草3克,蜂蜜20克。

制法:将苦杏仁、金银花、炙甘草同入锅中,加入适量水煎煮30分钟,去渣取汁,放入蜂蜜,拌匀即成。

用法:上午、下午分服。

功效:清肺泄热,止咳平喘。

主治:适用于肺热咳喘、发热口渴。

2. 苦杏仁青果饮

组成:苦杏仁10克,青果3枚,罗汉果10克,蜂蜜20克。

制法：将苦杏仁、青果、罗汉果同入锅中，加入适量水煎煮30分钟，去渣取汁，放入蜂蜜，拌匀即成。

用法：上午、下午分服。

功效：清热利咽，止咳化痰。

主治：适用于风热咳嗽、咽喉疼痛、咳嗽痰多、色黄质稠。

3. 苦杏仁郁李仁粉

组成：苦杏仁50克，郁李仁60克。

制法：将苦杏仁、郁李仁碾成细粉，瓶装备用。

功效：宣肺，润肠，通便。

主治：适用于胃肠燥热、精枯肠燥，以及老人、产后血虚引起的便秘。

《应用注意》

阴虚咳喘及大便溏泻者忌用。婴儿慎用。

【附】甜杏仁

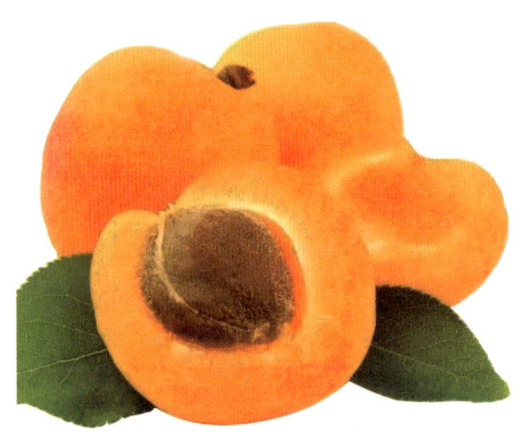

杏仁分为苦杏仁与甜杏仁两种。苦杏仁苦泄降气、定喘止咳的效果较好；甜杏仁性平，味甘，有润肺止咳的功效，常用于肺虚燥咳、久咳不愈。甜杏仁是常见的坚果类食物，富含不饱和脂肪酸、维生素E及膳食纤维，另具有调节血脂、抗氧化等辅助功效，还具有养颜美容、润肠通便等作用。因热量较高，每次食用不宜超过30克，以免造成消化道负担。过量食用未经处理的生甜杏仁（如每日超过50～100克），容易造成头昏、恶心，甚至呼吸困难，所以要避免长期大量食用。建议通过加热、浸泡或烘焙成小零食来降低风险。

三 紫苏子

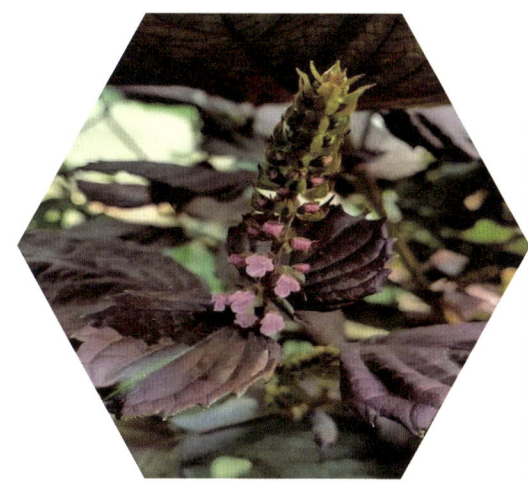
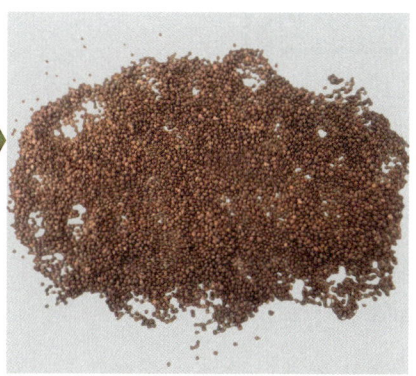

本品为唇形科植物紫苏 Perilla frutescens（L.）Britt. 的干燥成熟果实。秋季果实成熟时采收，除去杂质，晒干。

【品种出处】

《中华人民共和国药典》（2020年版）；《关于进一步规范保健食品原料管理的通知》（卫法监发〔2002〕51号）之《既是食品又是药品的物品名单》。

【性味归经】

性温，味辛，归肺经。

【功效主治】

- **降气消痰，止咳平喘**：适用于痰壅气逆、咳嗽气喘。
- **润肠通便**：适用于肠燥便秘。

【使用方法】

泡服：单味或配伍其他药物，每次用量6～10克。

煎服：单味或配伍其他药物，每次用量10克。

碾粉：将紫苏子烘干或晒干，碾细粉，配伍制成丸散剂。

熬粥：每次用10克，与小米、粳米煮粥。

【化学成分】

紫苏子含脂肪油（油中主要不饱和脂肪酸及亚油酸、亚麻酸）及蛋白质、维生素 B_1、氨基酸等成分。

【药理作用】

紫苏子具有降血脂、抗肿瘤、增强记忆力等作用。

【药食验方】

1. 紫苏子莱菔子饮

组成：紫苏子 10 克，莱菔子 15 克，炙甘草 3 克。

制法：将紫苏子、莱菔子、炙甘草同入锅中，加入适量水煎煮 30 分钟，去渣取汁。

用法：上午、下午分服。

功效：降气，化痰，平喘。

主治：适用于咳喘痰多。

2. 紫苏子郁李仁茶

组成：紫苏子 10 克，郁李仁 15 克，罗汉果 10 克。

制法：将紫苏子、郁李仁打碎后加入罗汉果，加盖焖 5 分钟即可。

用法：代茶，频频饮用，当日饮完。

功效：润肠通便。

主治：适用于肠燥便秘。

3. 紫苏子粥

组成：紫苏子 10 克，罗汉果 15 克，粳米 50 克。

制法：将紫苏子打碎，罗汉果切碎，与淘洗干净的粳米同入锅中，加入适量水，用大火烧开后改小火煮成稀粥即可。

用法：早晚分服。

功效：降气平喘，润肺化痰。

主治：适用于老年慢性支气管炎、咳喘、痰多。

【应用注意】

津亏燥热者慎用。

四 橘 红

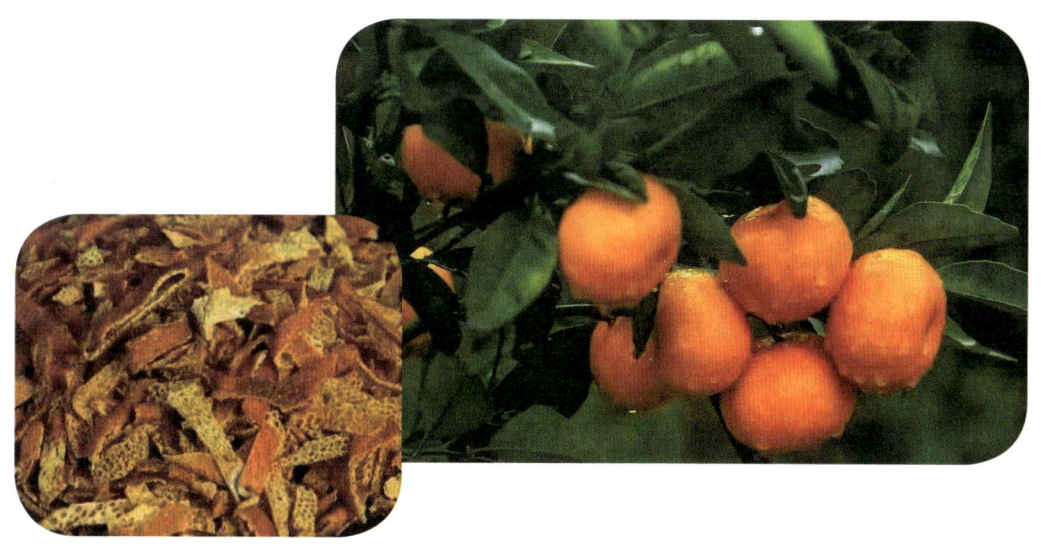

本品为芸香科植物橘 *Citrus reticulata* Blanco 及其栽培变种的干燥外层果皮。秋末冬初果实成熟后采收，用刀削下外果皮，晒干或阴干。

【品种出处】

《中华人民共和国药典》（2020 年版）；《关于进一步规范保健食品原料管理的通知》（卫法监发〔2002〕51 号）之《既是食品又是药品的物品名单》。

【性味归经】

性温，味辛、苦，归肺、脾经。

【功效主治】

- **散寒燥湿化痰**：适用于风寒咳嗽、痰湿咳嗽、咽痒痰多。
- **理气宽中健胃**：适用于胃脘不适、痞闷呕恶、伤酒食积。

【使用方法】

泡茶：用沸水冲泡饮用，每次 3～5 克。

煎服：与其他药物配伍后一同煎服，用量 3～9 克。

丸散剂：与其他药物配伍应用。

泡酒：每次用量 10 克，浸泡于白酒、黄酒或料酒中，20 日开始饮用。

药膳：可以与其他食材共同制作成美味佳肴。

化学成分

橘红含碳水化合物、脂肪、纤维素、维生素 B_2、维生素 D，以及铜、锌、铁、锰等人体必需的矿物质；含黄酮类化合物，如柚皮苷、新橙皮苷、枳术苷、橘皮素、川陈皮素；同时含有挥发油成分，如柠檬烯、α-蒎烯。

药理作用

橘红具有调节脂质代谢紊乱，降低胆固醇、甘油三酯作用，可软化血管，改善微循环，抗动脉粥样硬化，抑制血小板聚集，降低血液黏度，加速清除和排泄脂质肠余废物。其中，橘红总黄酮对慢性酒精性肝损伤具有明显保护作用；橘红挥发油对胃肠道有温和刺激作用，有利于胃肠积气排出，并能促进胃液分泌，有助于消化吸收；橘红挥发油还能刺激呼吸道黏膜，使呼吸道分泌物增多，痰液稀释，有利于痰液排出，还具有明显的镇咳、抗炎和抑菌作用。

药食验方

1. 橘红茶

组成：橘红 6 克，桔梗 3 克，炙甘草 2 克。

制法：将橘红、桔梗、炙甘草同入杯中，用沸水冲泡，加盖闷 5 分钟。

用法：代茶，频频饮用。

功效：宣肺化痰。

主治：适用于风寒咳嗽、湿痰咳嗽。

2. 橘红梨膏

组成：橘红 30 克，雪梨 300 克，天冬 50 克，麦冬 50 克，苦杏仁 100 克，生地黄 100 克，蜂蜜 300 克，炙甘草 20 克。

制法：将橘红、天冬、麦冬、苦杏仁、生地黄、炙甘草用净水浸泡一夜，入锅加入适量水煎煮 3 次，去渣取汁，加入去皮、去核、切碎的雪梨，与蜂蜜熬制成稠膏，装瓶备用。

用法：早、晚各 20 克（约 1 汤勺）。

功效：养阴清肺，止咳化痰。

主治：适用于肺胃阴虚、口干舌燥、咽喉干燥、久咳痰少。

3. 橘红粥

组成：橘红10克，粳米60克，冰糖末20克。

制法：将橘红放入锅中，加清水适量，浸泡10分钟，再将淘洗干净的粳米放入锅中，大火煮沸，加冰糖末，改小火煮成稠粥即成。

用法：早、晚分食。

功效：理气化痰，宽中健胃。

主治：适用于外感咳嗽、胸闷痰多、胃脘痞闷发胀。

【应用注意】

阴虚燥咳、久咳气虚者忌服。

五 罗汉果

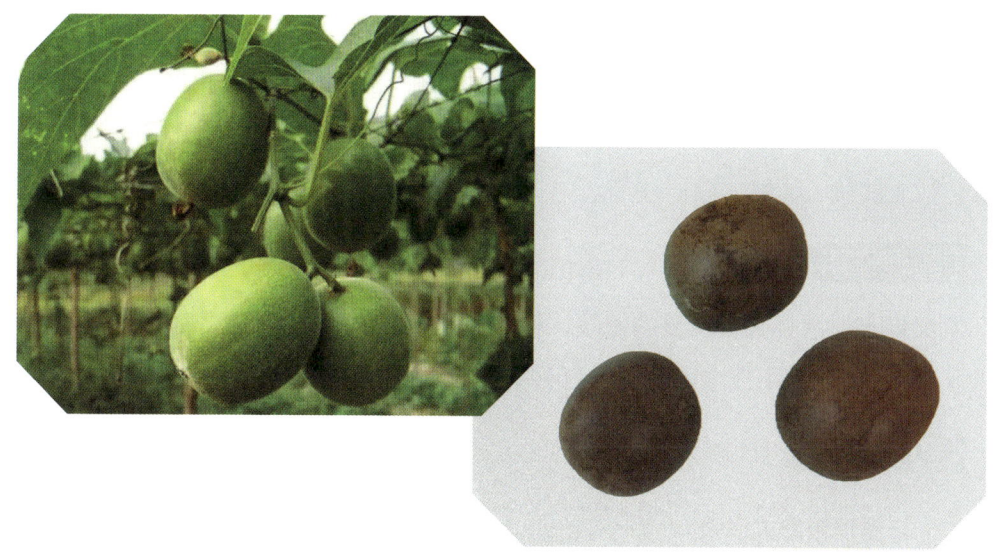

本品为葫芦科植物罗汉果 Siraitia grosvenorii （Swingle）C. Jeffrey ex A. M. Lu et Z. Y. Zhang 的干燥果实。秋季果实由嫩绿色变深绿色时采收，晾数日后，低温干燥。

【品种出处】

《中华人民共和国药典》（2020 年版）；《关于进一步规范保健食品原料管理的通知》（卫法监发〔2002〕51 号）之《既是食品又是药品的物品名单》。

【性味归经】

性凉，味甘，归肺、大肠经。

【功效主治】

- **清热润肺**：适用于肺热燥咳。
- **利咽开音**：适用于咽痛失音。
- **滑肠通便**：适用于肠燥便秘。

【使用方法】

泡茶：用沸水冲泡饮用，每次 10～15 克。

煎服：与其他药物配伍后一同煎服，用量 10～30 克。

泡酒：每次用量 10～30 克，可减少酒精上头、上火。

熬膏：每次适量，可起到矫味作用。

【化学成分】

罗汉果含三萜苷类化合物、黄酮类化合物，还含大量葡萄糖、果糖，又含锰、铁、镍等 20 种矿物质，蛋白质，维生素 C、维生素 E 等成分。果仁含油脂成分，其中脂肪酸包括亚油酸、油酸、棕榈酸等。

【药理作用】

罗汉果水提物具有较明显的镇咳、祛痰作用。罗汉果能显著提高实验动物外周血酸性 α- 乙酸萘酯酶阳性淋巴细胞的百分率，提示可增强机体的细胞免疫功能。

【药食验方】

1. 罗汉果胖大海茶

组成：罗汉果 15 克，胖大海 3 枚。

制法：将罗汉果、胖大海同入杯中，用沸水冲泡，加盖焖 5 分钟即成。

用法：代茶，频频饮用，当日饮完。

功效：清热，利咽，开音。

主治：适用于肺热咽痛、声哑。

2. 罗汉果金银花饮

组成：罗汉果 15 克，金银花 15 克，蜂蜜 20 克。

制法：将罗汉果、金银花同入锅中，加适量水，煎煮 30 分钟，去渣取汁，放入蜂蜜，拌匀即成。

用法：上午、下午分服。

功效：清热，利咽，止咳。

主治：适用于痰热咳嗽、咽喉肿痛。

3. 罗汉果二仁茶

组成：罗汉果 15 克，火麻仁 10 克，郁李仁 10 克。

制法：将罗汉果、火麻仁、郁李仁同入杯中，用沸水冲泡，加盖焖 5 分钟即成。

用法：代茶，频频饮用，当日饮完。

功效：清热，润肠，通便。

主治：适用于肠燥便秘。

【应用注意】

脾胃虚寒者忌服。

六　昆　布

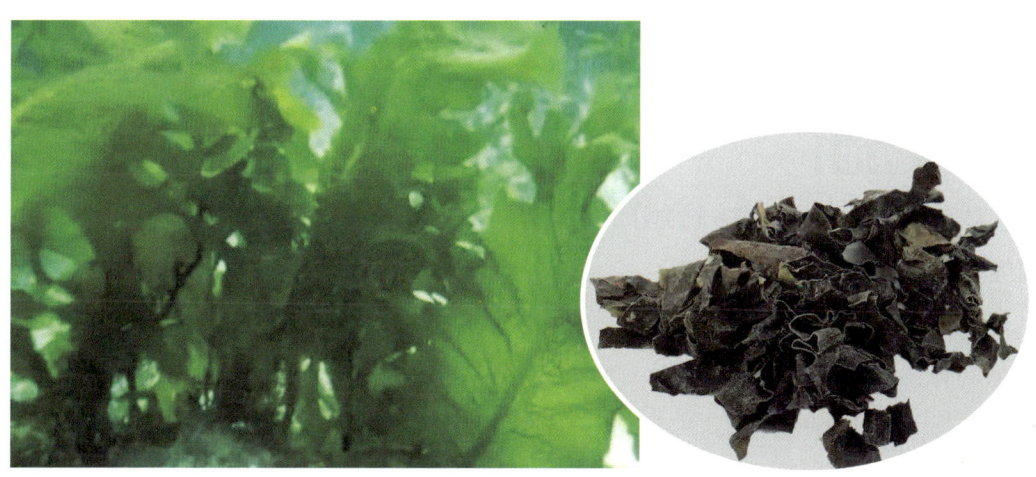

本品为海带科植物海带 *Laminaria japonica* Aresch. 或翅藻科植物昆布 *Ecklonia kurome* Okam. 的干燥叶状体。夏、秋二季采捞，晒干。

品种出处

《中华人民共和国药典》（2020 年版）；《关于进一步规范保健食品原料管理的通知》（卫法监发〔2002〕51 号）之《既是食品又是药品的物品名单》。

性味归经

性寒，味咸，归肝、胃、肾经。

功效主治

- **软坚散结**：适用于瘿瘤、瘰疬、睾丸肿痛、甲状腺结节。
- **消痰利水**：适用于痰饮水肿。
- **降压降脂**：适用于高血压、血脂异常。

使用方法

煎服：与其他药物配伍后一同煎服，用量 10～15 克。

碾粉：与其他药物配伍后一同碾粉，每次用量 10 克。

药膳：可以与其他食材共同制作成美味佳肴。

煮粥：与小米、粳米煮成稀粥，每次 2 克。

熬膏：与其他药物配伍后一同制作成内服膏方。

化学成分

昆布含藻胶酸、昆布素、半乳聚糖等多糖，海带氨酸、谷氨酸、天冬氨酸、脯氨酸等氨基酸，维生素 B_1、维生素 B_2、维生素 C、维生素 P 及胡萝卜素，以及碘、钾、钙等矿物质。

药理作用

昆布具有镇咳、平喘、降血压、降血脂、抗凝血、增强免疫功能、抗肿瘤、抗真菌等作用。

药食验方

1. 昆布陈皮粥

组成：昆布 60 克，陈皮 15 克，粳米 60 克。

制法：将昆布用温水浸软，换清水漂洗干净，切成碎末。将陈皮用清水洗净。将粳米淘洗干净，放入锅内，加适量水，置于大火上，煮沸后加入昆布、陈皮，不时地搅动，用小火煮至粥成。

用法：早、晚分食。

功效：软坚散结，理气化痰。

主治：适用于甲状腺肿大、结节性甲状腺肿、慢性颈淋巴结炎。

2. 昆布拌腐竹

组成：水发腐竹250克，昆布200克，猪瘦肉100克，青椒、胡萝卜、白菜梗、黄瓜、香菜、麻油、植物油、芥末、酱油、醋、精盐、味精、辣椒油、蒜蓉、芝麻酱各适量。

制法：将水发腐竹切成3厘米长的丝，昆布、青椒、胡萝卜、白菜梗、黄瓜均切成3厘米长的丝，分别投入沸水中烫透，捞出冲凉，沥水。将猪瘦肉切成3厘米长的丝，投入热植物油中，加入酱油翻炒至熟，倒入碗中，待用。将香菜择洗净，切成末。将腐竹丝、昆布丝、青椒丝、胡萝卜丝、白菜梗丝、黄瓜丝、炒猪肉丝码入盘里，撒上香菜末，上桌时加入适量的芥末、酱油、醋、精盐、味精、辣椒油、麻油、蒜蓉、芝麻酱，拌匀即成。

用法：当菜佐餐，随量食用。

功效：健脾化痰，软坚散结，祛脂减肥。

主治：适用于瘿瘤、瘰疬、单纯性肥胖。

3. 海带煨排骨

组成：昆布50克，猪排骨500克，葱、生姜、植物油、黄酒、精盐各适量。

制法：将昆布泡发，洗净后切成粗丝。将猪排骨洗净切成小块。将炒锅上火，放植物油，烧热，加入葱、生姜炸锅，放入猪排骨，炒片刻，加黄酒和少许水，翻炒至出香味时，与昆布一起倒进砂锅中，加适量清水，小火煨至熟，加精盐、黄酒再煨至昆布、排骨酥软即成。

用法：当菜佐餐，随量食用。

功效：补益气血，软坚散结。

主治：适用于瘿瘤、瘰疬，对兼有气血不足者尤为适宜。

【应用注意】

脾胃虚寒蕴湿者忌服。

七、黄芥子

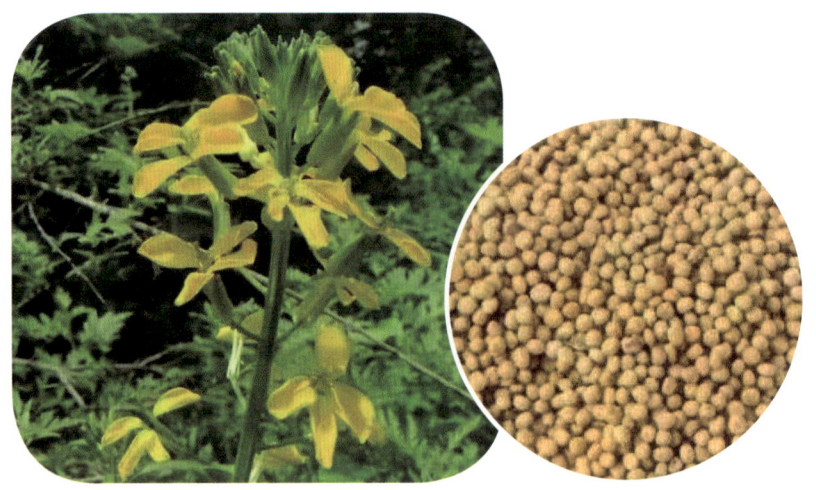

本品为十字花科植物白芥 *Sinapis alba* L. 或芥 *Brassica juncea*（L.）Czern. et Coss. 的干燥成熟种子。前者习称"白芥子"，后者习称"黄芥子"。夏末秋初果实成熟时采割植株，晒干，打下种子，除去杂质。

品种出处

《中华人民共和国药典》（2020年版）；《关于进一步规范保健食品原料管理的通知》（卫法监发〔2002〕51号）之《既是食品又是药品的物品名单》。

性味归经

性温，味辛，归肺经。

功效主治

- **温肺化痰利气**：适用于寒痰咳喘、悬饮胸胁胀痛。
- **散结通络止痛**：适用于痰滞经络、关节麻木疼痛、痰湿流注、阴疽肿痛。

使用方法

煎服：与其他药物配伍后一同煎服，用量5～10克。

泡茶：每次10克。

碾粉：与其他药物配伍后一同碾粉，每次吞服3克。

煮粥：与小米、粳米煮成稀粥，每次2克。

外用： 碾粉，外敷。

药膳： 制成芥末，配制成药膳。

《化学成分》

黄芥子主要含芥子碱、白芥子苷、4-羟基-3-吲哚甲基芥子油苷、脂肪油、蛋白质及黏液质、多种氨基酸等成分。

《药理作用》

黄芥子具有镇咳、化痰、平喘、抗炎、止痛、抗前列腺增生、抗肿瘤、抗辐射、抑菌等作用。

《药食验方》

1. 黄芥子茶

组成：黄芥子10克，紫苏子10克，莱菔子6克，白糖15克。

制法：将黄芥子、紫苏子、莱菔子、白糖放入杯中，用沸水冲泡，加盖闷5分钟即可。

用法：代茶，频频饮用，当日饮完。

功效：温肺，化痰，平喘。

主治：适用于寒痰咳喘、痰多胸闷。

2. 芥末萝卜丝

组成：白萝卜500克，芥末糊少许，精盐、醋、鸡蛋清、湿淀粉、麻油、植物油各适量。

制法：将白萝卜削去外皮，洗净，切成粗3毫米的丝，放入碗内，加精盐稍腌，挤干水分，再加鸡蛋清、湿淀粉抓匀。将炒锅上中火，放入植物油，烧热，下萝卜丝，用筷子拨散，捞至温水中淘洗去油，再用凉开水冲凉，放入盘内，加入芥末糊、精盐、醋、麻油拌匀即成。

用法：当菜佐餐，随量食用。

功效：镇咳，化痰，平喘。

主治：适用于痰饮停滞、痰多清稀、气逆咳嗽。

3. 芥末鲜贝

组成：鲜贝200克，芥末粉10克，精盐、酱油、味精、醋、白糖、生姜片、葱段、麻油、植物油、鲜汤各适量。

制法：选大小一致的鲜贝，片成厚片。将炒锅上火，加入鲜汤，放生姜片、葱段烧沸煮出味。打去料渣，放入鲜贝片烫熟，捞入瓷盘内，放精盐、麻油和匀，摊开晾凉。将芥末粉入碗，加温开水、醋、植物油、白糖，调匀后加盖半小时即可使用。将晾凉的鲜贝入碗，放芥末、酱油、味精、醋、麻油拌匀，装盘即成。也可将鲜贝片入盘拼摆成形，调味兑成味汁，淋于菜上即可。

用法：当菜佐餐，随量食用。

功效：化痰理气，温肺散结。

主治：适用于寒痰咳喘、滋阴补血、关节麻木疼痛，以及虚劳、眩晕、盗汗、勃起功能障碍、遗精、崩漏、带下、产后瘀血腹痛等。

【应用注意】

肺虚干咳（无痰）、胃溃疡、甲状腺功能亢进者禁用。孕妇慎用。

八　化橘红

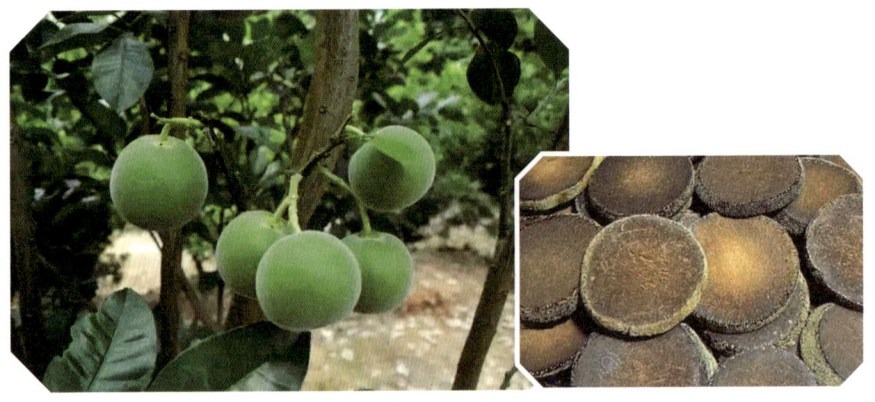

本品为芸香科植物化州柚 *Citrus grandis* 'Tomentosa' 或柚 *Citrus grandis* (L.) Osbeck 的未成熟或近成熟的干燥外层果皮。前者习称"毛橘红"，后者习称"光七爪""光五爪"。夏季果实未成熟时采收，置沸水中略烫后，将果皮割成 5 瓣或 7 瓣，除去果瓤和部分中果皮，压制成形，干燥。

【品种出处】

《中华人民共和国药典》（2020 年版）；《关于地黄等 4 种按照传统既是食品又是中药材的物质的公告》（2024 年第 4 号）。

【性味归经】

性温，味辛、苦，归肺、脾、胃经。

【功效主治】

- **止咳化痰**：适用于咳嗽痰多、胸闷气喘、喉间发痒、咯痰不爽。
- **理气宽中**：适用于胃脘发胀、恶心反胃等。
- **消食健胃**：适用于饮食过量或饮酒过度导致的食积、酒精肝。

【使用方法】

泡茶：用沸水冲泡饮用，每次3～5克（2～3片）。

煎服：与其他药物配伍后一同煎服，用量3～9克。

丸散剂：与其他药物配伍应用。

泡酒：每次用量10克，浸泡于白酒、黄酒或料酒中，20日开始饮用。

煲汤：可以与鸡、鸭、甲鱼等食材煲汤，每次用3～5片。

入菜：可与荤素同入炒锅中炒制、煨、炖等方法制成菜肴。

【化学成分】

化橘红主要含有黄酮类、香豆素类、挥发油类等多种化合物。其中，黄酮类化合物是化橘红的主要药效成分，如柚皮苷、新橙皮苷、枸橼苷等。

【药理作用】

化橘红具有调节脂质代谢紊乱，降低胆固醇、甘油三酯作用，可软化血管，改善微循环，抗动脉粥样硬化，抑制血小板聚集，降低血液黏度，加速清除和排泄脂质肠余废物。其中，橘红总黄酮对慢性酒精性肝损伤具有明显保护作用；橘红挥发油对胃肠道有温和刺激作用，有利于胃肠积气排出，并能促进胃液分泌，有助于消化吸收；化橘红中的挥发油类成分也具有一定的药理活性，如抗菌、抗病毒、镇咳等。在药理作用方面，化橘红具有显著的抗炎、抗氧化、抗肿瘤、镇咳祛痰等作用。

【药食验方】

1. 化橘红陈皮罗汉果茶

组成：化橘红6克，陈皮3克，罗汉果3克，炙甘草2克。

制法：将化橘红、陈皮、罗汉果、炙甘草同入杯中，用沸水冲泡，加盖闷10分钟。

用法：代茶，频频饮用。

功效：宣肺化痰。

主治：适用于咳嗽痰多、咽部发痒、胸闷气喘等。

2. 化橘红老鸭煲

组成：净老鸭1只（约1000克），化橘红10克，猪五花肉糜150克，荸荠粉15克，水发香菇15克，枸杞子4克，淀粉20克，生姜片、葱段、料酒、白胡椒粉、精盐、鸡汁各适量。

制法：将净老鸭放入沸水锅中煮5分钟，捞出，放入干净沙锅中，加入化橘红、水发香菇、枸杞子、生姜片、葱段、料酒、白胡椒粉、清水，煮50分钟。把猪五花肉糜、荸荠粉拌匀，顺一个方向打至上劲，加淀粉制成肉丸，与老鸭同入煲锅中，加入适量的精盐、鸡汁，再炖20分钟即成。

用法：佐餐食用，吃肉饮汤。

功效：滋阴清肺，止咳化痰。

主治：适用于肺胃阴虚、口干舌燥、咽喉干燥、久咳痰少。

3. 化橘红桔梗粥

组成：化橘红10克，桔梗片6克，粳米60克，冰糖末20克。

制法：将化橘红、桔梗片放入锅中，加适量的清水，浸泡10分钟，再将淘洗干净的粳米放入锅中，用大火煮沸，加冰糖末，改小火煮成稠粥即成。

用法：早、晚分食。

功效：理气化痰，宽中养胃。

主治：适用于外感咳嗽、胸闷痰多、胃脘痞闷发胀。

【应用注意】

阴虚燥咳、过敏体质者忌服。

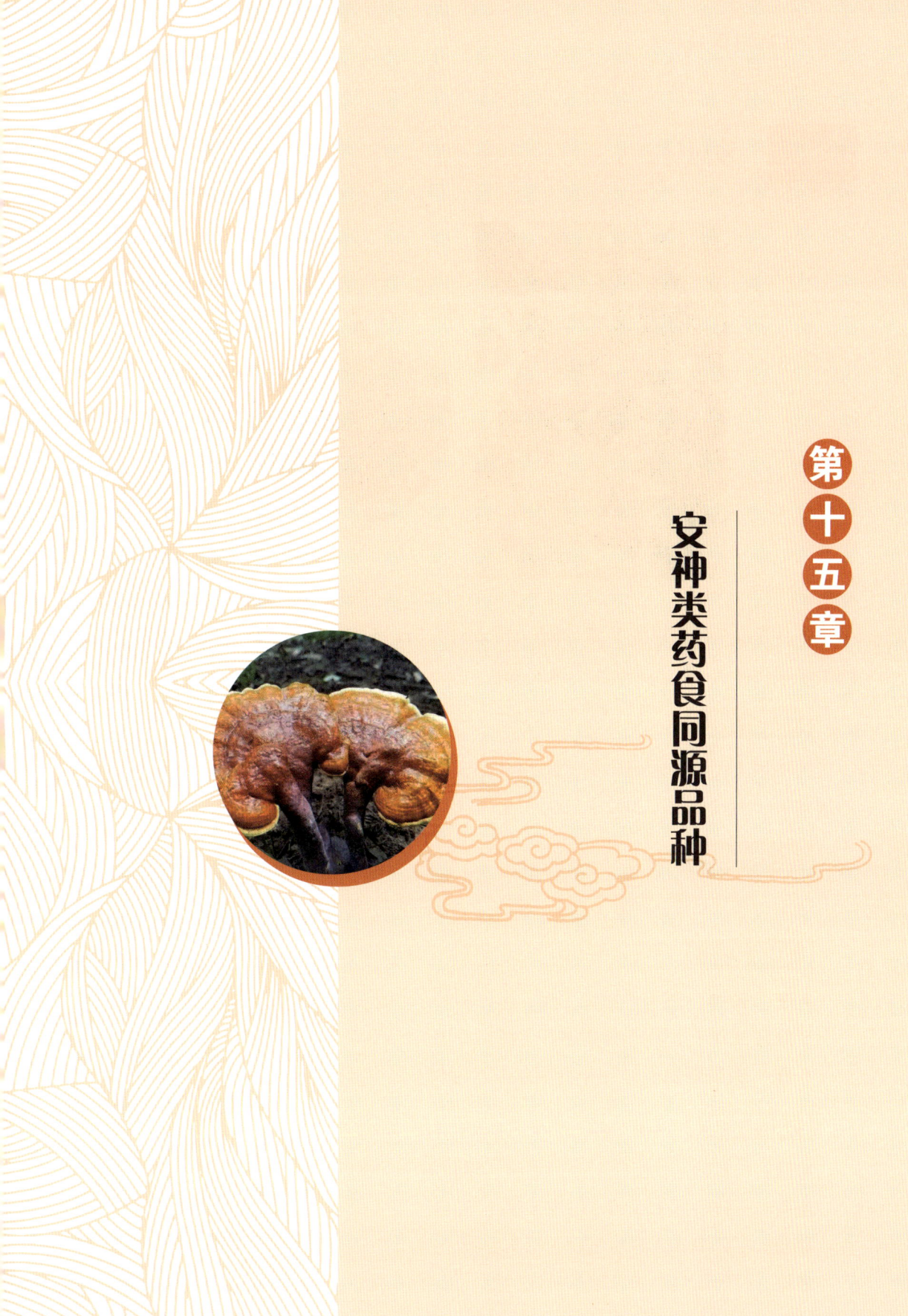

第十五章 安神类药食同源品种

一 酸枣仁

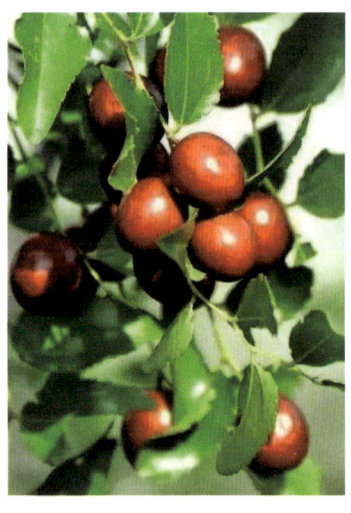
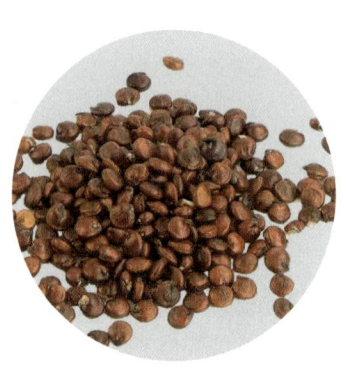

本品为鼠李科植物酸枣 *Ziziphus jujuba* Mill. var. spinosa（Bunge）Hu ex H. F. Chou 的干燥成熟种子。秋末冬初采收成熟果实，除去果肉和核壳，收集种子，晒干。

【品种出处】

《中华人民共和国药典》（2020年版）；《关于进一步规范保健食品原料管理的通知》（卫法监发〔2002〕51号）之《既是食品又是药品的物品名单》。

【性味归经】

性平，味甘、酸，归肝、胆、心经。

【功效主治】

- **宁心安神**：适用于虚烦不眠、惊悸多梦、心律失常。
- **敛汗生津**：适用于体虚多汗、津伤口渴。
- **养心阴益肝血**：适用于肝阴血亏、心阴不足引起的头晕、健忘、失眠。

【使用方法】

煎服：与其他药物配伍后一同煎服，用量10～15克。

泡茶：打碎后泡水服用，每次5克。

碾粉：打碎单味或者配伍后，每次吞服3克。

煮粥：打碎后与小米、粳米煮成稀粥，每次10克。

药膳： 与其他菜品制成药膳。

化学成分

酸枣仁含皂苷，其组成为酸枣仁皂苷 α、酸枣仁皂苷 β，并含三萜类化合物及黄酮类化合物，另含有大量脂肪油和多种氨基酸、维生素 C、多糖及植物固醇等成分。

药理作用

酸枣仁皂苷、酮苷、水及醇提取物分别具有镇静催眠及抗心律失常作用，并能协同巴比妥类药物起中枢抑制作用，还有抗惊厥、镇痛、降体温、降压作用。此外，酸枣仁有降血脂、抗缺氧、抗肿瘤、抑制血小板聚集、增强免疫及兴奋子宫等作用。

药食验方

1. 酸枣仁粉

组成：生酸枣仁 100 克。

制法：去小壳，研末，待用。

用法：临睡前一次性吞服。

功效：养心安神。

主治：适用于各种失眠症。

2. 酸枣仁黄芪饮

组成：酸枣仁 15 克，生黄芪 30 克，山茱萸 10 克，炙甘草 10 克，白糖 15 克。

制法：将酸枣仁（打碎）、生黄芪、山茱萸、炙甘草同入锅中，加入适量水，煎煮 30 分钟，去渣取汁，加入白糖即成。

用法：上午、下午分服。

功效：益气养阴，固表止汗。

主治：适用于体虚、止汗盗汗。

3. 酸枣仁龙眼肉饮

组成：酸枣仁 15 克，龙眼肉 20 克，当归 10 克，茯苓 10 克，炙甘草 3 克，白糖适量。

制法：将酸枣仁、龙眼肉、当归、茯苓、炙甘草同入锅中，加入适量水，煎煮 30 分钟，去渣取汁，加入适量的白糖即成。

用法：上午、下午分服。

功效：养心安神，补气养血。

主治：适用于气血两虚、心失所养之心悸失眠、健忘、眩晕。

《应用注意》

凡有实邪郁火及患有滑泄症者慎服。

二　灵　芝

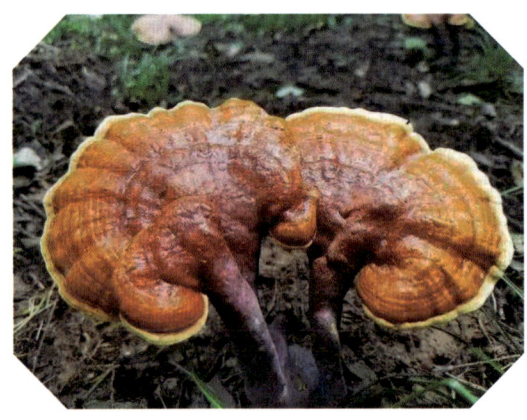 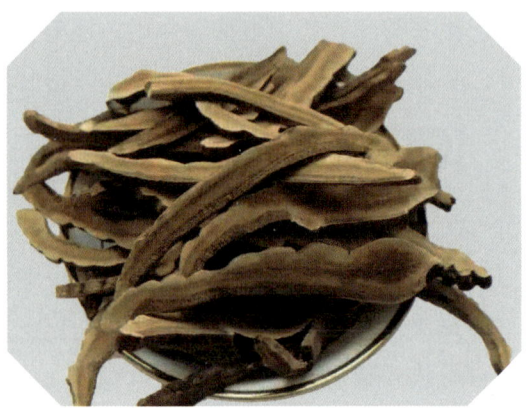

本品为多孔菌科真菌赤芝 Ganoderma lucidum（Leyss. ex Fr.）Karst. 或紫芝 Ganoderma sinense Zhao, Xu et Zhang 的干燥子实体。全年采收，除去杂质，剪除附有朽木、泥沙或培养基质的下端菌柄，阴干或在 40～50℃烘干。

《品种出处》

《中华人民共和国药典》（2020 年版）；《关于党参等 9 种新增按照传统既是食品又是中药材的物质公告》（2023 年第 9 号）。

《性味归经》

性平，味甘，归心、肺、肝、肾经。

《功效主治》

- **益气健脾**：适用于气虚所致的神疲乏力、食欲不振、少气懒言等病症。
- **养血安神**：适用于气血两虚、心神失养所致的面色萎黄、心悸、失眠、健忘等病症。

《使用方法》

煎服：单味小火慢煎，或者与其他药物一同煎服，一般用量为 10～15 克。

研末：将灵芝研成细粉状，一般用量为 2～6 克。

药膳：可入菜肴，与其他食材如鱼、鸭等炖服，或者研粉与粳米同煮为粥。

泡酒：将灵芝浸入适量优质白酒中，浸泡数月后饮酒。

泡茶：将灵芝切成饮片，一般取 5～10 克，置杯中，冲入沸水，加盖后闷约 10 分钟即可饮用，可重复冲服几次至无味止。

丸散剂：将灵芝烘干、研末，与其他药物混合加工制成丸散剂。

化学成分

灵芝含多糖、核苷类化合物、呋喃类化合物、固醇类化合物、生物碱、三萜类化合物、油脂类化合物，以及多种氨基酸、蛋白质类化合物、酶类化合物、矿物质等成分。

药理作用

灵芝具有免疫调节、降糖、降脂、抗氧化、抗衰老、抗肿瘤、护肝、镇静、抗惊厥、强心、抗心律失常、降压、镇咳平喘等作用，另有抗凝血、抑制血小板聚集及抗过敏等作用。

药食验方

1. 灵芝茶

组成：灵芝 10 克。

制法：将灵芝洗净，晒干或烘干，切成饮片，放入有盖杯中，用滚开水冲泡，加盖闷 15 分钟即可饮用，一般可冲泡 3～5 次。也可入锅，加适量水，用中火煎煮 30 分钟，取汁饮用。

用法：代茶，频频饮用。

功效：益气健脾，养血安神。

主治：适用于气血两虚、心神失养所致的神疲乏力、食欲不振、少气懒言、面色萎黄、心悸、失眠、健忘等。

2. 灵芝牛肉干

组成：灵芝粉 10 克，牛肉 500 克，八角茴香、小茴香、肉桂、花椒、豆蔻、砂仁、葱花、姜末、黄酒、精盐、味精、酱油、红糖各适量。

制法：将牛肉洗净，切成 3 厘米宽、1 厘米厚、6 厘米长的肉条，与灵芝粉同入锅中，加入适量的八角茴香、小茴香、肉桂、花椒、豆蔻、砂仁、葱花、姜末、黄酒、精盐、味精、酱油、红糖，加入清水，先用大火煮沸后改小火煨煮至牛肉九成熟烂、汤汁浓稠，捞出牛肉，晾片刻，上炉烤干即成。

用法：每日 2 次，每次 30 克，缓缓嚼食。

功效：双补阴阳，增强免疫力，健脾强心。

主治：适用于阴阳两虚所致的倦怠乏力、头晕目眩、食欲不振、心悸胸闷等。

3. 灵芝甲鱼

组成：灵芝 10 克，甲鱼 1 只（重约 1000 克），黄酒、精盐、味精、葱段、生姜片、鲜汤各适量。

制法：将甲鱼放沸水锅中烫死，剁去头、爪，揭去硬壳，掏出内脏洗净，切成 1 厘米见方的块，与洗净的灵芝小块、黄酒、精盐、味精、葱段、生姜片、鲜汤一起放入蒸碗内，上笼蒸 2 小时即成。

用法：当菜佐餐，随量食用。

功效：滋阴补肾，养心安神。

主治：适用于肝肾阴虚型失眠症，对伴有心慌、盗汗者尤为适宜。

【应用注意】

实证（如高热、便秘）禁用。孕妇、低血压患者需要在医师指导使用。

第十六章 平肝息风类药食同源品种

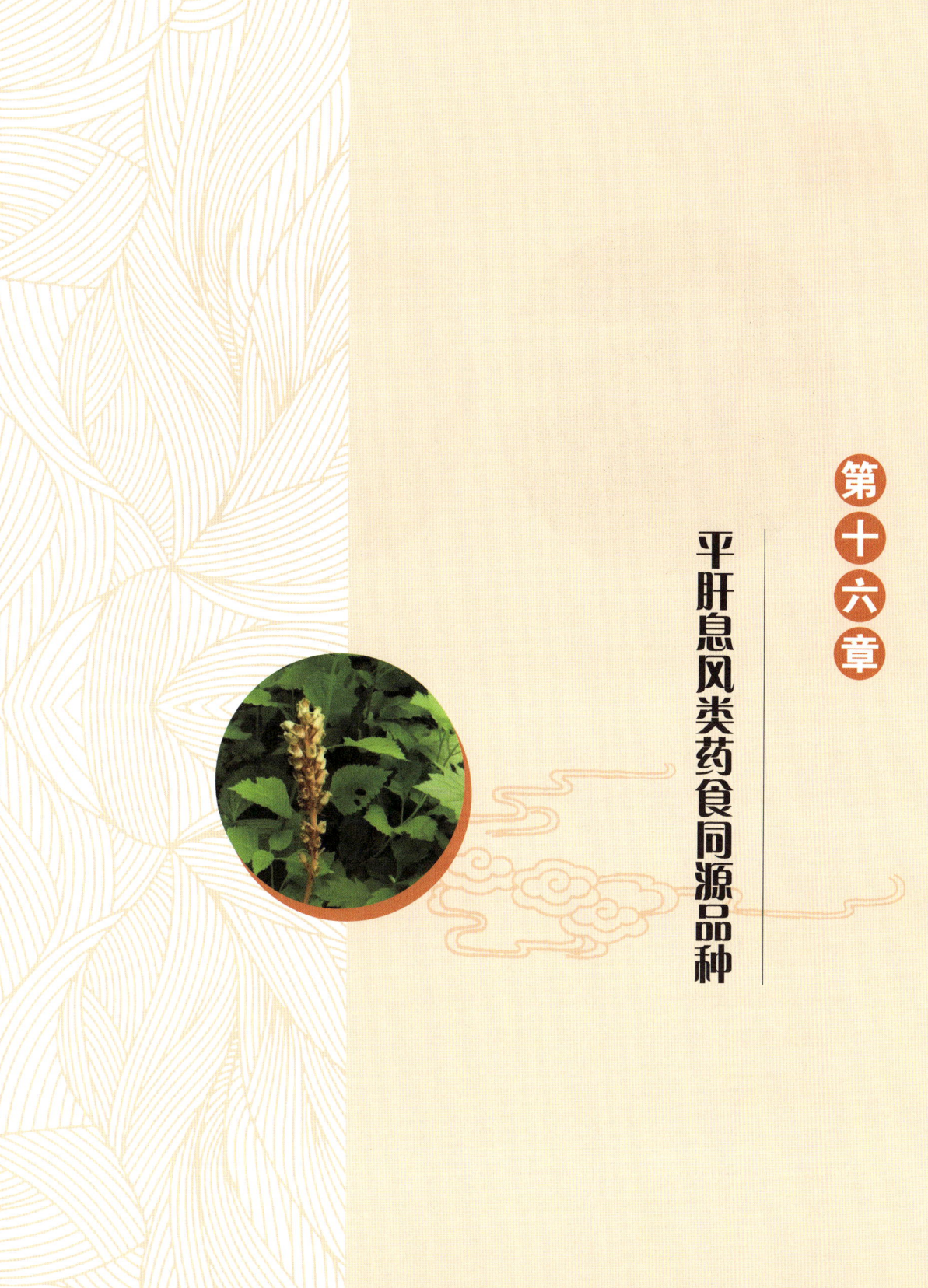

一 天 麻

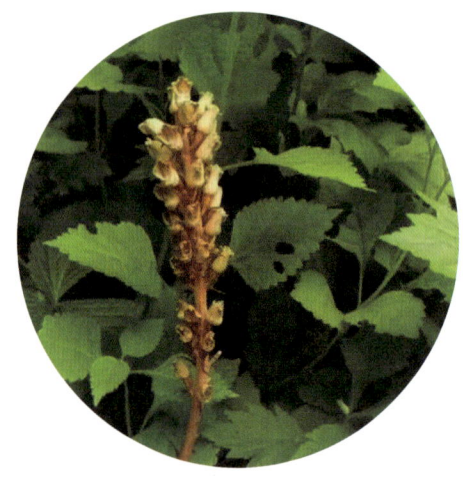 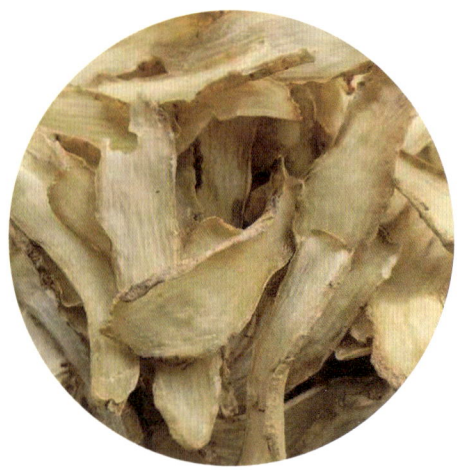

本品为兰科植物天麻 *Gastrodia elata* Bl. 的干燥块茎。立冬后至次年清明前采挖，立即洗净，蒸透，敞开低温干燥。

【品种出处】

《中华人民共和国药典》（2020 年版）；《关于党参等 9 种新增按照传统既是食品又是中药材的物质公告》（2023 年第 9 号）。

【性味归经】

性平，味甘，归肝经。

【功效主治】

- **平肝息风止痉**：适用于头痛眩晕、肢体麻木、小儿惊风、癫痫抽搐、破伤风。
- **祛风通络**：适用于风寒湿痹、肢体麻木瘫痪、慢性风湿性关节炎。

【使用方法】

煎服：单味用小火慢煎，或者与其他药物一同煎服，一般用量为 6～10 克。

碾粉：将天麻研成细粉状，一般用量为 3 克。

药膳：可入菜肴，与其他食材如鱼、鸭等炖服，或者研粉与粳米同煮为粥。

泡酒：将天麻浸入适量优质白酒中，浸泡数月后饮酒。

泡茶：将天麻切成薄片，一般取 5～10 克，置杯中，冲入沸水，加盖后闷约 10 分钟即可饮用。

丸散剂：将天麻烘干、研末，与其他药物混合加工制成丸散剂。

【化学成分】

天麻含天麻苷、天麻苷元、β-谷固醇和胡萝卜苷、柠檬酸及其单甲酯、棕榈酸、琥珀酸和蔗糖等，尚含天麻多糖、维生素 A、多种氨基酸、微量生物碱及多种矿物质如铬、锰、铁、钴、镍、铜、锌等。

【药理作用】

天麻具有抗惊厥、抗癫痫、镇痛、增加心脑血液流量、降血压、减慢心率、增强免疫功能、延缓衰老、抗炎、抗血小板聚集等作用。

【药食验方】

1. 天麻当归蜜饮

组成：天麻10克，当归10克，木瓜15克，蜂蜜20克。

制法：将天麻、当归、木瓜同入锅中，加入适量水煎煮30分钟，去渣取汁，放入蜂蜜，拌匀即可。

用法：上午、下午分服。

功效：祛风，通络，止痛。

主治：适用于中风半身不遂、风湿痹痛。

2. 天麻菊花蜜饮

组成：天麻10克，菊花10克，槐花10克，荷叶15克，蜂蜜20克。

制法：将天麻、菊花、槐花、荷叶同入锅中，加入适量水煎煮30分钟，去渣取汁，放入蜂蜜，拌匀即可。

用法：上午、下午分服。

功效：平肝阳，降血压。

主治：适用于高血压、眩晕头痛、两目昏花。

3. 天麻鸡汤

组成：天麻15克，白木耳15克，莲子5克，龙眼肉20克，净鸡1只，精盐、黄酒各适量。

制法：将天麻、白木耳、莲子、龙眼肉泡发洗净，然后与净鸡一同倒入锅内，加适量的清水及黄酒，烧开后用小火煮2～3小时，调入精盐即成。

用法：当菜佐餐，随量食用。

功效：平肝定眩，补益气血。

主治：适用于气血不足、气阴两虚之眩晕。

【应用注意】

阴血虚损而虚风内动者不宜单独使用，应与补阴养血药配伍应用。

二　牡　蛎

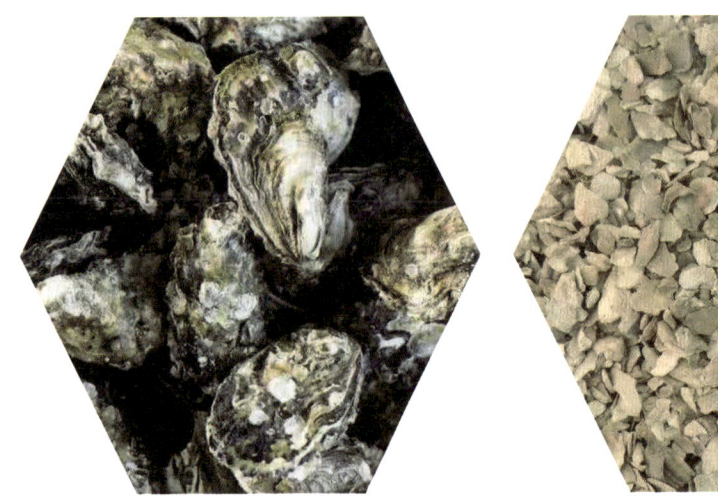

本品为牡蛎科动物长牡蛎 *Ostrea gigas* Thunberg、大连湾牡蛎 *Ostrea talienwhanensis* Crosse 或近江牡蛎 *Ostrea rivularis* Gould 的贝壳。全年均可捕捞，去肉，洗净，晒干。

【品种出处】

《中华人民共和国药典》（2020年版）；《关于进一步规范保健食品原料管理的通知》（卫法监发〔2002〕51号）之《既是食品又是药品的物品名单》。

【性味归经】

性微寒，味咸，归肝、胆、肾经。

【功效主治】

- **重镇安神，潜阳补阴**：适用于惊悸失眠、眩晕耳鸣。
- **软坚散结**：适用于癥瘕痞块。

- **收敛固涩**：适用于自汗盗汗、遗精崩带、胃痛吞酸。

〖使用方法〗

煎服：单味小火慢煎 30 分钟，配伍复方需要先煎。一般用量为 15～30 克。

碾粉：局部外用。

〖化学成分〗

牡蛎主要含有碳酸钙、磷酸钙及硫酸钙等无机成分，同时富含铜、铁、锌、锰、锶、铬等多种矿物质及多种氨基酸。

〖药理作用〗

牡蛎粉末在动物实验中有镇静、抗惊厥作用，并有明显的镇痛作用。牡蛎多糖具有降血脂、抗凝血、抗血栓等作用。

〖药食验方〗

1. 牡蛎酸枣仁蜜饮

组成：牡蛎 30 克，酸枣仁 10 克，灵芝 15 克，蜂蜜 20 克。

制法：将牡蛎、酸枣仁、灵芝同入锅中，加适量水，煎煮 30 分钟，去渣取汁，放入蜂蜜，拌匀即可。

用法：上午、下午分服。

功效：养心安神。

主治：适用于心神不安、惊悸怔忡、失眠多梦等。

2. 牡蛎天麻蜜饮

组成：牡蛎 30 克，天麻 10 克，生地黄 15 克，蜂蜜 20 克。

制法：将牡蛎、天麻、生地黄同入锅中，加入适量水煎煮 30 分钟，去渣取汁，放入蜂蜜，拌匀即可。

用法：上午、下午分服。

功效：平肝潜阳，养阴定眩。

主治：适用于阴虚阳亢所致眩晕等症。

3. 牡蛎橘红蜜饮

组成：牡蛎 30 克，橘红 10 克，茯苓 15 克，蜂蜜 20 克。

制法：将牡蛎、橘红、茯苓同入锅中，加入适量水煎煮 30 分钟，去渣取汁，放入蜂蜜，拌匀即可。

用法：上午、下午分服。

功效：软坚，化痰，散结。

主治：适用于治痰火郁结之痰核、瘰疬、瘿瘤等。

【应用注意】

脾胃虚寒及孕妇慎用。多服久服易致纳呆、腹胀、便秘。个别患者服用牡蛎煎液可致吐泻。

第十七章 收涩类药食同源品种

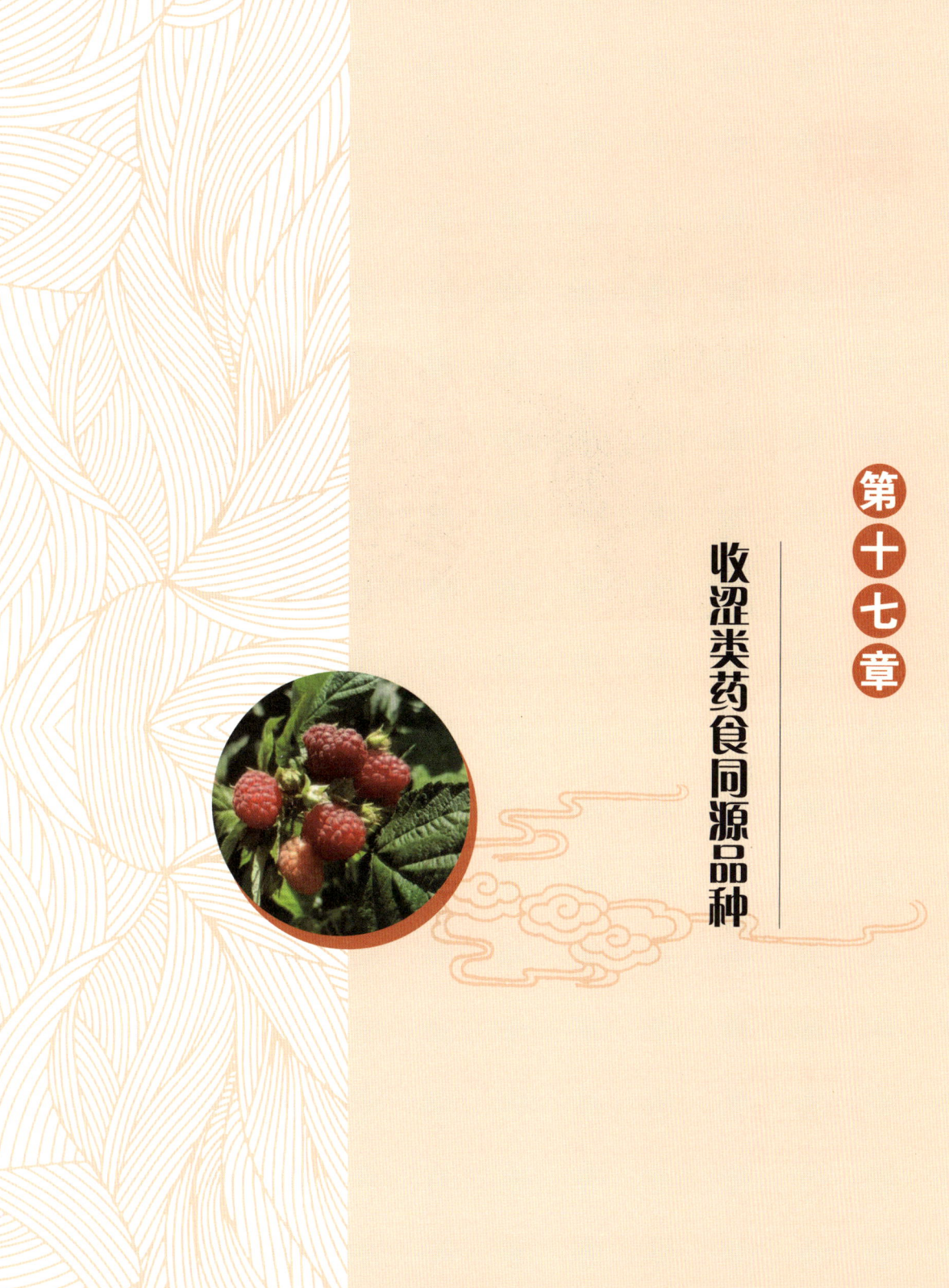

一 芡 实

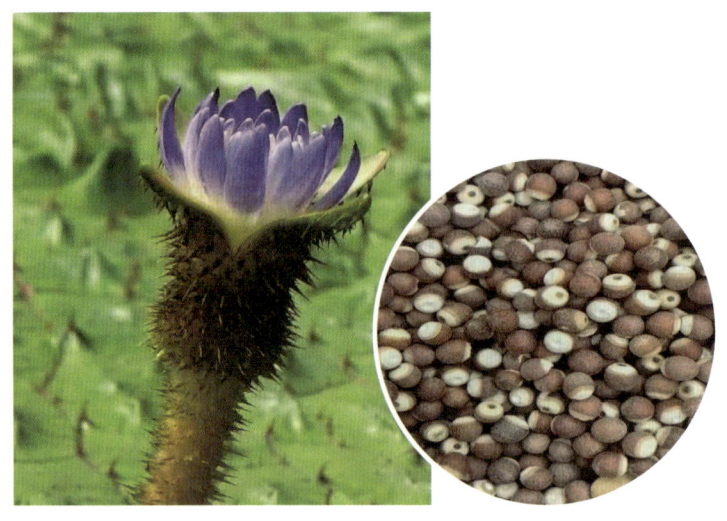

本品为睡莲科植物芡 *Euryale ferox* Salisb. 的干燥成熟种仁。秋末冬初采收成熟果实，除去果皮，取出种子，洗净，再除去硬壳（外种皮），晒干。

【品种出处】

《中华人民共和国药典》（2020 年版）；《关于进一步规范保健食品原料管理的通知》（卫法监发〔2002〕51 号）之《既是食品又是药品的物品名单》。

【性味归经】

性平，味甘、涩，归脾、肾经。

【功效主治】

- **益肾固精**：适用于梦遗滑精、遗尿尿频。
- **补脾止泻**：适用于脾虚久泻。
- **祛湿止带**：适用于白浊、带下。

【使用方法】

鲜用：嚼服，可健脾止泻。

煎服：与其他药物配伍使用，一般用量为 10～30 克。

药膳：将芡实加入适量水煎取汁液，与粳米同煮成粥，长期食用则补气健脾效果更加，药膳多用鲜品。

化学成分

芡实富含蛋白质、脂肪及碳水化合物等宏量营养素,并含多种微量成分,包括矿物质(钙、磷、铁)及维生素(硫胺素、核黄素、烟酸、维生素C)等活性物质,具有较高的营养价值。

药理作用

芡实具有滋养、滋润、收敛作用。

药食验方

1. 芡实山药粉

组成:芡实250克,山药200克。

制法:将芡实、山药共同碾成细粉,瓶装备用。

用法:上午、下午各20克,用温水调服。

功效:补肾健脾,收敛固涩,除湿止带。

主治:适用于脾肾两虚之带下清稀、遗精滑精、便溏不成形。

2. 芡实糕

组成:芡实500克,糯米粉150克,麻油适量。

制法:将芡实用冷水浸泡30分钟,洗净,与糯米粉上笼蒸烂,芡实捣成泥,与糯米粉用麻油和匀,分成约20克大小均匀的小块备用。

用法:上午、下午各食1小块。

功效:健脾,化湿,止泻。

主治:适用于脾虚久泄、肾虚不固、腰膝酸软、遗精滑精、慢性肠炎、蛋白尿、乳糜尿等。

3. 芡实粥

组成:鲜芡实30克,鲜莲子25克,粳米60克。

制法:将鲜芡实、鲜莲子、粳米洗净后同入锅中,加适量水,用大火烧开后改小火,煮成稠粥即成。

用法:当早餐食用。

功效:健脾收涩。

主治:适用于脾气不足、运化失健之功能性腹泻、大便不成形、夹有不消化的食物。

应用注意

大小便不利者不宜用。凡湿热为患所致之遗精白浊、尿频带下、泻痢者忌用。

二 乌 梅

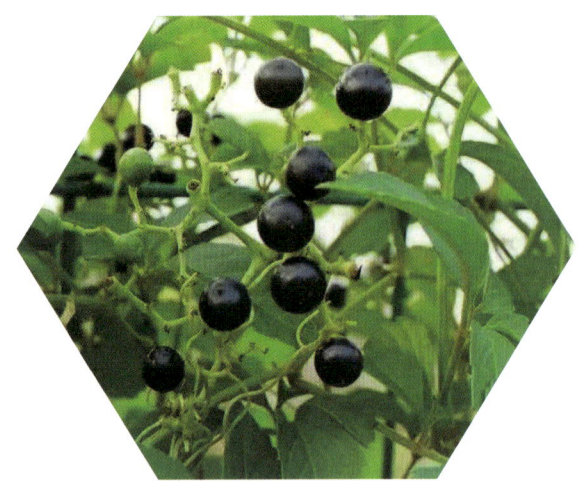
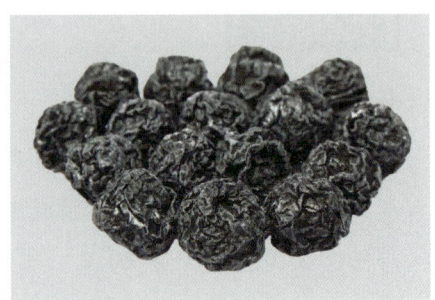

本品为蔷薇科植物梅 Prunus mume（Sieb.）Sieb. et Zucc. 的干燥近成熟果实。夏季果实近成熟时采收，低温烘干后闷至色变黑。

【品种出处】

《中华人民共和国药典》（2020 年版）；《关于进一步规范保健食品原料管理的通知》（卫法监发〔2002〕51 号）之《既是食品又是药品的物品名单》。

【性味归经】

性平，味酸、涩，归肝、脾、肺、大肠经。

【功效主治】

- **敛肺止咳**：适用于肺虚久咳。
- **涩肠止泻**：适用于久泻久痢。
- **安蛔止痛**：适用于蛔厥腹痛。
- **生津止渴**：适用于虚热消渴。
- **涩肠止血**：适用于崩漏便血、尿血。

【使用方法】

泡茶：可用于制作凉茶。
煎服：单味或者配伍后煎服，一般用量为 10～20 克。

药膳：与菜肴配制成药膳服用。

果脯：加蜂蜜或白糖腌制成果脯。

外敷：炒炭后研粉外敷。

《化学成分》

乌梅含有多种有机酸成分，包括柠檬酸、苹果酸、琥珀酸及酒石酸等；碳水化合物，主要为葡萄糖和果糖；另含有植物固醇（以 β-谷固醇为主）、三萜类化合物（如齐墩果酸、熊果酸）及微量挥发性成分。

《药理作用》

乌梅能使胆囊收缩，促进胆汁分泌；对豚鼠的蛋白质致敏及组织胺休克有对抗作用。体外实验显示有广谱抗菌作用。乌梅能增强机体免疫力。

《药食验方》

1. 乌梅冰糖凉茶

组成：乌梅20克，山楂15克，甘草3克，冰糖15克。

制法：将乌梅、山楂、甘草加水煮20分钟，去渣取汁放入冰箱冷藏，加冰糖融化后服用。

用法：代茶，频频饮用，尤其适合天气季节饮用。

功效：清热解暑，帮助消化。

主治：适用于夏季除热症、消化不良、食欲不振。

2. 乌麦茶

组成：乌梅15克，麦冬10克，玉竹10克。

制法：将乌梅、麦冬、玉竹加入杯中，用沸水冲泡。

用法：代茶，频频饮用，当日饮完。

功效：养肺，生津，止咳。

主治：适用于肺虚久咳、口干舌燥。

3. 乌梅山药姜枣茶

组成：乌梅15克，山药20克，生姜3片，大枣5个，红糖15克。

制法：将乌梅、山药、生姜、大枣、红糖同入锅中，加水煎煮20分钟，去渣取汁。

用法：代茶，频频饮用，当日饮完。

功效：涩肠止泻。

主治：适用于慢性腹泻、日久不愈。

《应用注意》

湿热泻痢者忌用。

三 肉豆蔻

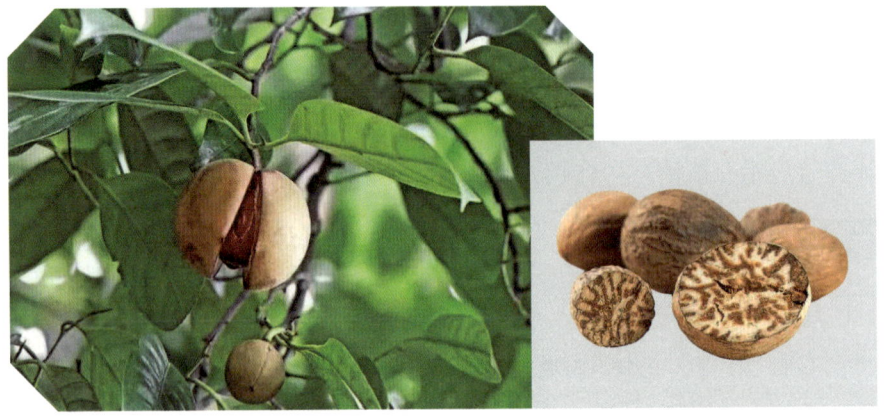

本品为肉豆蔻科植物肉豆蔻 *Myristica fragrans* Houtt. 的干燥种仁。

《品种出处》

《中华人民共和国药典》（2020 年版）；《关于进一步规范保健食品原料管理的通知》（卫法监发〔2002〕51 号）之《既是食品又是药品的物品名单》。

《性味归经》

性温，味辛，归脾、胃、大肠经。

《功效主治》

- **温中行气**：适用于脾胃虚寒、脘腹胀痛、食少呕吐。
- **涩肠止泻**：适用于久泻不止。

《使用方法》

煎服：单味或者配伍后煎服，一般用量为 6～10 克。
碾粉：每次吞服 3 克。
药膳：与菜肴配制成药膳服用。

化学成分

肉豆蔻的种仁含挥发油，主要成分为 α-蒎烯、β-蒎烯、莰烯等单萜类化合物，另含肉豆蔻醚、黄樟醚及微量丁香酚类化合物。

药理作用

肉豆蔻的生品含大量油质，性烈易滑肠，故入药一般煨制后用，可增强温中止泻功能。肉豆蔻挥发油中所含的甲基异丁香酚有抑制中枢神经系统作用，可加强戊巴妥的安眠作用。甲基异丁香酚对金黄色葡萄球菌和肺炎链球菌有抑制作用。少量服用可增加胃液分泌，刺激胃肠蠕动，增进食欲，促进消化。此外，肉豆蔻具有一定的麻醉、抗氧化、抗炎等作用。

药食验方

1. 肉豆蔻干姜饮

组成：肉豆蔻 10 克，干姜 6 克，益智仁 10 克，甘草 3 克。

制法：将肉豆蔻、干姜、益智仁、甘草同入锅中，加适量水，煎煮 20 分钟，去渣取汁。

用法：上午、下午分服。

功效：温补脾肾，涩肠止泻。

主治：适用于脾胃虚寒之久泻。

2. 肉豆蔻陈皮饮

组成：肉豆蔻 10 克，陈皮 8 克，白扁豆 20 克，炙甘草 3 克。

制法：将肉豆蔻、陈皮、白扁豆、炙甘草同入锅中，加适量水，煎煮 20 分钟，去渣取汁。

用法：上午、下午分服。

功效：温中，行气，止痛。

主治：适用于胃寒气滞、脘腹胀痛。

3. 肉豆蔻羊肉汤

组成：肉豆蔻 10 克，陈皮 10 克，羊肉 500 克，精盐适量。

制法：将肉豆蔻、陈皮和羊肉分别洗干净，羊肉斩件。将原料一起放入瓦煲内，加适量清水，用大火煲至水沸后改中火继续煲 2 小时左右，加入少许精盐调味即可食用。

用法：当菜佐餐，随量食用，吃肉喝汤。

功效：温补肾阳，健脾补肾，益气补血，强精补髓。

主治：适用于脾胃虚寒、久泻不止、腰膝酸软、筋骨无力。

《应用注意》

湿热泻痢及胃热疼痛者忌用。

覆盆子

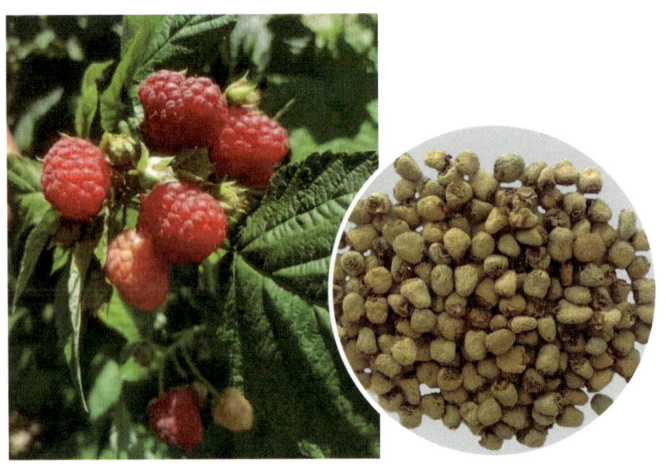

本品为蔷薇科植物华东覆盆子 Rubus chingii Hu 的干燥果实。夏初果实由绿变绿黄时采收，除去梗、叶，置沸水中略烫或略蒸，取出，干燥。

《品种出处》

《中华人民共和国药典》（2020年版）；《关于进一步规范保健食品原料管理的通知》（卫法监发〔2002〕51号）之《既是食品又是药品的物品名单》。

《性味归经》

性温，味甘、酸，归肝、肾、膀胱经。

《功效主治》

- **益肾固精**：适用肾虚不固、遗精滑精、阳痿早泄。
- **缩尿**：适用于遗尿尿频。
- **养肝明目**：适用于肝肾不足、目暗昏花。

《使用方法》

泡茶：沸水冲泡，每次 6～10 克。

煎服：单味或者配伍后煎服，一般用量为 10～15 克。
泡酒：单味或配伍后，泡酒饮用。
碾粉：吞服，每次 3～5 克。

【化学成分】

覆盆子的果实中含有丰富的有机酸（以柠檬酸、苹果酸为主）、可溶性碳水化合物（如果糖、葡萄糖）及少量维生素 C。药理研究表明，其特殊活性成分包括三萜类化合物（如熊果酸、齐墩果酸）、覆盆子特有的覆盆子酸、抗氧化成分鞣花酸，以及植物固醇 β-谷固醇。

【药理作用】

覆盆子对葡萄球菌、霍乱弧菌有抑制作用，同时有雌激素样作用。

【药食验方】

1. 覆盆子芡实粉

组成：覆盆子 60 克，芡实 80 克。
制法：将覆盆子、芡实晒干或烘干后碾成细粉，瓶装备用。
用法：上午、下午各吞服 5 克。
功效：益肾缩尿。
主治：适用于肾虚遗尿、小便频数。

2. 覆盆子益智仁饮

组成：覆盆子 10 克，益智仁 10 克，肉苁蓉 15 克，炙甘草 3 克。
制法：将覆盆子、益智仁、肉苁蓉、炙甘草同入锅中，加适量水，煎煮 20 分钟，去渣取汁。
用法：上午、下午分服。
功效：温肾壮阳，固精缩尿。
主治：适用于肾阳不足之阳痿早泄、遗精、遗尿、不孕不育。

3. 覆盆子桑椹茶

组成：覆盆子 10 克，桑椹 15 克，枸杞子 6 克，炙甘草 3 克。
制法：将覆盆子、桑椹、枸杞子、炙甘草同入锅中，加适量水，煎煮 20 分钟，去渣取汁。
用法：代茶，频频饮用，当日饮完。
功效：滋补肝肾。
主治：适用于肝肾不足之视力下降、视物昏花、眼睛疲劳。

《应用注意》

肾虚有火、小便短涩者慎用。

五　荷　叶

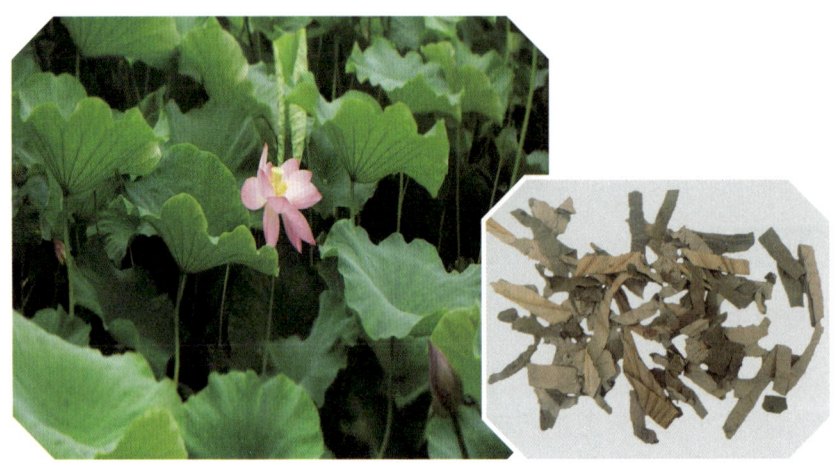

本品为睡莲科植物莲 *Nelumbo nucifera* Gaertn. 的干燥叶。夏、秋二季采收，晒至七八成干时，除去叶柄，折成半圆形或折扇形，干燥。

《品种出处》

《中华人民共和国药典》（2020年版）；《关于进一步规范保健食品原料管理的通知》（卫法监发〔2002〕51号）之《既是食品又是药品的物品名单》。

《性味归经》

性平，味苦，归肝、脾、胃经。

《功效主治》

- **清暑化湿**：适用于除热烦渴、头目昏重。
- **升发清阳**：适用于除湿或脾虚泄泻。
- **凉血止血**：适用于血热之吐血、流血、便血、崩漏。
- **收涩化瘀**：多用荷叶炭。

《使用方法》

泡茶：沸水冲泡，每次10～15克。

煎服： 单味或者配伍后煎服，一般用量为 10～15 克。
糕点： 与米、面兼其他食材制成糕点。
药膳： 与菜肴配制成药膳服用。
外用： 煎水外洗。

化学成分

荷叶中主要含生物碱（如荷叶碱）、黄酮类化合物（如槲皮素）、有机酸（如酒石酸）及荷叶多糖等活性成分，另含 β-谷固醇、胡萝卜苷、脂肪酸、蛋白质和矿物质等成分。

药理作用

降脂减肥： 荷叶水煎剂具有显著降脂的作用。荷叶水煎液可明显降低高脂血症大鼠总胆固醇和甘油三酯含量，且随着总胆固醇、甘油三酯含量的降低，低密度脂蛋白含量明显减少，从而改善全血比黏度、红细胞压积和血液浓黏状态。荷叶碱能够改善小鼠高脂血症，其机制可能与酯酶活性的增加、氧化应激及调控脂质合成与氧化代谢的减少相关。荷叶生物碱能明显降低甘油三酯的含量，其降血脂的作用强于荷叶黄酮。

抑菌： 荷叶提取物可有效地抑制包括细菌、病毒及真菌在内的多种微生物。荷叶抗菌的主要成分为生物碱、黄酮类化合物、挥发油等。荷叶挥发油对肉类存在一定程度的抑菌活性，其总黄酮能够抑制金黄色葡萄球菌和假单胞菌的生长。从荷叶种提取的黄酮类化合物对大肠杆菌、酵母菌具有抑制作用。

降血糖： 荷叶中含有荷叶碱、鹅掌楸碱、前荷叶碱、原荷叶碱、2-羟基-1-甲氧基阿朴啡等生物碱。该类生物碱有降血糖的作用。荷叶总生物碱的降糖效果可能是多物质的协同作用过程。从荷叶中分离纯化的生物碱中鹅掌楸碱的降糖作用最强，其他成分降糖作用较弱，但总生物碱类成分降糖作用趋势较显著。荷叶黄酮苷元能显著提高四氧嘧啶诱导的高血糖模型小鼠肝组织的超氧化物歧化酶、过氧化氢酶活性，降低丙二醛水平，且能有效改善糖尿病的并发症。

此外，荷叶有抗氧化、抑制脂肪肝、选择性抑制神经兴奋、抗肿瘤等作用。

药食验方

1. 荷叶饭

组成： 糯米 200 克，鲜荷叶 2 张，腊肠 100 克，香菇 6 克，虾米 25 克，食用油适量。

制法： 将米饭蒸至半熟，拌入炒香的腊肠、香菇、虾米。用鲜荷叶包裹蒸 15 分钟即可。

用法： 佐餐，随量食用。

功效：清暑化湿，健脾止汗。

主治：适用于暑湿头昏、多汗乏力。

2. 荷叶蒸鸡腿

组成：荷叶 1 张，鸡腿 2 只，香菇 3 朵，枸杞子 10 克，生抽、料酒、姜丝少许。

制法：将鸡腿用生抽、料酒、姜丝腌制 30 分钟。将荷叶焯水后铺底，放入鸡腿、香菇、枸杞子，包紧，蒸 20 分钟。

用法：当菜佐餐，随量食用。

功效：双补气血，清凉开胃。

主治：适用于体虚乏力、面色少华、头昏目眩、自汗量多、夏季疲劳。

3. 荷叶浴

组成：干荷叶 30 克，金银花 15 克，薄荷 10 克。

制法：将干荷叶、金银花、薄荷煮水后兑入洗澡水。

用法：泡澡洗浴。

功效：清暑化湿止痒。

主治：适用于夏季痱子、皮肤瘙痒、皮肤感染。

【应用注意】

中满痞胀、大便燥结者禁用。

六 山茱萸

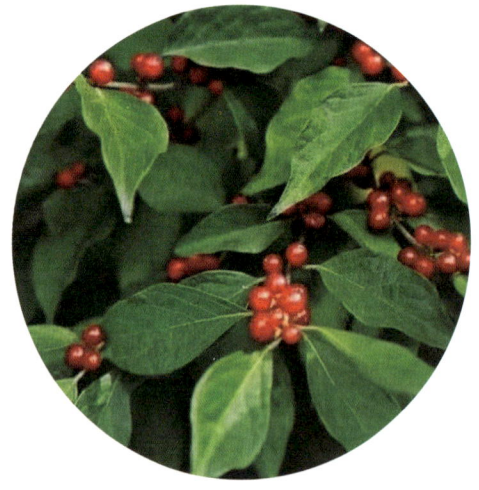
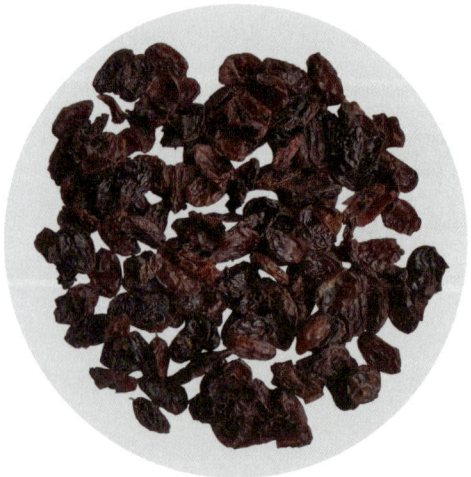

本品为山茱萸科植物山茱萸 Cornus officinalis Sieb. et Zucc. 的干燥成熟果肉。秋末冬初果皮变红时采收果实，用文火烘或置沸水中略烫后，及时除去果核，干燥。

《品种出处》

《中华人民共和国药典》（2020年版）；《关于党参等9种新增按照传统既是食品又是中药材的物质公告》（2023年第9号）。

《性味归经》

性微温，味酸、涩，归肝、肾经。

《功效主治》

- **补益肝肾**：适用于眩晕耳鸣、腰膝酸痛。
- **涩精固脱**：适用于阳痿遗精、遗尿尿频、崩漏带下、大汗虚脱。
- **补虚敛汗**：适用于虚汗量多。
- **固精止血**：适用于妇女体虚、月经量多。

《使用方法》

碾粉：晒干或烘干碾粉，每次吞服5克。

泡茶：沸水冲泡，每次10克。

煎服：单味或者配伍后煎服，一般用量为10～15克。

熬膏：配伍后熬膏。

糕点：与米、面兼其他食材制成糕点。

药膳：与菜肴配制成药膳服用。

《化学成分》

山茱萸的果实含山茱萸苷、乌索酸、莫罗忍冬苷、7-O-甲基莫罗忍冬苷、马钱苷，另有没食子酸、苹果酸、酒石酸、皂苷、鞣质等成分。

《药理作用》

山茱萸醇有较弱的兴奋副交感神经作用，所含鞣质有收敛作用。山茱萸果实煎剂在体外有抑菌、抗病毒作用。山茱萸对非特异性免疫功能有增强作用，体外试验能抑制腹水癌细胞，有抗实验性肝损害作用。对于因化学疗法及放射疗法引起的白细胞下降,山茱萸有使其升高的作用,且有抗氧化作用。

《药食验方》

1. 山茱萸粥

组成:山茱萸15克,粳米60克,山药20克。

制法:将山茱萸先煮水20分钟,滤汁后与粳米、山药同煮成粥。

用法:当早餐食用。

功效:滋补肝肾,平补阴阳。

主治:适用于肝肾阴虚之头晕目眩、耳鸣腰酸。

2. 山茱萸五珍酒

组方:山茱萸150克,熟地黄100克,大枣(去核)100克,茯苓100克,罗汉果(切瓣)2个(约50克),38°粮食白酒4000毫升(4千克)。

制法:将山茱萸、熟地黄、大枣、茯苓、罗汉果5种国家规定的药食同源品种放入酒中浸泡20日后,分装于125毫升或500毫升的青花瓷酒瓶中,备用。

用法:随餐饮用。

功效:滋补肝肾,补气养血,美容养颜,安神助眠。

主治:防治中老年人肝肾两虚、头昏眼花、耳鸣健忘、气血亏虚、面容憔悴、过早衰老、心慌失眠等病症。

3. 山茱萸核桃糊

组成:山茱萸粉10克,核桃仁15克,黑芝麻15克,蜂蜜20克。

制法:将核桃仁、黑芝麻打粉,与山茱萸粉混合,冲入热水,加蜂蜜调成糊状即成。

用法:上午、下午分食。

功效:补肾固精,健脑益智。

主治:适用于肾虚、精关不固之遗精滑精、遗尿尿频、健忘。

《应用注意》

素有湿热而致小便淋涩者忌用。

七 枳椇子

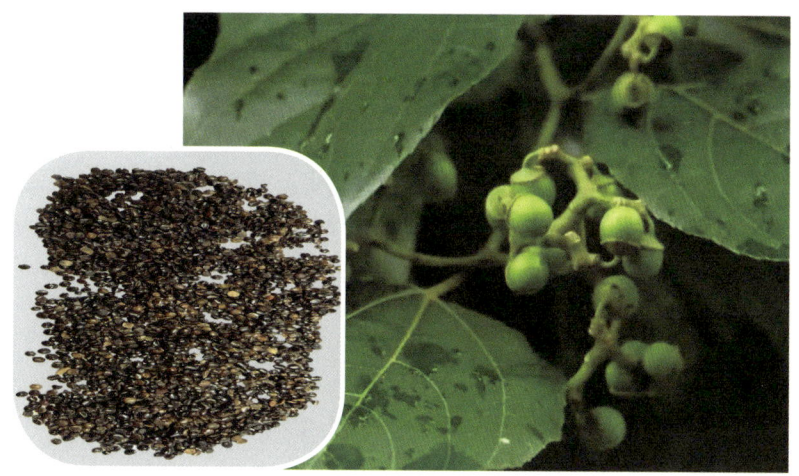

枳椇子为鼠李科枳椇属植物北枳椇 Hovenia dulcis Thunb.、枳椇 Hovenia acerba Lindl. 和毛果枳椇 Hovenia trichocarpa auct. non Chun & Tsiang: P. S. Hsu 的成熟种子，也有用带花序轴的果实。

【品种出处】

《中药大辞典》第二版（2014 年修订版）；《关于进一步规范保健食品原料管理的通知》（卫法监发〔2002〕51 号）之《既是食品又是药品的物品名单》。

【性味归经】

性平，味甘，归胃经。

【功效主治】

- **解酒醒酒护肝**：适用于饮酒过度、醉酒、嗜酒、酒精性脂肪肝。
- **解暑利尿**：适用于热痛烦渴、小便不利。
- **利水消肿**：适用于面目浮肿、下肢水肿。

【使用方法】

泡茶：一般用量为 10 克。
煎服：单味或者配伍后煎服，可用 10～15 克。
泡酒：与其他解酒药一同泡低度酒内服。

化学成分

枳椇子中已鉴定的成分包括皂苷类化合物（如枳椇皂苷 C、枳椇皂苷 D、枳椇皂苷 G、枳椇皂苷 G′、枳椇皂苷 H，北枳椇皂苷 I～北枳椇皂苷 V）、生物碱（如黑麦草碱）、黄酮类化合物（山柰酚、二氢杨梅素、槲皮素、洋芹素等）、脂肪酸酯（十六烷酸甲酯、十八烯酸甲酯等），以及微量蒽醌类化合物（如大黄素）。

药理作用

枳椇子可解酒护肝，具有对抗实验性肝纤维化、抗病毒、降低血尿酸、抗肿瘤、降血糖、抗炎、免疫调节、中枢神经系统抑制、抗突变等作用。

药食验方

1. 枳椇子葛根茶

组成：枳椇子 10 克，葛根片 15 克，生甘草 3 克。

制法：将枳椇子、葛根片、生甘草同入杯中，用沸水冲泡，加盖闷 5 分钟即成。

用法：代茶，频频饮用，当日饮完。

功效：解酒护肝。

主治：适用于饮酒过度、肝纤维化。

2. 枳椇子苹果汤

组成：枳椇子 15 克，苹果 250 克。

制法：将枳椇子煎煮 20 分钟，取汁备用。将苹果加枳椇子汁榨汁即成。

用法：上午、下午分服。

功效：解酒醒酒，保护肝脏。

主治：适用于酒精性脂肪肝。

3. 枳椇子石斛饮

组成：枳椇子 15 克，铁皮石斛 20 克，青果 30 克，蜂蜜 20 克。

制法：将枳椇子、铁皮石斛、青果同入锅中，加适量水，用大火煮沸后改小火煎煮 30 分钟，去渣取汁，加入蜂蜜即成。

用法：上午、下午分服。

功效：养阴润燥，解酒护肝。

主治：适用于饮酒过度、口干舌燥、肝胃损伤。

应用注意

脾胃虚寒者忌服。多食发蛔虫。多食损齿。